Le Bambin
et
l'allaitement

LIGUE LA LECHE
12, rue Quintal
Charlemagne (Québec) J5Z 1V9

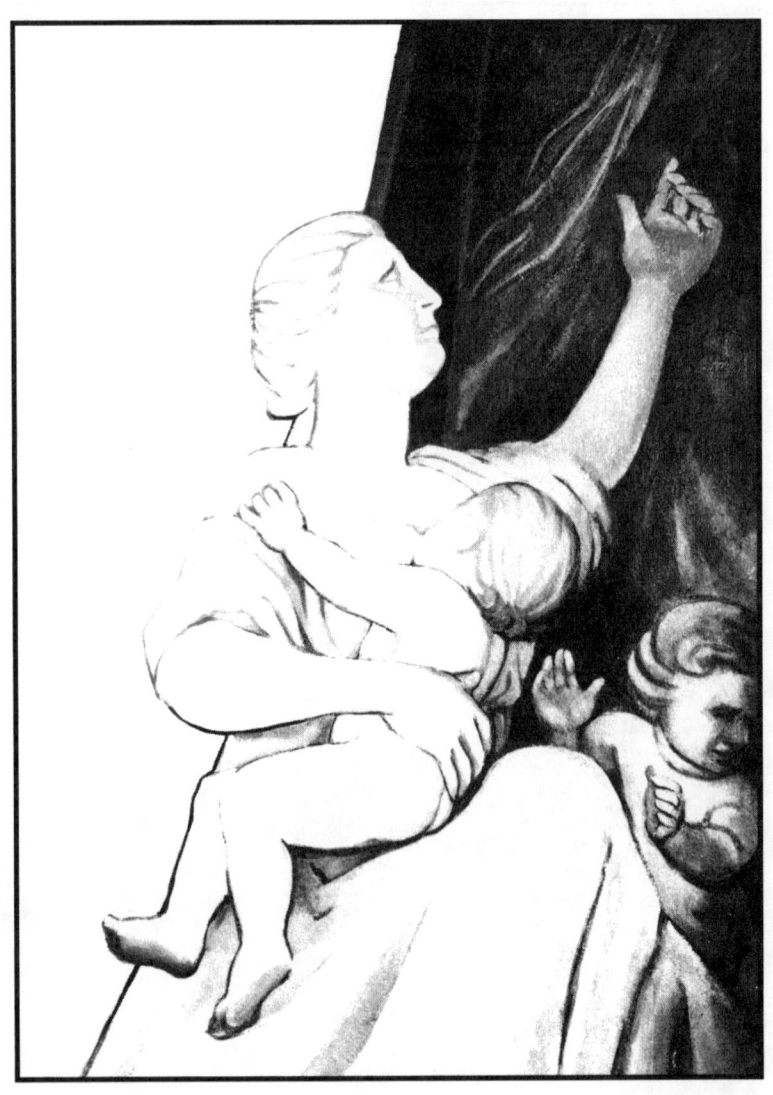

Tableau de Victoria Runge, d'après une photographie du tombeau de Philippe V d'Espagne (1683-1746) et de son épouse, au palais La Granja, situé dans les montagnes près de Madrid.

Le Bambin et l'allaitement

NORMA JANE BUMGARNER

Traduit de l'américain

par

Denise Motard

Ligue internationale La Leche, Inc.
Ville St-Laurent, Québec, Canada.

Tous droits réservés, incluant le droit de reproduire ce livre en tout ou en partie de quelques façons que ce soit.

Ligue La Leche, C.P. 874, St-Laurent, Québec, H4L 4W3, (514) 327-6714

Publication originale sous le titre de: *Mothering Your Nursing Toddler*.
© 1980 Norma Jane Bumgarner
© 1982 Ligue internationale La Leche, Inc.

Montage: Danielle Michaud
Dessins: Joan McCartney
Photo page couverture: Hélène Bédard
　　　　　　　　　　　avec son fils Frédéric Giraldeau.
　　　　　　　　　　　Photo de René St-Onge

ISBN-2-920524-03-8
Dépôt légal 3e trimestre 1989.
Bibliothèque Nationale du Québec/Bibliothèque Nationale du Canada

*Les enfants cités dans **Le Bambin et l'allaitement** ont probablement tous cessé de téter. Quelques-uns d'entre eux sont maintenant devenus parents à leur tour et s'efforcent de faire de leur mieux avec leurs propres tout-petits. La plupart, toutefois, sont étudiants aux niveaux primaire ou secondaire dans divers pays du monde. Ce livre est dédié à tous ces enfants (environ mille); car sans leur histoire, dont j'ai reçu le témoignage de leur mère, ce livre serait resté lettre morte.*

TABLE DES MATIÈRES

Avant-propos par Mary White	IX
Remerciements	XII
Introduction	1

Première partie

Pourquoi allaiter votre bambin?

1. Les raisons qui poussent le bambin à téter	14
2. Les raisons qui motivent la mère à allaiter son bambin	18
3. L'allaitement: c'est encore l'idéal pour votre enfant	32
4. L'allaitement: c'est encore l'idéal pour vous	51
5. Bref tour d'horizon des autres époques et sociétés	68

Deuxième partie

Comment allaiter votre bambin

6. Comment vivre avec un bambin allaité — votre vie de couple	72
7. Le repos, cette denrée rare	79
8. Circonstances particulières	95
9. Les défis à relever	102
10. Aux papas: vous aussi avez votre mot à dire	123

TROISIÈME PARTIE

L'allaitement du bambin d'une année à l'autre

- 11. De un à deux ans — 130
- 12. À deux ans: l'enfant terrible — 135
- 13. L'allaitement d'un enfant de trois ans — 148
- 14. L'enfant de quatre ans et plus — 153

QUATRIÈME PARTIE

Le sevrage

- 15. Le sevrage naturel — 160
- 16. Méthodes éprouvées (ou éprouvantes?) de sevrage — 168
- 17. Des méthodes de sevrage moins draconiennes — 175
- 18. Comment tirer le meilleur parti de l'allaitement ou du sevrage — 187

À propos de l'auteure — 199

Bibliographie et sources d'information — 201

Index — 205

AVANT-PROPOS

«Primum non nocere» (d'abord, ne pas nuire) est un précepte médical bien connu, qu'on peut fort bien appliquer à la façon de materner ou au choix du moment propice au sevrage. Votre décision de poursuivre ou non l'allaitement était extrêmement importante pour votre bébé de deux semaines: la question ne se posait même pas. Les faits étaient là pour le prouver, les voix plaidaient en faveur de l'allaitement: bébé sevré, bébé perdant. Alors, en dépit de mamelons douloureux et de nuits blanches, vous avez décidé de continuer d'allaiter.

À trois mois, puis à six mois, c'était encore relativement clair, net et précis pour vous. À un an, toutefois, les pressions extérieures et les sourcils commencèrent à monter. «Encore au sein?» Mais vous étiez gagnée à l'allaitement et, en fait, heureuse que votre bambin en devenir ait encore besoin de vous de cette façon unique.

Maintenant il a dix-huit mois, peut-être deux ans, et vous vous contentez d'être «simplement une mère». Après tout, cette situation n'est pas si mauvaise. Vous avez un horaire flexible, vous pouvez aller et venir à votre guise, pourvu que vous emmeniez le patron avec vous. Et qui pourrait rêver d'un meilleur patron que ce petit bout de chou, joufflu et souriant, qui trottine sur vos talons partout où vous allez? Il est de si agréable compagnie! (Même votre mari ne s'y objecte pas.) Alors vous souriez sereinement aux sceptiques.

Mais toute médaille a son revers: vous commencez à réaliser que le maternage, maintenant, ne consiste plus uniquement à accéder à tous les désirs de votre petit. Vous constatez que le client n'a plus toujours raison, et que vous pouvez avoir du fil à retordre pour l'en convaincre.

Ses besoins et ses désirs ne sont plus nécessairement identiques. Il n'a vraiment pas besoin de se précipiter dans la rue ou de déchirer le journal du matin, même s'il en a grande envie. Il suffit de vous demander: «Est-ce bon ou mauvais pour lui? Quelle différence cela fera-t-il?» La plupart du temps, la réponse est évidente. Alors, avec une patience infinie, avec bonne humeur, beaucoup d'amour et de baisers, vous entreprenez de lui montrer que, sérieusement, il y a des limites à ne pas franchir.

Les besoins d'allaitement se modifient, eux aussi. Les gens vous diront que votre enfant de deux ou trois ans n'a plus besoin de téter. Ils ont peut-être raison. Peut-être ont-ils tort aussi. Tout dépend de votre enfant: vous le connaissez mieux que quiconque, ainsi que votre situation. Encore une fois, posez-vous la question suivante: «Est-ce mauvais pour lui?» (L'allaitement va-t-il le gâter, restera-t-il un bébé dépendant de sa maman jusqu'à l'âge d'aller au collège?) Non, cela ne lui fera pas de tort de téter. Il aime ça, peut-être en a-t-il vraiment besoin; et, s'il est amplement materné sous d'autres formes, il passera bientôt à une autre étape de sa vie, mieux nanti pour faire face aux défis qu'il aura à affronter.

D'un autre côté, vous faut-il allaiter ce petit fourré partout chaque fois qu'il le demande? Pas nécessairement. Votre petit bonhomme utilise peut-être ce moyen pour vous signaler qu'il veut plus de maternage de votre part, et non pas juste le sein. C'est de vous qu'il a véritablement besoin. Écoutez-le, observez-le, amusez-vous avec lui. Accordez-lui votre temps: c'est du maternage de qualité lorsque votre enfant est encore jeune. Déclinez les offres d'emploi, ralentissez votre rythme d'activités, raccrochez le téléphone. Saviez-vous que lorsque vous êtes au téléphone, vous êtes absente à partir du cou jusqu'à la pointe des cheveux pour votre enfant? Certains petits vont alors barbouiller le mur ou enfariner le plancher. D'autres demanderont simplement à téter. Le sein est peut-être l'unique moyen à leur disposition pour se faire rassurer que vous remarquez encore leur existence. Ne laissez pas tomber l'allaitement trop vite, mais voyez à ce qu'il ne devienne pas le seul lien entre vous et votre enfant, parce que vous êtes trop affairée. Donnez-vous davantage dans votre relation avec lui; comme résultat, il demandera peut-être moins souvent le sein. Parlez-en à d'autres mères qui sont passées par là et lisez *Le Bambin et l'allaitement*.

Vous en retirerez une meilleure compréhension de vos propres besoins ainsi que de ceux de votre enfant. Vos besoins ont de l'importance, mais vous devez d'abord les classer. Une mère doit apprendre à faire des concessions, à être patiente, bonne et prévenante. Elle doit surtout avoir le sens de l'humour: cela l'aidera à traverser ces années folles et trépidantes. Il peut être tentant de prendre une décision prématurée si on ne pense qu'à nos besoins immédiats, alors qu'on aurait pu consentir à quelques concessions additionnelles et faire passer le bonheur de notre enfant avant le nôtre pour une période un peu plus prolongée. D'ailleurs on s'apercevra plus tard que du même coup, on aura répondu à quelques-uns de nos besoins très réels.

Norma Jane nous a fourni d'excellentes lignes à suivre pour nous aider à faire la part des choses. Elle parle par expérience, ayant elle-même allaité ses enfants. Elle a aussi discuté avec beaucoup d'autres mères, ce qui lui permet de refléter un vaste éventail d'expériences et d'attitudes.

L'auteur explique pourquoi certains enfants tètent au-delà de la petite enfance (et pourquoi leur mère le permet). Elle nous dit comment les mères ont répondu aux curieux, ont fait face aux pressions extérieures, et ont bien vécu leur vie d'épouse durant ces années parfois frustrantes, mais toujours palpitantes. Elle nous parle de l'amour et des limites pour l'enfant de deux, trois et quatre ans. (Connaissez-vous la méthode de sevrage du «burrito épicé»?)

Il n'existe pas de règle fixe quant au moment où un bambin devrait se sevrer; n'en cherchez donc pas ici. Vous devrez trouver vos propres réponses. J'estime que Norma Jane a écrit un ouvrage qu'on pourrait qualifier de manuel de «survie» de la mère nourrice, d'une valeur inestimable pour toutes celles qui désirent acquérir de nouveaux points de vue sur la vie de tous les jours avec leurs petits.

«Il y a des joies et des difficultés dans chaque aspect du maternage», affirme-t-elle. «Les années d'allaitement ne sont pas les seules, ou même nécessairement les meilleures années de notre vie avec nos enfants... Le bon maternage est un investissement et non un sacrifice.»

Je puis vous assurer qu'après avoir lu ce livre, vous trouverez la vie avec votre enfant d'âge préscolaire bien plus facile et plus agréable.

Mary White
Ligue internationale La Leche
Conseil d'administration
Mère fondatrice

REMERCIEMENTS

Il me semble qu'il s'est passé toute une vie — en fait, il se passe bien des choses en sept ans — depuis que le projet d'écrire ce livre émergea de longues conversations avec Judy Greenwood et Elizabeth Hormann. Ces bonnes amies m'ont donné la confiance nécessaire pour écrire à l'intention des parents de bambins allaités. Voilà certainement le projet le plus ambitieux que j'aie jamais entrepris.

Pat Hudson mérite un merci tout spécial. Combien souvent, Pat, verras-tu un écho ou une amplification de tes idées dans ces pages; car une bonne partie de mes opinions sur le maternage provient de conversations et de lettres qu'on a échangées ensemble.

Je n'aurais jamais pu réussir sans la patience de mon mari et de mes enfants. Je n'aurais pas eu non plus grand-chose d'intéressant à raconter sans les leçons tirées de l'éducation de nos enfants alors qu'ils étaient d'âge préscolaire.

Je tiens à exprimer ma reconnaissance envers Sue Forrester, amie de longue date et collègue dans la Ligue La Leche, pour avoir partagé son expérience avec moi, pour avoir rempli quelques-uns de mes engagements pendant que j'étais trop occupée à écrire pour le faire, et surtout pour avoir lu et commenté avec pertinence le manuscrit alors qu'il était encore sous une forme très rudimentaire.

Je dois des remerciements particuliers au docteur Gregory White du Bureau professionnel consultatif de la Ligue La Leche et à son épouse,

Mary White, une des mères fondatrices de la Ligue La Leche, pour avoir lu avec soin le manuscrit et pour leurs nombreux commentaires et suggestions utiles.

L'artiste, si talentueuse et chère à mes yeux, qui a peint le magnifique tableau en frontispice est ma mère; elle a fait cette peinture à partir d'une photographie prise par mon amie et collègue, Mari Carmen Mariscal.

Je désire exprimer ma gratitude envers Niles Newton, PhD, pour m'avoir donné de l'information sur l'allaitement pendant la grossesse, et de la documentation provenant d'une étude qu'elle a effectuée en collaboration avec Marilyn Theotokatos. Karen Fitzgerald a aimablement fourni son expertise comme nutritionniste. Linda Kay Griffin a fait un excellent travail de correction des épreuves du manuscrit final. Mary Ann Kerwin et les membres du Comité des livres de la Ligue internationale La Leche, y compris Alice Bicknell, ont été très utiles et encourageantes. Judy Torgus m'a apporté une aide précieuse pour plusieurs détails de dernière minute.

Mes remerciements vont aussi à Harper and Row, Publishers, Inc., pour m'avoir accordé l'autorisation de citer l'histoire de Gussie par Betty Smith, dans son livre *A Tree Grows in Brooklyn,* et à John Bowlby, du Tavistock Institute of Human Relations, Londres, et à Basic Books, Inc., New-York, pour m'avoir accordé l'autorisation de citer des extraits de l'ouvrage *Attachment*.

INTRODUCTION

UN INVESTISSEMENT, ET NON UN SACRIFICE

La première fois que je vis un enfant qui marche encore allaité par sa mère, je fus scandalisée et choquée en pensant à tous les sacrifices que cette pauvre mère devait consentir pour son enfant, à l'aspect indécent de la chose (c'est ainsi que je le voyais à ce moment-là), et au manque de fermeté des parents pour avoir laissé se développer une pareille situation. Mon opinion s'est toutefois modifiée à mesure que j'ai appris à connaître cette mère et son bébé. Je ne l'ai pas vue faire de sacrifices inutiles; elle semblait aimer allaiter. Il n'y avait pas non plus de laisser-aller de la part des parents; tous deux participaient activement à l'éducation de leur enfant, lui enseignant comment prendre soin de lui-même et comment respecter les droits et la propriété d'autrui. J'ai pu constater avec le temps que l'allaitement, pour cette mère et son enfant, n'était pas l'expression de quelque perversion saugrenue; c'était plutôt une manifestation chaleureuse et empreinte de tendresse faisant partie de leur vie, une des nombreuses façons qu'ils avaient de s'aimer et de se plaire mutuellement. Je fus si impressionnée par le type de relation qu'ils vivaient et par le point de vue de cette mère sur l'allaitement prolongé qu'à la naissance de mon enfant suivant, j'ai décidé de la laisser se sevrer d'elle-même. Par l'exemple et l'expérience, j'étais enfin capable d'apprendre dans la joie qu'on n'a pas besoin d'imposer le sevrage à l'enfant, et que l'allaitement peut — et devrait — se poursuivre tant et aussi longtemps que mère et enfant le désirent.

À BAS LE MARTYRE

Depuis près d'un demi-siècle, les femmes se sont agitées, élevées et finalement révoltées contre les sacrifices inutiles qu'on attendait d'elles depuis longtemps, principalement au nom des enfants, y compris souvent ce que plusieurs appelaient le «sacrifice» d'allaiter, et surtout d'allaiter «pour l'éternité». Cette révolution fut quelque peu mise sur la sellette, car, en relations humaines, le sacrifice excessif tend à devenir un piège mortel. Les mères qui ont cru que leur rôle consistait à tout faire pour tout le monde en tout temps, sans jamais rien demander pour elles-mêmes, ont valu à la maternité une fort mauvaise réputation. Le tableau tragique du fils qui, rongé par le remords, pleure sur la tombe de sa mère qui a donné sa jeunesse et sa beauté, sinon sa vie entière pour lui, est malheureusement un idéal romantique faisant partie de notre culture, qui se manifeste ici et là dans notre art et notre littérature. Romantique ou pas, toutefois, de plus en plus de femmes en sont venues à vouloir se tenir éloignées le plus possible de ce tableau. Après tout, tous les personnages y sont — ou y étaient — malheureux.

En fuyant ce tableau, cependant, plusieurs sont allées trop loin. Certaines mères étaient tellement rebutées par ce cliché où l'unique sens que prenait leur vie tenait au «succès» des autres membres de la famille, qu'elles ont laissé leur famille et ont tenté de recommencer une nouvelle vie, seules ou avec d'autres femmes célibataires. Un grand nombre d'autres femmes ont, en apparence, involontairement aliéné le soin de leurs enfants sans pour autant quitter le foyer, en choisissant de nourrir le bébé au biberon, de forcer le bébé ou le jeune enfant à dormir seul toute la nuit et de l'entraîner le plus vite possible à la propreté. On en est venu à considérer les soins aux enfants prodigués par une tierce personne comme un droit appartenant à la mère, plutôt que comme une possibilité dont on peut faire profiter les enfants prêts à jouir de compagnie. Nous avons même laissé se développer un système économique tel que, dans certaines familles, les deux parents doivent laisser leurs enfants en vue de gagner suffisamment d'argent pour les nourrir.

Le problème auquel les mères ont eu à faire face au cours des années pour tenter de modifier ce tableau, est de savoir quels sacrifices sont nécessaires et, en fait, ne sont pas du tout des sacrifices mais plutôt des investissements. En dévaluant le sacrifice en soi comme étant la marque d'une «bonne mère», nous devons essayer de définir les nombreux gestes que les mères autrefois se sentaient obligées de faire, alors qu'elles auraient dû les considérer comme facultatifs. Nous ne savons réellement pas comment faire la distinction entre ce qu'il faut faire pour notre famille par le fait même que nous soyons mères de famille, et ce que nous pourrions faire pour elle s'il nous reste du temps et de l'énergie.

SAVOIR DISTINGUER L'ESSENTIEL

Dans notre effort pour nous éloigner des devoirs de la maternité, devoirs qui nous semblaient peu intéressants et parfois entièrement dépourvus de satisfactions, nous avons dénudé et même brisé les bases de la famille, une base qui s'est quelque peu égarée parmi le fouillis de rôles et d'obligations envers chaque membre de la famille. Cette base est le besoin humain. Toute destructrice de la vie familiale que fut notre fuite de la maternité, nous avons du moins été capables d'apprendre un peu plus par cette fuite, sur ce qui est indispensable dans la vie familiale et ce qui ne l'est pas; sur nos rôles respectifs de mère, père, fils et fille.

La famille est un groupement de personnes, idéalement appelé à répondre aux besoins des êtres humains. Elle répond aux besoins de ses membres mieux que tout autre groupe social. La famille n'est pas, nous l'apprenons enfin, un rassemblement de personnes autour de la mère (ou du père) qui prend soin d'eux tous. La famille est un groupement de personnes qui prennent soin les unes des autres.

Chaque membre de la famille, y compris la mère, a certains besoins biologiques et émotifs. Il faut que ces besoins soient comblés pour chacun d'entre eux, sinon la vie sera pénible pour le groupe entier.

Ce n'est que lorsque les besoins essentiels des membres de la famille sont comblés que nous pouvons commencer à songer au superflu, par exemple un revenu plus élevé et la décoration intérieure. C'est dans la façon d'ordonner les besoins et le superflu que nous nous sommes mis dans le pétrin. Nous avons tourné le dos à notre famille à cause de ce que nous devons faire pour obtenir une nouvelle maison et une nouvelle auto, pour garder tout cela propre et reluisant, pour nous garder propres et reluisants nous aussi, et pour demeurer dans tel ou tel cercle mondain, etc...

Nous pouvons sans aucun doute nous impliquer dans bon nombre de ces activités tout en faisant notre part pour voir à ce que tout le monde à la maison soit satisfait. C'est l'accumulation de toutes ces occupations prétendument «essentielles» qui nous submerge. Lorsque nous nous détournons d'un enfant en pleurs pour laver le tapis — ou en acheter un autre — nous pouvons être certaines que notre échelle de valeurs est inversée. Il ne faudra donc pas se surprendre de ne retirer que fort peu de satisfaction à la vue du tapis immaculé s'il y a quelqu'un de malheureux dans la maison. Nous apprendrons en fin de compte que le but de la vie est de nous aider mutuellement à combler nos besoins. Tout le reste est superflu, c'est-à-dire viendra seulement si nous avons les ressources pour dépenser au-delà des besoins humains à satisfaire autour de nous.

SE CONTENTER DE L'ESSENTIEL REND LA VIE PLUS FACILE

S'engager à aider un autre adulte à combler ses besoins, comme dans le mariage, peut sembler terrifiant, particulièrement lorsque nous sommes très jeunes. Pourtant, pareil engagement facilite grandement la vie, car c'est une entente mutuelle contractée au tout début du mariage — du moins, c'est ainsi que cela devrait être.

Avec nos enfants, cet engagement semble unilatéral au début. Les bébés et les jeunes enfants dépendent entièrement de nous. Le désir d'échapper à une telle responsabilité est facile à comprendre, surtout dans le cas de parents qui le sont pour la première fois. Pourtant, l'expérience prouve que plus nous sommes capables de nous donner pour répondre aux besoins fondamentaux du jeune enfant, dont la plupart peuvent être satisfaits par l'allaitement au début, plus la vie sera facile. Comme le disait une mère en faisant allusion à sa première expérience de maternage: «En rétrospective, mon attitude me semble si sotte. Mon mari et moi passions des heures à la bercer, à toute heure du jour et de la nuit, alors que quelques minutes de tétée auraient suffi à la satisfaire.» Mais cette lutte contre l'acte de se donner entièrement au bébé semble faire partie de l'apprentissage d'un bon nombre de parents; ce fut le cas pour moi.

Presque tous les livres modernes sur la psychologie de l'enfant discutent des effets néfastes du sevrage prématuré ou brusque sur l'enfant et sa famille, de l'entraînement à la propreté et des réglementations à l'heure du coucher. Ces livres n'ont pas été écrits pour vanter à quel point la vie est plus facile pour ceux qui ont imposé des restrictions aux enfants afin de libérer les adultes en vue d'accomplir des tâches «plus importantes». Ils furent écrits parce que les effets des soins inadéquats aux enfants ont commencé à perturber les familles.

Encore cela prend-il du temps à plusieurs d'entre nous pour apprendre ce qu'une mère du Danemark a découvert avec son premier enfant: «La paresse est sans doute ce qui m'a le plus incitée à allaiter mon enfant si bien et à combler ses besoins au cours des premiers mois, et ce qui m'a aussi incitée à continuer d'allaiter. Il est bien plus facile de mettre au sein un bébé qui s'ennuie, qui est fatigué, assoiffé, affamé et exigeant, qu'il ait huit, dix ou quatorze mois, lorsque vous visitez des amis et voulez bavarder. C'est bien plus facile de l'allaiter aux petites heures du matin afin qu'il soit satisfait quand je veux dormir.» Je suis toujours impressionnée et j'envie les parents qui n'ont pas besoin d'essayer d'éviter de répondre aux besoins de leur enfant avant d'apprendre à quel point la vie est plus simple et agréable lorsqu'on répond immédiatement à ces besoins.

Donner librement au jeune enfant n'est pas un sacrifice non plus, même si parfois cela en a l'air. Comme je l'ai mentionné précédemment, c'est plutôt un investissement. Avant que votre enfant n'ait grandi, il y aura sans aucun doute des moments où ce sera votre tour de dépendre entièrement de lui (par exemple, si vous devez vous aliter pendant une journée à cause de la grippe). Les soins de première qualité que vous aurez prodigués à votre enfant quand il en avait besoin lui donneront la possibilité, lorsqu'il sera assez grand, d'en faire autant pour vous quand vous en aurez besoin.

Combler les besoins humains de nos enfants les aide non seulement à grandir en adultes psychologiquement équilibrés, mais aussi à apprendre à faire leur part dans la famille en tant que groupe formé pour que chacun veille aux besoins de l'autre.

L'ALLAITEMENT FAIT PARTIE DES CHOSES ESSENTIELLES

L'allaitement exige parfois un engagement et un dévouement profonds. Je ne veux pas donner l'impression que c'est toujours sans efforts, car il n'en est pas ainsi. C'est souvent une occupation intense et exigeante pour environ deux ans (peut-être un, peut-être trois), quoique l'allaitement puisse se poursuivre à un rythme plus détendu pendant plus longtemps encore. À l'époque où les besoins d'allaitement de l'enfant sont fréquents et urgents, il est difficile pour une mère de croire que ce qu'elle fait la libère. Pourtant, le désir d'éviter les corvées ingrates est une très bonne raison pour allaiter, et pour allaiter aussi longtemps que l'enfant en exprime le besoin; car priver un jeune enfant de maternage intensif risque de rendre la vie familiale encore plus pénible, maintenant et plus tard. La facilité avec laquelle on règle les crises de colère ou le moment du coucher constitue une motivation suffisante en soi pour la plupart des mères. L'allaitement rend le travail du maternage plus facile, et non le contraire.

Bien sûr, il y a des circonstances où procurer les soins et donner l'attention requise par les petits enfants peut nous affoler, mais tout laisser tomber risque de donner des résultats encore plus affolants. Il est beaucoup moins risqué et passablement plus facile de se détendre, de s'insérer dans des schémas biologiques humains d'éducation des enfants et de se détourner, s'il le faut, de certains aspects inanimés de la vie familiale pendant quelque temps. Agir de la sorte peut sembler un sacrifice à ce moment-là, mais le sacrifice de choses inanimées n'est que temporaire. Le film que vous ratez cette année paraîtra au ciné-parc l'année suivante. Le lit défait sera aussi beau lorsque vous aurez le temps de le faire, peu importe la longueur de l'intervalle pendant lequel il reste défait. Une carrière laissée de côté peut être difficile à reprendre mais, heureusement, les mères luttent pour démentir de plus en plus cette affirmation.

Chaque jour, nous apprenons d'une façon non équivoque, que si nous nous détournons de nos enfants au lieu de nous détourner des choses, leurs besoins non comblés peuvent croître en eux et les submerger d'une manière ou d'une autre dans les années à venir. Il est habituellement plus simple d'accomplir le dur labeur du maternage — de le faire comme il faut, et quand il a besoin d'être fait.

Une femme s'est exprimée ainsi sur la question: «En ce qui me concerne, l'allaitement est la chose la plus facile et la plus agréable parmi les mille et une choses qu'une mère doit faire pour son enfant; alors pourquoi allaiter à contrecoeur?» La mère étrangère à la notion de sacrifice, celle qui veut être libre d'agir à sa guise, aura probablement la meilleure occasion possible de le faire avec sa famille si elle aide et encourage les autres membres de la famille à agir à leur guise eux aussi. Pendant un certain temps, ce sera, pour le tout-petit, de téter, porter des couches et nécessiter bien des soins, jour et nuit.

NOTRE FAÇON DE VOIR
LE COUPLE FORMÉ PAR L'ALLAITEMENT

La façon dont j'ai réagi, la première fois que je vis un enfant plus vieux qu'un nourrisson encore au sein, est plutôt courante à notre époque et à l'intérieur de notre mentalité, ici dans le monde occidental.

Jane Goodall, dont j'admire beaucoup les travaux, avec toute la sensibilité et la considération qu'elle a pour la relation d'allaitement, laisse encore paraître l'influence sur sa pensée, de la culture occidentale du vingtième siècle au sujet du bambin allaité — surtout un petit exigeant — dans son livre, *In The Shadow of Man*. Elle interprète le comportement du jeune chimpanzé, Flint, davantage en fonction du fardeau qu'il fait supporter à sa mère au point de vue énergie et patience, plutôt qu'en considération du fait que Flint a perdu sa place à la naissance d'un nouveau bébé chimpanzé et de sa réaction à la mort subséquente de ce bébé. Étant devenue habituée au comportement des petits qui ont besoin de téter au-delà de la petite enfance, la description de la régression de Flint vers un comportement infantile me fait penser à un petit qui fut sevré avant d'y être prêt, et qui se désespère de ravoir sa mère pendant un certain temps et non, comme mademoiselle Goodall le voit, comme un petit qui ne fut pas sevré assez tôt ou assez fermement.

Plus que cette légère divergence de vues, une image véritablement déformée de l'enfant au sein s'est insinuée dans nos familles et notre littérature, telle cette description grotesque par Betty Smith dans son livre *A Tree Grows in Brooklyn:*

> Gussie, un garçon de six ans, avait mauvaise réputation dans le voisinage. Petit démon, dur à cuire, lippu, il était né de la même façon que les autres bébés et avait tété aux gros seins de sa mère. Mais là s'arrête toute ressemblance avec les autres enfants, vivants ou décédés. Sa mère avait essayé de le sevrer à neuf mois mais Gussie ne voulait rien entendre. Se voyant privé du sein, il refusait le biberon, les aliments et même l'eau. Il restait étendu, à gémir dans son petit lit. Sa mère, craignant qu'il ne crève de faim, lui avait donné à nouveau le sein. Il s'était remis à téter avec contentement, refusant toute autre nourriture et vivant du lait de sa mère jusqu'à l'âge de deux ans. À ce moment-là, sa mère n'avait plus de lait car elle était de nouveau enceinte. Gussie se mit alors à bouder et à ronger son frein pendant neuf longs mois. Il refusa le lait de vache sous toutes ses formes et dans quelque contenant que ce soit, et entreprit de boire du café noir.
>
> Puis la petite Tilly vint au monde et la mère déborda de lait à nouveau. Gussie piqua une crise d'hystérie la première fois qu'il vit le bébé téter. Il se jeta à terre, hurlant et se frappant la tête. Il refusa de manger pendant quatre jours et même d'aller aux toilettes. Il devint hagard et sa mère en fut effrayée. Elle pensa que cela ne serait sûrement pas grave de lui offrir le sein juste une fois. Mais ce fut une énorme erreur. Il était comme un toxicomane accédant enfin à sa drogue après un long carême. Il ne voulut plus laisser le sein.
>
> À partir de ce jour, il but tout le lait de sa mère et la petite Tilly, un bébé maladif, dut pendre le biberon.
>
> Gussie avait trois ans à cette époque-là et il était robuste pour son âge. À l'instar des autres garçons, il portait des culottes aux genoux et de gros souliers ornés de pointes de laiton. Il s'élançait vers sa mère dès qu'il la voyait déboutonner sa robe. Il restait debout pendant la tétée, un coude appuyé sur les genoux de sa mère, les pieds croisés dans une posture désinvolte, pendant que son regard vagabondait dans la pièce. Ce n'était pas une grosse affaire que de téter debout, car les seins de sa mère étaient énormes et lui arrivaient presque aux genoux lorsqu'elle les découvrait. Il y avait quelque chose de terrifiant à voir Gussie téter de la sorte; il faisait un peu penser à un homme, les pieds appuyés au bar, fumant un gros cigare blafard.

Pauvre Gussie! Dans cette description, on nous fait voir le tout jeune enfant, non pas comme un bambin qui n'est pas encore prêt à laisser la petite enfance derrière lui, mais plutôt comme un petit homme obscène. En outre, Betty Smith n'a pas décrit un tableau aussi sévère par manque délibéré de chaleur humaine ou de bonté à l'égard des enfants, car sa prose déborde de tendresse et de sollicitude envers le tout-petit. Cet exposé sur l'allaitement de Gussie est plutôt un portrait remarquable de l'opinion de notre société en général sur l'enfant au sein. (Pour la suite de ce récit, voir la page 173.)

Personne ne semble capable de remarquer, dans cette histoire, le sens aigu de la débrouillardise de Gussie, un enfant si jeune, pour réussir à communiquer ses besoins à sa mère. Il n'y a apparemment personne qui comprend qu'avec une plus grande tranquillité et moins de perturbations au niveau de la famille, la mère aurait pu répondre aux besoins de ses deux enfants, Gussie et Tilly. Ce conte n'a rien de comique: il est tragique.

Le comportement de Gussie nous apparaît franchement obscène parce que cet enfant nous est présenté comme un adulte. En effet, on dépeint Gussie comme un toxicomane tramant un complot, un homme installé au bar et fumant le cigare, un monstre, un joueur de dés (ces deux dernières descriptions apparaissent plus loin); alors que Gussie n'a même pas encore quatre ans et n'a encore aucune dent permanente! Pourtant, si c'est la première fois que nous voyons un enfant de cet âge téter, il est compréhensible d'en avoir une perception déformée, car nos seuls points de référence proviennent alors du monde des adultes.

Espérons qu'à force de voir des enfants au sein, nous obtiendrons des points de repère appropriés à leur monde à eux, dans lesquels nous pourrons mieux faire cadrer le comportement de l'enfant allaité. Nous serons ensuite capables de comprendre le type de relation unique et saine entre une mère et son enfant allaité, même si ce dernier est grand, même s'il porte des vêtements de «grand garçon». Dès lors, l'enfant allaité ne nous apparaîtra plus comme un affreux petit homme fumant le cigare. Au lieu de cela, nous serons en mesure de voir le bébé apparaître dans les yeux de ce grand garçon. Nous verrons aussi la joie dans ces yeux lorsque maman est là, prête à répondre aux besoins de ce bébé.

NOUS DIRIGEONS TROP LA VIE DE NOS ENFANTS

Notre vision déformée des petits enfants a engendré en nous de la méfiance à leur égard et au sujet de leur aptitude à grandir. Nous sommes intervenus de plus en plus en essayant de contrôler tous les aspects de leur vie. Nous nous sommes submergés d'activités que nous devons faire pour nos enfants et le plus ridicule dans tout ceci, c'est que ces activités et ces ingérences dans leur vie sont censées nous rendre la vie plus simple, à nous les adultes. Quelle absurdité!

Nous établissons un horaire pour nourrir le bébé, nous surveillons l'heure, nous mesurons soigneusement ce qu'il mange. Nous plaçons cuillers et tasses dans des menottes qui ne savent même pas faire un beau pâté encore. Nous dirigeons leurs habitudes de propreté et de sommeil, et la façon dont ils traitent les bibelots et les plantes de maison. Nous décorons nous-mêmes leurs chambres, nous nous tracassons continuellement au sujet de leur habillement et nous nous demandons si leurs orteils vont pousser droit. S'ils ne font pas encore leur nuit à six mois, nous faisons de notre mieux pour régler ce «problème». Si, à un an et demi ou deux ans, ils ne sont pas encore propres, quelle histoire! Et que dire d'un enfant d'un an qui n'est pas sevré ou qui ne montre encore aucun signe de sevrage: alors là, il faut agir, et au plus vite!

Nous nettoyons nous-mêmes la chambre de nos enfants, entretenons leurs vêtements et préparons tous leurs repas, parfois pendant des années. Puis, lorsqu'ils atteignent l'adolescence et ont de nouveau besoin de parents réceptifs, attentionnés et affectueux, nous nous demandons pourquoi nous sommes trop épuisés pour être capables de les aimer pendant qu'ils vivent leur deuxième période de croissance intense.

Nos enfants n'ont pas besoin de faire diriger leur vie ou d'avoir quelqu'un pour planifier chaque aspect de leur croissance. Ce n'est pas pour s'accrocher que les enfants tètent au sein, ont des couches ou se réveillent la nuit; et ils ne tripotent pas les bibelots ou les plantes intérieures pour nous embêter ou nous manipuler, ni par mauvaise habitude non plus. Ils agissent ainsi parce qu'ils y sont poussées de l'intérieur, par besoin. C'est tellement mieux pour l'enfant en croissance, plus facile pour la famille entière (croyez-le ou non) et surtout pour la mère, de ne pas contrôler le comportement de nos enfants.

Il est sain, positif et bien plus relaxant de vivre avec notre jeune enfant sans redouter des batailles au sujet du réveil la nuit ou sans nous inquiéter de l'heure à laquelle il mangera son prochain repas ou utilisera la salle de bains.

RETROUVER LE BÉBÉ PARMI LES ANIMAUX EN PELUCHE

Naturellement, bien des mères aiment certaines tâches qui demandent du temps, comme décorer une chambre d'enfant. Ces fantaisies sont le droit de toute mère qui a le temps et l'argent pour se le permettre. Mais elles sont pour la mère, et personne ne devrait se sentir obligé de fournir un tel superflu à son bébé. De toute façon, il s'en moque. La plupart des jeunes enfants préféreront le lit de leurs parents à la plus jolie chambre d'enfant du monde. À l'âge où un enfant est intéressé par la façon dont sa chambre est décorée, il sera assez grand pour s'en occuper lui-même, et sans recevoir trop de conseils (il dirait: «laisse-moi faire»...) de sa mère.

Il en va de même pour l'habillement. Le jeune enfant apprécie le confort et la variété, et les vêtements tout d'une pièce sont souvent les meilleurs en ce sens. Quand viendra l'époque où il se souciera de son apparence, il voudra choisir ses vêtements lui-même. Nous aimons voir nos enfants bien habillés; nous devrions donc nous sentir libres de les vêtir de beaux habits, pourvu que cela ne remplace pas quelque chose de plus important et qu'ils soient heureux de notre choix. Encore là, nous devons être conscients que nous agissons ainsi pour notre plaisir personnel; ne pas les habiller de vêtements chics à un âge où cela leur est indifférent ne les prive en rien.

LE VÉRITABLE OBJECTIF DES PARENTS: L'AUTONOMIE

Trop souvent les mères, même quand les enfants grandissent, gardent pour elles la responsabilité familiale de préparer les repas, nettoyer la maison et maintenir les vêtements propres et en ordre; peut-être veulent-elles ainsi s'approprier un domaine où elles sont indispensables à leur famille, ou peut-être le voient-elles comme le devoir d'une femme envers sa famille, devoir pour lequel elles n'oseraient jamais demander de l'aide. Toutefois, en gardant pour elle ces tâches, la mère ne rend pas service à sa famille, car elle prive chacun de ses membres de la sécurité de savoir qu'il ou elle peut survivre en cas de nécessité.

Une des tâches premières des parents consiste à enseigner à chaque enfant comment se débrouiller lui-même. Chaque fille et chaque garçon devrait être capable d'entretenir la maison, de préparer les repas, de laver et raccommoder le linge, d'aller au magasin, de faire le plein ou de changer un pneu. La tâche des parents ne se résume pas à simplement prendre soin de nos enfants, mais il faut aussi les aider à apprendre comment prendre soin d'eux-mêmes.

Ainsi, plutôt que de nous tracasser au sujet de l'entraînement à la propreté ou du sevrage du bambin (cela arrivera tout seul), il est plus positif d'aider l'enfant à apprendre à faire les choses qu'il veut et a besoin de faire. Ceci inclura probablement les activités suivantes: couper du fromage, verser du lait, boutonner un manteau et faire sortir le chien. À l'âge scolaire, la plupart des enfants devraient avoir appris à trier la lessive et à utiliser la machine à laver. Ensuite, ils seront capables de préparer un repas chaud à partir de conserves ou de recettes simples.

Les parents ne devraient pas avoir comme objectif de diriger la vie de leurs enfants, ni d'être leurs gardiens. Rien n'est plus pitoyable à voir qu'une famille entière dans le chaos parce qu'un des parents est alité à cause de la grippe. Nous avons tous (mères, pères et enfants) besoin d'en apprendre le plus possible afin de faire face à l'imprévu et de prendre mutuellement soin de nous-mêmes. Les enfants de deuxième année sont capables de préparer de délicieuses crêpes et ceux d'âge préscolaire peuvent apporter du fromage et des pommes à une maman malade. Les papas sont capables de coudre des boutons, les mamans de brancher les câbles d'appoint pour recharger une batterie à plat. Et le grand frère peut allumer le foyer ou utiliser la laveuse et la sécheuse pour les vêtements synthétiques, sans les abîmer.

Personne, dans une famille, ne saura quand il sera appelé à accomplir la tâche d'un autre. Personne ne sera terrifié d'être abandonné à son sort, si un membre irremplaçable de la famille tombe malade ou meurt. Par amour et bonté envers nous-mêmes et notre famille, nous devrions passer moins de temps (ou mieux encore, pas du tout) à diriger l'allaitement, le sommeil et l'entraînement à la propreté. Nous ne devrions pas tenter de contrôler chaque bouchée que mangent nos enfants, chaque vêtement qu'ils portent, ou exactement comment ils entretiennent leur chambre. Nous devrions plutôt nous engager dans un plan à long terme d'éducation de nos enfants, où nous ne passerions pas plus de temps qu'il n'en faut à faire pour les autres membres de la famille ce qu'ils ont été capables d'apprendre à accomplir eux-mêmes. (Notez que j'ai dit «qu'il n'en faut» dans la phrase précédente; la vie de famille est plus efficace lorsqu'il y a partage raisonnable du travail.)

Nous devrions aider nos enfants à apprendre à avoir soin d'eux-mêmes lorsqu'il le faut, et même à faire le travail des parents au besoin, ou parfois simplement pour le plaisir. Plus les membres d'une famille sauront se débrouiller, plus ils pourront vivre avec confiance; la vie sera d'autant facilitée pour tout le monde, y compris la mère. En guise de bénéfice (comme si c'était nécessaire en plus de la joie et de la confiance en soi que nous pouvons donner aux membres de notre famille), les périodes de la vie de nos enfants où ils ont grand besoin de nous nous sembleront beaucoup moins submergeantes, si nous ne sommes pas ensevelies sous des listes interminables de tâches à accomplir pour eux tant et aussi longtemps qu'ils vivront avec nous. Les années d'allaitement, par exemple, ne constituent pas une suite ininterrompue de services rendus par la mère à l'enfant. Bientôt, peut-être même avant la fin définitive de l'allaitement, la mère et son enfant agiront réciproquement l'un pour l'autre.

Nous gaspillons de l'énergie et un temps précieux (que nous aurions pu utiliser pour réaliser nos nombreuses autres ambitions, sans aucun doute plus agréables) à essayer d'éviter l'énorme investissement de nous-mêmes dont a besoin le tout jeune enfant. Nous espérons pouvoir éviter de nous engager aussi pleinement, et nous redoutons que les demandes du jeune enfant ne continuent pour toujours. Or, il n'en est pas ainsi. Sous l'angle de nos ressources personnelles, c'est une décision économique et même louablement égoïste, que de nous donner entièrement au nourrisson et au jeune enfant. Car, comme le fait remarquer le docteur Lee Salk, auteur et conférencier bien connu en psychologie de l'enfant, le besoin intense de l'enfant de recevoir des soins de ses parents, tout comme son besoin de nourriture, disparaîtra uniquement s'il est satisfait.

Aucune forme d'éducation ne pourra apprendre à l'enfant à ne pas désirer ardemment de l'attention de ses parents. Plutôt que de gaspiller des efforts, sans parler de la paix et des moments possibles de bonheur, à essayer d'apprendre à un jeune enfant à se contenter d'une moins grande part des jours et des nuits de ses parents, il est de loin préférable de donner de ce temps à volonté, et d'en faire bon usage en enseignant des leçons vraiment valables et durables: comment aimer, jouer, et où trouver le beurre d'arachides.

PREMIÈRE PARTIE

Pourquoi allaiter votre bambin?

CHAPITRE 1

Les raisons qui poussent le bambin à téter

LA SUCCION, OUTIL DE CROISSANCE

Il peut sembler étrange à prime abord qu'un enfant qui mange à table avec les autres aux repas et qui visite le réfrigérateur à maintes reprises entre les repas, demande aussi à téter plusieurs fois par jour — et par nuit.

Pourtant, quiconque contemple avec amour un enfant au sein, peut constater que manger ne constitue qu'un aspect de l'allaitement. Au bout d'une ou deux minutes de tétée, tout le petit corps se détend d'aise et de plaisir. L'enfant qui s'est fait mal commence à se sentir mieux. L'enfant surexcité se calme. Une mère parle de son enfant au sein en ces termes: «Elle vient vers moi en geignant et refuse de parler. On s'asseoit pour une tétée; puis, elle saute en bas de mes genoux et se comporte de nouveau en grande, ayant retrouvé la maîtrise d'elle-même.»

Lorsque nous nous arrêtons à y penser, la comparaison, par Betty Smith, de l'enfant au sein à un toxicomane n'est pas entièrement fausse. Pour l'enfant, l'allaitement est une espèce de «piqûre», mais de nature totalement saine. Elle n'engendre pas l'accoutumance, bien au contraire. Rien de surprenant à ce que certaines familles appellent le lait maternel le «jus de la joie». La tétée a toutes les vertus revigorantes du café matinal sans pour autant élever la pression sanguine de l'enfant.

Elle détend aussi bien qu'un coquetel consommé en soirée, sans en posséder les effets enivrants.

La succion est un équilibrant essentiel aux petits individus en croissance rapide, à tel point que la plupart des enfants qui ne sont pas allaités se trouvent un substitut: le biberon, la sucette, le pouce, les doigts, les cheveux, un coin de couverture, etc... En persistant dans de tels comportements, les jeunes enfants nous montrent qu'ils ont besoin des effets apaisants et rassurants de la succion, autant ou plus que certains d'entre nous, adultes, ont besoin de «sucettes». Ils sont si jeunes, si immatures, si inexpérimentés en ce monde; pourtant, ils subissent une croissance accélérée et des changements incompréhensibles pour eux.

C'est une bénédiction pour les bébés et les jeunes enfants de pouvoir parfois trouver une oasis de paix, dans le bouleversement physique et mental — plus considérable que celui de l'adolescence — qui les précipite du milieu utérin dans l'enfance en quelques courtes années seulement. Les enfants peuvent se détendre, se faire apaiser et réconforter par la succion.

John Bowlby, qui a consacré beaucoup de temps en recherche psychiatrique à étudier le comportement d'attachement (dépendance) des jeunes enfants, s'exprime ainsi sur la succion:

> Chez les primates, la saisie du mamelon et la succion ont deux fonctions distinctes, dont la première sert à nourrir et la seconde à former l'attachement. Chacune de ces fonctions a son importance spécifique, et ce serait une erreur d'attribuer une plus grande importance à la nutrition plutôt qu'à l'attachement. En fait, les petits passent beaucoup plus de temps à la succion non nutritive qu'à la succion nutritive.

Le meilleur endroit pour satisfaire ce besoin de succion est dans les bras et au sein de la mère; il n'y a rien de plus sain et naturel. L'acte simple de la succion est transformé en l'acte de la tétée, qui inclut non seulement la succion, mais tous les mouvements de la langue et des muscles de la bouche, requis pour «traire» le sein; et tout cela, dans le tendre enlacement mère-enfant.

Téter au sein joue un rôle prépondérant dans la capacité de l'enfant à évoluer. Certains enfants, à moins que leur mère ne les allaite ou les aide à trouver un substitut, risquent de ne jamais pouvoir complètement surmonter les anxiétés et la perplexité qu'ils vivent au cours des changements survenant dans les premières années de leur vie. Certains rechercheront des substituts inefficaces, soit dans des comportements ou dans des objets. Au contraire de la tétée au sein toutefois, qui cessera d'elle-même une fois son rôle accompli, la dépendance à l'égard de comportements ou d'objets moins efficaces risque de ne pas disparaître aussi facilement ou sûrement.

CE QU'EN DISENT LES ENFANTS AU SEIN

À mesure que grandissent les enfants, quelques-uns d'entre eux sont capables de traduire en paroles les raisons qui les motivent à téter. Ces raisons ne sont faites ni de manipulation ni de mal, comme certains pourraient le croire. À deux ans et demi, un de mes enfants m'a dit: «Je veux téter quand je veux être un bébé.»

Passé la première année d'allaitement ou à peu près, nous dirons souvent qu'un enfant ne tète que pour le contact maternel, et non pour le lait. En un sens c'est vrai, car l'enfant qui mange une vaste gamme d'aliments n'a plus besoin du lait de sa mère pour le sustenter. Comme le disait un père: «Elle n'a plus besoin de faire le plein; c'est simplement pour recharger sa batterie!»

D'autre part, cependant, les enfants tètent parce qu'ils aiment le goût du lait. «J'ai très soif et je veux boire ton lait à toi,» dit un enfant de trois ans à sa mère. «Délicieux!» annonça une fillette de deux ans après qu'elle eût fini de téter. «C'est ça que j'aime le mieux!» dit un autre, à la façon d'un jeune gourmet complimentant le chef. Selon un autre enfant, le lait de sa mère est «le lait le plus délicieux du monde entier».

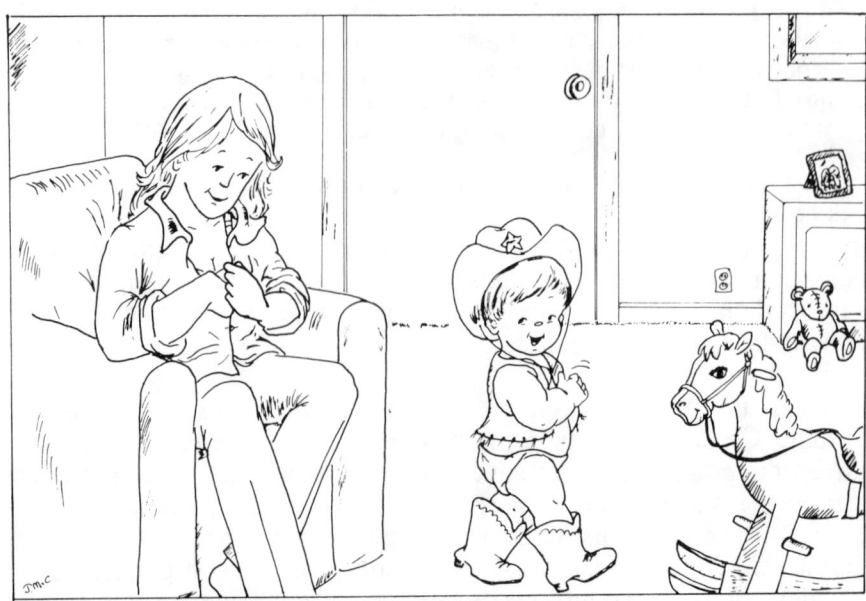

Bonne tétée, mon associé!

Ce qu'offre maman est tellement bon que souvent, les tout-petits veulent le partager avec leurs poupées ou leurs animaux en peluche — et parfois même leurs compagnons de jeu, quoique ces derniers déclinent invariablement l'offre. Un petit garçon est même allé jusqu'à demander à sa mère de faire le plein de son nouveau camion avec son lait! Il voulait ce qu'il y avait de mieux pour son bien précieux. De plus, les enfants sont très conscients de téter non seulement pour le lait, mais aussi pour le réconfort, et ils parlent parfois de cette tétée à des fins «non nutritives». Une enfant de deux ans proposa à sa mère de l'allaiter car cette dernière ne se sentait pas bien. «Tu te sentiras mieux plus vite, maman.» l'assura-t-elle. Une enfant de quatre ans, faisant aussi allusion à l'aspect réconfort de la tétée, a modifié l'histoire de «Jack et Jill» pour lui donner un sens plus approprié: «Jack tomba et se fit mal à la tête, et se rendit à la maison pour téter.»

Un enfant de cinq ans à la langue bien déliée, avait profondément réfléchi sur le fait qu'il tétait encore. Il dit à sa mère:

> Je pense que les enfants de cinq ans devraient être capables de téter s'ils le veulent. Ils devraient aimer ça. Téter c'est comme boire au biberon, excepté que c'est mieux. Ça fait beaucoup de bien, et puis je suis tout près de maman.

Quoique peu d'enfants verbalisent leurs pensées sur l'allaitement aussi bien que ce petit monsieur, nous pouvons être assurées que nos enfants y pensent et que leurs opinions et motivations abondent dans le même sens. Lorsque les enfants parlent de l'allaitement, ils y font allusion comme à quelque chose de très chaleureux et de bien spécial. L'allaitement est «la nourriture de leur âme». Ils tètent parce que c'est bon au goût, parce qu'ils se sentent bien, et parce que cela les aide à être heureux.

CHAPITRE 2

Les raisons qui motivent la mère à allaiter son bambin

L'ENFANT EN A BESOIN

Lorsque je demande aux mères qui ont allaité leur enfant plus longtemps qu'un an pourquoi elles ont choisi de le faire, elles répondent habituellement: «C'était tout naturel,» ou: «Il semblait en avoir encore besoin.» D'autres mères, se fiant aux signes manifestés par l'enfant plutôt qu'au calendrier, diront: «Je ne me suis jamais posé la question.»

Une mère décrit comment elle se sentait vis-à-vis l'allaitement prolongé de son enfant: «Je savais et je sentais qu'elle avait besoin de moi et qu'elle voulait téter. Vu que je l'aime beaucoup, cela m'aurait brisé le coeur de la décevoir et de ne pas me donner ainsi à elle.» Si nous laissons de côté toutes les conventions sociales et écoutons plutôt l'enfant à qui ces conventions sont censées profiter, comme le fit cette mère, il n'est pas difficile de constater que nos enfants ont encore besoin de téter, de voir leur joie à téter et leur grand chagrin lorsqu'on leur refuse le sein. Faire plaisir à l'enfant: voilà une raison simple mais irrésistible pour continuer d'allaiter. De plus en plus de mères sont à l'écoute de leur enfant et de ses besoins.

LE PLAISIR DU CONTACT ÉTROIT

L'allaitement ne profite pas qu'à l'enfant. Les mères aussi aiment allaiter. Comme le dit l'une d'entre elles: «Je pense que je serais très déçue si un de mes bébés ne voulait téter qu'un an. C'est sans doute parce que j'aime ça autant que lui.» Quoiqu'en disent certaines personnes, l'allaitement pour la mère est une source de plaisir sain, un de ces bons plaisirs que nous procure la vie.

Se sentir tout près d'un enfant affectueux qui se blottit tendrement contre soi: c'est ce que les mères aiment le mieux dans l'allaitement à long terme. «Je croyais qu'une mère qui continuait d'allaiter pendant quelques années le faisait plutôt pour satisfaire certains de ses besoins.» dit une mère. Finalement elle a réalisé, à mesure que grandissait son enfant allaité, que ces «besoins non satisfaits» dont elle s'alarmait étaient tout à fait normaux et sains et, en fait, destinés à être satisfaits par l'allaitement.

En dépit de tous les efforts déployés pour mettre une distance entre la mère et son enfant, soit par des substituts maternels comme le parc et la sucette, soit par des substituts infantiles comme les passe-temps et les animaux d'intérieur, il semble impossible de modifier la mère. Nous sommes toujours plus heureuses lorsque nous pouvons tenir nos enfants dans nos bras.

Ce contact intime entre la mère et son enfant est si précieux, unique et irremplaçable dans leur vie à tous deux, qu'on serait incliné à croire que quiconque les voit ensemble voudrait faire tout en son pouvoir pour protéger ce lien. Écrivains et artistes réussissent parfois à capter, dans la poésie ou la peinture, un peu de la chaleur humaine émanant de ce tableau mère-enfant. «J'ai déjà entendu dire», me confia une mère, «que l'alimentation au biberon ressemblait à une amitié étroite et que l'allaitement était comme une aventure amoureuse; je le crois vraiment si je me fie à ma propre expérience.»

Malheureusement, et avec l'assentiment de maintes familles, les personnes chargées, par les pouvoirs publics, de voir à la santé des mères et de leurs enfants par des recommandations et des conseils sur les soins à leur apporter, ont érigé des systèmes qui attaquent chaque élément de cette relation mère-enfant que nous admirons tant.

Rien de surprenant à ce que nombre d'entre nous soient plus que réjouies de redécouvrir cette intimité avec nos enfants. Parlant de l'époque où elle allaitait, une mère s'exprima ainsi: «Le souvenir du temps où j'allaitais ma fille devenue bambine m'est très cher. Il m'est difficile de savoir quel en était le meilleur aspect. Je me souviens de ce contact intime, comment je me sentais bien de toujours l'avoir près de moi. Je me souviens de cette confiance que j'éprouvais à pouvoir être presque toujours sûre de la réconforter, et de savoir instinctivement comment répondre à ses besoins, que ce soit par l'allaitement ou tout autre moyen; je me rappelle ce merveilleux sentiment d'amour que j'avais pour elle et qu'elle me rendait, et cette fierté que je ressentais à être la mère de cette ravissante et brillante enfant.»

Nous n'avons peut-être jamais été témoins de cette forme complète et naturelle de relation mère-enfant au cours de notre vie. À mesure que l'on découvre à quel point il est bon de se sentir profondément liée à un bébé ou à un jeune enfant, un nombre grandissant d'entre nous réapprend à apprécier cette intimité à sa juste valeur; nous ne consentirons à la laisser qu'en échange du progrès graduel vers la maturation.

L'allaitement aide à établir l'intimité entre la mère et son enfant. Au début, les interactions physiques et chimiques qui ont lieu pendant l'allaitement aident à la formation adéquate du lien mère-enfant. La poursuite de l'allaitement maintient ce lien en procurant à la mère et à son enfant un schéma approprié où pourra se concrétiser cette intimité.

Ce comportement affectueux aide à surmonter d'autres facteurs survenant au cours du développement rapide de l'enfant, et qui pourraient nuire à l'intimité mère-enfant. Certains enfants sont très timides et tendent à éviter tout contact intime avec les gens, même avec leur propre mère. L'enfant timide qui tète encore dispose d'une occasion toute faite de se comporter d'une manière affirmative, qui pourra l'aider à apprendre comment satisfaire ses autres besoins.

D'autres enfants sont tellement actifs que le moment de la tétée est la seule occasion où ils seront tranquilles pendant leurs heures d'éveil. La tétée est particulièrement reposante pour la mère d'un petit toujours fourré partout; en effet, ce sont probablement les mères d'un bambin extrêmement actif qui apprécient mieux que quiconque ce moment privilégié. L'une d'entre elles s'exprime ainsi: «Il y en a tellement parmi mes amies qui ont sevré leur enfant tôt; elles ne peuvent profiter de ces moments uniques d'intimité lorsque leur enfant devient plus actif. Mon fils est actif et indépendant, mais nous pouvons tous deux apprécier nos moments de détente.» Le tendre enlacement de la tétée nous fait déborder d'amour et d'affection envers notre enfant; ces sentiments nous aideront à mieux réagir lorsque ce même enfant sera juché sur la commode ou jettera le pot de fleurs par terre.

Aussi surprenant que cela puisse paraître, une petite fraction de bébés forment inexplicablement leur attachement premier avec un membre de la famille autre que la mère (Bowlby). En pareil cas, le besoin de la mère d'avoir de l'attention de son bébé (quand nous arrive-t-il de penser qu'une mère peut avoir besoin de son enfant...) risque de ne pas être satisfait. Une mère nourrice m'a confié avec nostalgie: «Depuis le début, mon fils a été un fils à son papa. Une chance qu'il vient à moi pour téter!» Dans son propre intérêt, la mère d'un enfant qui a opté pour passer le plus clair de son temps avec papa, la grande soeur ou quelqu'un d'autre dans la maisonnée, devrait prendre tout son temps au moment du sevrage et attendre au moins jusqu'à ce que son enfant soit plus grand et s'intéresse aux autres, y compris elle-même.

Il y a aussi les enfants — habituellement des garçons — avec qui on ne sait trop comment s'y prendre. Ces petits individus bougent tout le temps, sont actifs et exigeants. Répondre avec chaleur humaine à leur besoin de téter peut parfois être difficile, à cause des sentiments négatifs que l'on ressent spontanément vis-à-vis leur comportement. Fait intéressant à noter: nous éprouvons généralement ces sentiments négatifs sur l'allaitement lorsque nos enfants sont exigeants en présence des autres. À la maison, nous savons habituellement beaucoup mieux comment nous y prendre avec nos «petits sauvages».

Nous pouvons éprouver quelque irritation à l'idée d'allaiter un enfant qui se comporte de la sorte; par contre, la tétée nous aidera à dissiper cet agacement. Les mères qui ont allaité un bambin particulièrement actif et exigeant jusqu'à ce qu'il se transforme en enfant raisonnablement civilisé réalisent, à l'évocation de cette expérience, que l'allaitement représentait maints avantages en l'occurence. En effet, sans les épisodes affectueux et réguliers que les tétées apportaient, il aurait été bien plus difficile pour elles de conserver une note plus positive que négative aux interactions mère-enfant.

Il peut aussi arriver que les mères se comportent d'une façon telle (elles diront: «j'ai tant de choses à faire»), que le lien mère-enfant peut se rompre prématurément. Tout comme le moment de la tétée est la seule occasion pour le bambin actif de recevoir l'amour de sa mère, de même, la mère occupée n'a que la tétée comme occasion de partager cet amour avec son enfant; elle en a pourtant autant besoin que les mères moins actives.

UN INSTRUMENT DE RÉCONFORT

L'allaitement n'est pas uniquement une source de plaisir, il est aussi une grande commodité. Une des tâches principales du maternage consiste à aider votre enfant à surmonter ses frayeurs, sa fatigue ou sa douleur lorsqu'il s'est fait mal. Il y a plusieurs moyens de réconforter un enfant: le prendre dans nos bras et marcher ainsi, le bercer, lui chanter une chanson, mais aucun n'est plus facile ou plus efficace que la tétée. C'est un peu comme un coup de baguette magique: hop, l'enfant de méchante humeur est à nouveau réjoui.

Il est étonnant de constater à quelle vitesse une égratignure ou un bleu cesse de faire mal lorsque la tétée fait partie des premiers soins. Et si la tétée ne réussit pas à dissiper la douleur, vous saurez bien vite qu'il s'agit de quelque chose de plus grave qu'une égratignure ou un bleu. On peut aussi parvenir à calmer les enfants par d'autres méthodes, mais le tout-petit semble psychologiquement conditionné à retirer de l'allaitement une satisfaction optimale. Ce ne sont pas tous les enfants qui sauront l'exprimer en mots; cependant, les bambins allaités apprécient indubitablement la tétée comme source de réconfort, comme le montre cet enfant de deux ans qui, après être tombé et avoir tété, a amplement manifesté sa reconnaissance envers sa mère en lui disant: «Merci pour la tétée, maman. Ça va mieux maintenant.»

L'éruption des dents est la cause de malaises physiques qui revient le plus fréquemment chez les jeunes enfants; lorsque l'éruption d'une dent rend leurs gencives douloureuses, les tout-petits voudront souvent rester très longtemps au sein. Plus d'une mère nourrice fut heureuse d'aider son enfant à traverser les malaises de la dentition par l'allaitement à lui seul, ou peut-être par l'allaitement pour le réconfort et par un bâton de céleri glacé pour y mordre dedans. Naturellement nous sommes contentes de pouvoir recourir à l'aspirine ou à un onguent anesthésique pour soulager les gencives lorsqu'elles deviennent très douloureuses; il est reconfortant, toutefois, de pouvoir se fier à un analgésique naturel: la tétée, et de limiter au minimum notre recours aux soulagements chimiques.

Souvent aussi, les tout-petits se blessent à la bouche en tombant, surtout lorsqu'ils commencent à marcher et que leurs premiers pas sont encore hésitants; les blessures à la bouche, même très légères, ont tendance à saigner abondamment. Le bambin déteste en général qu'on lui applique de la glace et une pression sur la bouche, dans le but de faire cesser l'écoulement du sang. Par contre, il aime bien téter, et la plupart du temps, la succion au sein exercera une pression suffisante sur les tissus blessés de la bouche pour parvenir au même résultat. Comme source de premiers soins dans le cas de légères blessures à la bouche chez le bambin, la tétée est la mesure idéale, et habituellement la seule requise.

Il est si facile d'endormir un enfant pour la sieste ou la nuit en l'allaitant. Dans les familles où la mère allaite, il est rare d'y trouver l'agitation et la tension qu'on en est venu à redouter, dans notre société, lorsqu'il est temps d'aller coucher un tout-petit. La tétée est un tranquillisant si efficace pour les enfants fatigués que les pères taquinent leurs épouses au sujet de leurs «gouttes de sommeil». Les familles ayant utilisé la tétée comme moyen pour préparer un enfant à la sieste et au coucher consentiront rarement à changer de méthode advenant la venue d'un autre enfant.

Les mères allaitent leur enfant aussi pour les aider à surmonter les bouleversements, tant au niveau émotif que physique. La plupart des mères, même si elles ont l'intention de sevrer leur enfant, évitent de le faire durant un grand dérangement, par exemple un déménagement ou un moment de crise dans la famille. L'allaitement est trop bénéfique à l'enfant lorsque sa famille est perturbée ou en transition pour aller le supprimer à un moment où il en a particulièrement besoin. Une mère dont la famille vécut six mois de maladie suivie d'un décès, écrivit ce qui suit sur l'allaitement de sa fille durant cette période éprouvante: «L'allaitement l'a certainement aidée; c'était comme un havre sûr pendant la tempête. Qu'importe ce qui arrivait, le lait de maman était toujours disponible.»

Il n'y a pas que les enfants qui sont réconfortés par l'allaitement lorsque la famille vit une situation stressante. Combien de mères ont dit comment, au lieu de sevrer en cas de stress émotif comme on les avise fréquemment de faire, elles ont utilisé l'allaitement pour se consoler elles-mêmes. «À la mort de ma grand-mère,» écrivit une mère, «je pris mon fils dans mes bras et l'allaitai.» «Je suis déprimée depuis la mort de papa,» dit une autre mère, «et cela m'a aidée d'allaiter ma petite fille.» Une autre mère surmontant le chagrin écrivit que l'allaitement lui apportait «des moments de réalité dans une période stressante. Cela me forçait à rassembler mes esprits.»

Le réconfort qu'apporte l'allaitement est souvent réciproque, partagé par la mère et son enfant.

UN BONI-SANTÉ

C'est lorsque notre enfant est malade (c'est-à-dire, quand c'est plus grave qu'une simple égratignure ou des gencives douloureuses), que nous apprécions le plus notre capacité de l'aider par l'allaitement. Un enfant malade peut engendrer en nous un sentiment d'impuissance plus grand qu'en toute autre circonstance de notre vie. Il est affreux de ne pouvoir rien faire d'autre que de s'asseoir au chevet du lit d'un enfant misérable et gémissant, et de surveiller l'heure pour savoir quand donner un médicament. Je me demande qui, de la mère ou de l'enfant, retire le plus de soulagement par l'allaitement quand ce dernier est malade.

Une fois éloignées du cliché de l'enfant malade soigneusement bordé dans son lit et de la mère se tenant consciencieusement à ses côtés, nous serons en mesure d'être à l'écoute de nos véritables sentiments et instincts. Le seul endroit qui convienne à un enfant malade est dans nos bras, et nous ne trouverons la paix intérieure que lorsqu'il y sera. L'enfant va beaucoup plus facilement surmonter sa maladie, même si elle est grave, si on le garde dans nos bras; et c'est encore mieux si on peut l'allaiter.

Même si l'enfant est hospitalisé, les parents peuvent le prendre dans leurs bras la plupart du temps. Plus d'une mère s'est félicitée de ce que son enfant tétait encore lorsqu'elle dut l'aider à traverser une maladie ou une blessure suffisamment grave pour nécessiter son hospitalisation.

Quoique le tout-petit nourri au sein puisse parfois être malade et même très malade, le temps qu'il passe au sein est un investissement en vue d'une bonne santé. Votre lait contient, presque dans les mêmes proportions que votre sang, les anticorps aux maladies infectieuses que vous avez eues dans le passé. Les chercheurs découvrent à un rythme effarant de nouveaux facteurs immunologiques dans le lait maternel. Un de ces anticorps, l'IgG, se trouve sous une forme qui est détruite par la digestion. Mais d'autres, comme l'IgA et certains leucocytes du lait de femme, sont très actifs dans la lutte contre la maladie. À titre d'exemple, l'IgA sert de barrière protectrice puissante, empêchant votre enfant d'être infecté par des micro-organismes au niveau de l'intestin.

On ignore encore, à ce stade-ci, quelle quantité de votre lait votre enfant doit recevoir, afin d'obtenir une «dose» efficace d'immunoglobine. On ne sait pas non plus exactement quand l'enfant a un système immunologique suffisamment développé pour pouvoir se passer du lait de sa mère dans ce domaine. En tout cas, les avantages que procure l'allaitement pour éloigner la maladie ressortent clairement aux yeux de ceux qui observent attentivement les enfants. Le développement du système immunologique de l'enfant, à l'instar du développement des autres aspects de son être, est probablement inégal et imprévisible; la poursuite de l'allaitement pourrait alors contribuer à maintenir l'immunité à un niveau régulier pendant la période où le système de défense de l'enfant se développe.

Il ne fait aucun doute que des études plus poussées sur la résistance aux maladies et la façon dont l'enfant utilise les facteurs immunologiques de votre lait nous donneront une meilleure compréhension du rôle de l'allaitement dans la réduction de la fréquence et de la gravité des infections. Bien des mères ont remarqué le meilleur état de santé de leur enfant, non seulement au point de vue résistance aux maladies mais aussi par l'absence d'allergies, avant le sevrage. Les scientifiques finiront par découvrir le bien-fondé de certains contes de «bonne femme», par exemple lorsqu'on dit de ne pas sevrer au printemps, car on sait que l'allaitement protège l'enfant contre le «mal de la canicule», une forme de diarrhée provoquée par la consommation d'aliments contaminés par des bactéries proliférant à la faveur du temps chaud.

Certains enfants vont téter au-delà d'un an à cause d'allergies, car ce n'est qu'après avoir largement dépassé cet âge qu'ils pourront manger des aliments autres que le lait de leur mère sans en être malades. Les enfants incapables d'assimiler correctement le lait de vache ou les autres produits laitiers, bénéficieront particulièrement de l'allaitement prolongé. Sans le lait de leur mère, ces tout-petits risqueraient de souffrir de carences alimentaires à cause de leur incapacité d'utiliser efficacement, à un âge si jeune, les éléments nutritifs contenus dans les autres laits.

Autre fait intéressant: souvent, un enfant enclin aux allergies refusera de son propre chef les aliments solides pour une période plus longue qu'à l'ordinaire. Forcer un tel enfant à manger des aliments solides risque de le soumettre à des allergies qu'il semblait vouloir instinctivement éviter. Dans le rare cas de l'enfant souffrant d'allergies graves, le lait de sa mère, aliment parfait entre tous, devient son unique source de nourriture pour aussi longtemps qu'il en a besoin.

En outre, nombreux sont les enfants qui ont tendance à sucer leur pouce (ou leurs doigts) au moment du sevrage, souvent dès le début. Les dents permanentes de l'enfant risquent de se désaligner s'il continue de le faire pendant les années scolaires; l'allaitement, au contraire, améliore la forme de l'arcade dentaire. De nombreux parents, en la circonstance, sont soucieux de réduire le besoin de leur enfant de recourir à ces substituts pour se réconforter, en le laissant téter au sein maternel aussi longtemps qu'il le voudra. Je dis bien «réduire» et non «prévenir» la succion du pouce ou des doigts, car certains enfants, bien qu'ils tètent à volonté au sein de leur mère, voudront quand même sucer leur pouce ou leurs doigts à l'occasion. Néanmoins, l'allaitement maintiendra le recours à ces substituts à un minimum et, par conséquent, réduira ou éliminera les factures élevées d'orthodontiste plus tard.

UNE PROTECTION CONTRE LES DÉSORDRES CUTANÉS

Votre lait contient, entre autres substances, des acides gras qu'on ne retrouve pas dans les autres aliments. Ces acides paraissent contribuer à former la meilleure qualité possible de tissus dans l'organisme de votre enfant. Le tissu où l'effet bénéfique de ces acides gras est le plus visible est la peau: celle de l'enfant allaité est douce et soyeuse.

Lorsque votre enfant allaité devient un bambin, il semble qu'il n'ait pas besoin de recevoir une grande quantité de votre lait pour entretenir cette peau merveilleuse à toucher et que nous aimons tant chez nos bébés et nos enfants. Même l'enfant qui ne tète plus qu'une fois par jour conserve cette douceur unique de la peau.

Non seulement votre lait rend le contact avec votre enfant plus agréable, il aide aussi votre petit à se sentir bien dans sa peau (c'est le cas de le dire) en évitant ou en diminuant le risque de désordres cutanés auxquels il est peut être sensible. Il est assez courant qu'un enfant sujet à certaines formes modérées d'eczéma ne manifeste aucun symptôme de cette maladie avant d'être complètement sevré. On ne peut affirmer hors de tout doute que l'allaitement prolongé diminue la gravité de l'eczéma chez ces enfants. Cependant de nombreuses personnes en ont l'assurance. Nous pouvons toutefois être sûrs que l'allaitement a retardé l'émergence de ce problème jusqu'à ce que l'enfant soit plus mature et capable de le surmonter.

LORSQUE L'ENFANT ALLAITÉ DEVIENT MALADE

Quoique la santé de votre enfant sera tout probablement meilleure s'il est allaité, il n'existe pas de moyen infaillible pour prévenir la maladie. Par contre, l'enfant allaité a l'avantage de pouvoir téter tout au long de sa maladie quelle qu'elle soit, en plus de l'avantage de subir la maladie probablement moins souvent et sous une forme plus modérée.

Très souvent, les enfants qui ne se sentent pas bien ne pourront tolérer le lait de vache, et n'accepteront rien d'autre que le lait maternel. Plus d'une mère d'un enfant non allaité, dans le but d'empêcher qu'il ne se déshydrate par la fièvre, dut recourir à des aliments qu'elle n'aurait jamais donnés, espérons-le, à un bébé en bonne santé: des boissons gazeuses ou de la gélatine sucrée. Plus récemment, on vit apparaître sur les étagères des pharmacies des boîtes de solutions électrolytes à faire prendre aux bébés et aux enfants malades. Ces substances sont sans aucun doute une amélioration par rapport aux boissons sucrées mais, avec un tel régime, le bébé peut survivre quelques jours tout au plus.

L'enfant allaité qui est trop malade pour prendre toute autre nourriture accepte presque toujours de téter. Au lieu de s'énerver et de se demander quoi donner à boire à son enfant fiévreux, la mère nourrice peut le bercer tout en l'allaitant, sachant fort bien qu'aucun autre liquide hormis son lait ne convient mieux à son enfant, et que rien d'autre ne sera mieux digéré par son petit corps en proie à la maladie. Une mère a dit: «Lorsqu'il était malade, son unique source de réconfort et de nourriture était l'allaitement. C'était aussi mon seul réconfort pendant ses deux épisodes de pneumonie. Cela me donnait l'impression de pouvoir faire quelque chose durant une période d'attente où l'on se sent impuissant.»

Même après une opération chirurgicale ou un trouble intestinal assez grave pour qu'il ne puisse rien tolérer par voie orale, la première nourriture que l'enfant pourra accepter, bien avant toute autre, sera le lait de sa mère. Les mères ont souvent constaté avec surprise que le poids de leur enfant allaité a fort peu diminué par suite d'une maladie grave.

Fréquemment, les bambins qui ne se sentent pas bien refuseront toute nourriture autre que le lait maternel. Leur retour à l'allaitement peut être si total pendant quelques jours qu'ils auront de nouveau la selle typique du bébé exclusivement nourri au sein. Il est important, à ce moment-là, si vous soupçonnez que votre enfant a la diarrhée, de vous rappeler s'il a mangé au cours des derniers jours, ainsi que la consistance et l'odeur de la selle typique de l'enfant allaité. Il est arrivé souvent qu'un enfant sur le point de récupérer fut traité inutilement contre la diarrhée, car les personnes qui en prenaient soin ignoraient qu'il est normal pour un enfant nourri exclusivement au sein d'avoir des selles sans consistance, et ce, quel que soit son âge.

Même lorsque le tout-petit a considérablement diminué les tétées, l'organisme de la mère est capable de répondre étonnamment rapidement au besoin renouvelé de lait maternel chez l'enfant, en cas de maladie. Cette capacité de sustenter entièrement l'enfant au besoin est précieuse au cours des premières années de maternage. Le fait que les soins à l'enfant malade soient facilités par l'allaitement et la rapidité avec laquelle ces enfants habituellement en bonne santé retournent au lait maternel dans ces circonstances, semblent constituer des raisons suffisantes en elles-mêmes pour ne pas mettre un terme à la relation d'allaitement avant que l'enfant n'ait atteint la maturation suffisante.

On découvre constamment des facteurs bénéfiques dans le lait de femme; nul doute qu'il reste encore de nombreuses propriétés chimiques et biologiques à découvrir dans cette substance, qui contribuent à la bonne santé de nos petits. Il est probable, toutefois, que le bienfait du lait maternel le plus significatif pour la santé de l'enfant réside dans la façon dont il lui est transmis. En effet, l'enfant obtient ce lait par l'intermédiaire d'un tendre et chaleureux enlacement.

La tétée soulage entièrement l'enfant des coups, des frayeurs et des anxiétés qu'il vit à tous les jours. L'enfant qui reçoit de l'affection et un accueil empressé dans les bras de sa mère sera probablement un enfant heureux; on sait de plus en plus que le bonheur, y compris l'estime de soi et la libération des anxiétés, est un ingrédient irremplaçable dans l'établissement et le maintien d'une bonne santé.

LES AÎNÉS

Les mères qui ont allaité un ou plusieurs autres enfants sont presque toujours désireuses de recommencer l'expérience avec leur enfant suivant. La plupart d'entre nous ont hâte d'allaiter de nouveau. L'allaitement nous oblige à prendre le temps de nouer une relation unique avec le benjamin, tout comme nous l'avons fait avec chacun de nos autres enfants, à l'époque où on les allaitait.

En général, les aînés respectent le moment de la tétée, surtout si on leur a donné la possibilité de dépasser d'eux-mêmes ce besoin de téter. En fait, ils vont souvent insister pour que maman allaite la petite soeur de mauvaise humeur ou ennuyante, habituellement par souci pour les besoins qu'elle exprime, mais parfois aussi, simplement parce qu'ils veulent l'éloigner de leur jeu de construction. Les mères ont remarqué que les aînés vont se garder d'interrompre la tétée de leur frère ou soeur plus jeune, alors qu'ils insisteront pour participer à presque toutes les autres activités que la mère tentera d'entreprendre seule avec son bébé. Ces mères, par conséquent, apprécient l'allaitement comme un refuge privé, où elles peuvent accorder une attention personnalisée au membre le plus récent de la famille.

PLAISIRS ET JEUX

L'allaitement n'est pas toujours — heureusement — une application sérieuse de la psychologie du développement. Le moment de la tétée peut être une partie de plaisir, une source de jeux et d'humour. «Je me souviens de nos petits jeux,» dit une mère, «et des yeux pleins d'amour qui me regardaient. Je n'échangerais ces moments pour rien au monde.» Il y a les souvenirs d'avoir allaité un petit cow-boy équipé d'un chapeau et de revolvers, un mécanicien serrant un marteau et un tournevis, ou une petite étoile de cinéma en lunettes de soleil. Une fillette prend soin de déposer sa gomme à mâcher sur le soutien-gorge de maman pendant la tétée, mais un autre enfant a oublié de retirer la sienne de sa bouche avant de téter et maman s'est retrouvée avec cette substance collée à son sein.

De nombreux bambins apprennent à extraire le lait du sein maternel à l'aide de leurs menottes et réagissent avec surprise lorsqu'il leur jaillit au visage; c'est sans doute le même mélange de surprise et de plaisir que doit éprouver le chat de la ferme lorsque le fermier dirige vers lui le jet de lait du pis de la vache. Pour comiques que soient ces jeux de faire jaillir le lait, généralement les mères vont plutôt les décourager. Nous ne pouvons pas toujours faire confiance à nos enfants; ils ne sont pas aussi sélectifs qu'on le voudrait au sujet des personnes à inclure dans de tels jeux.

Les enfants allaités sont passablement conscients de l'existence des seins et des mamelons. Bien des tout-petits s'amusent énormément à essayer de téter leur papa. Ils peuvent aussi tenter de tirer du lait de leurs propres seins, ou rire et taquiner les aînés au sujet de leurs petits mamelons. Un petit garçon pointa du doigt en direction des mamelons d'une grande statue de Bouddha et poussa un cri joyeux: «Néné!» Une petite reproduction de la Vénus de Milo est très populaire auprès de mes bambins allaités. Plus d'une fois, on a pu voir un enfant essayer de téter le poster central de *Playboy*. L'amour sain et dépourvu d'inhibitions qu'éprouvent les enfants pour l'allaitement et les seins sera souvent, pour les parents, l'occasion d'anecdotes amusantes.

LES AUTRES AVANTAGES

D'autres raisons moins importantes incitent certaines mères à continuer d'allaiter au-delà du premier anniversaire de leur enfant. Elles utiliseront l'allaitement comme un moyen naturel de planifier les naissances, d'entretenir la sécrétion lactée pour un bébé qu'elles s'apprêtent à adopter, ou de garder une belle poitrine. Une mère a dit qu'elle aimait emmener sa petite fille partout car elle pouvait utiliser l'excuse suivante: «Elle refuse le biberon.» Une autre mère a dit qu'elle se fâchait moins facilement contre son enfant allaité que contre les autres.

Plusieurs d'entre nous ont passé la majeure partie de leur vie à porter un soutien-gorge rembourré; elles sont donc fort heureuses d'avoir les seins plus volumineux pendant l'allaitement. Quoique le désir d'avoir une plus belle silhouette soit facilement satisfait par l'allaitement, cette motivation, à elle seule, ne suffit guère à aider la mère à traverser les inévitables moments difficiles. Cet aspect de l'allaitement ne constitue qu'un bénéfice marginal. Les seins ont tendance à conserver cette grosseur pendant presque toute la durée de l'allaitement.

Il peut être fort avantageux, pour la mère qui prévoit allaiter un bébé adopté, d'avoir une sécrétion lactée déjà établie. Il est relativement plus facile d'augmenter votre sécrétion de lait lorsque vous êtes déjà en lactation, plutôt que d'avoir à partir de zéro. Toutefois, vous devez faire très attention à votre motivation lorsque vous planifiez les soins de votre enfant actuel en fonction de l'enfant à venir: on allaite avant tout par amour et sollicitude pour l'enfant qui est au sein. Vous devez aussi observer attentivement la personnalité de votre enfant allaité. Croyez-vous qu'il pourra s'adapter assez facilement pour vous permettre de prendre soin du nouveau bébé comme il faut?

Ces dernières lignes n'ont pas été écrites dans le but de vous décourager. Je sais par expérience personnelle, puisque j'ai moi-même adopté un enfant, à quel point il est satisfaisant et stimulant d'être la mère d'un de ces tout-petits qui ont tant besoin de nous. Chaque enfant et chaque situation sont uniques cependant, et la décision d'adopter un bébé, alors que votre enfant biologique tète encore, ne doit pas être prise à la légère; il vous faut tenir compte avant tout de votre propre enfant allaité.

Il semble inutile de s'inquiéter du risque de forcer la poursuite de l'allaitement pendant trop longtemps, dans votre effort de vouloir entretenir votre sécrétion lactée. Quoiqu'il ne serait pas recommandé de pousser votre enfant à téter lorsqu'il manifeste clairement le désir contraire, les prétendus dangers de l'allaitement prolongé sont sans fondement. De plus, l'expérience d'un grand nombre de mères qui n'ont pas voulu sevrer leur enfant, alors que ce dernier le voulait, me porte à me demander s'il est possible de forcer un enfant à téter. L'enfant qui ne veut pas téter ne tétera pas. Si votre enfant tète encore bien volontiers, il n'y a pas de tort à continuer de l'allaiter.

Si vous avez l'intention d'utiliser l'allaitement comme moyen naturel de planification familiale, vous devrez alors accepter de poursuivre l'allaitement probablement au-delà du premier anniversaire de votre enfant, et peut-être du deuxième. Pour être un moyen contraceptif efficace, l'allaitement doit faire partie d'une approche globale des soins à l'enfant que Sheila Kippley, dans son livre *Breastfeeding and Natural Child Spacing,* appelle le «maternage naturel». Pour plusieurs mères, l'infertilité obtenue par une approche entièrement naturelle de l'allaitement, s'étend à la deuxième année du bébé et parfois au-delà. Mais, même si dans votre cas la fertilité revient avant le premier anniversaire de votre enfant, vous ne vous verriez pas abandonner brusquement cette relation libre et naturelle que vous avez nouée avec votre enfant. Le maternage naturel, comme madame Kippley le laisse nettement entendre dans son livre, est un objectif louable et satisfaisant en soi, et l'infertilité naturelle qui en résulte est un dividende que bien des familles mettent à profit. L'allaitement prolongé est habituellement un des aspects de ce maternage naturel.

Nombre de mères, même si elles ne se soucient pas de planifier les naissances de façon naturelle, bénéficient quand même de l'état d'aménorrhée que l'allaitement leur procure après l'accouchement. Si vous désirez savoir comment augmenter l'intervalle de temps entre l'accouchement et le retour des menstruations, vous trouverez l'information nécessaire dans *Breastfeeding and Natural Child Spacing*.

Les mères sujettes à l'anémie, qui font de l'hypoglycémie ou qui souffrent de tension prémenstruelle seront particulièrement en mesure d'apprécier cette période prolongée d'aménorrhée.

L'utilisation de l'allaitement comme moyen contraceptif ou pour retarder l'arrivée des règles, tout comme les autres motivations secondaires pour allaiter ou continuer de le faire au-delà de la norme acceptée par notre société, ne constitue pas en soi une motivation suffisante; ces aspects sont simplement, comme dans le cas d'une plus belle silhouette, des bénéfices marginaux. L'allaitement est une relation complexe, et les raisons qui nous font adopter cette relation doivent, elles aussi, être un mélange complexe d'espoirs chaleureusement irrationnels et d'objectifs froidement logiques. Un tel amalgame du coeur et de l'intellect nous permettra non seulement de surmonter tous les obstacles que nous rencontrerons, mais aussi d'obtenir une satisfaction maximale d'une interaction essentiellement agréable.

LAISSONS S'EXPRIMER LA VOIX DE L'EXPÉRIENCE

La plupart des parents ayant vécu l'expérience d'élever un bambin allaité ne peuvent concevoir d'élever leur(s) enfant(s) suivant(s) d'une autre façon. Parmi toutes les mères qui m'ont écrit au sujet de leur expérience d'allaitement au-delà d'un an — près de mille — quatre ou cinq seulement ont dit qu'elles ne le referaient pas. Et ce n'est pas à cause de l'allaitement lui-même, mais parce qu'elles ont été accablées par les attitudes négatives des autres personnes de leur entourage, qui étaient contre l'allaitement.

Quelques mères chanceuses ont pu compter sur plus que leur propre expérience pour les aider à vivre une relation prolongée d'allaitement. Une mère dit: «Ma mère m'a allaitée jusqu'à l'âge de deux ans; j'ai donc eu une bonne personne-ressource.» Une autre écrivit: «Ma grand-mère et mon arrière-grand-mère ont toutes deux allaité leurs enfants aussi longtemps qu'ils le désiraient, et elles m'ont toutes deux encouragée et appuyée.» Les personnes nourries au sein bien au delà de la petite enfance ont ainsi eu l'occasion d'apprendre que l'allaitement prolongé était une bonne chose, et préconiseront rarement une autre solution pour leurs enfants ou leurs petits-enfants. Un nombre croissant de parents ou de grands-parents seront d'accord avec la mère qui s'est exprimée ainsi: «Je serais certainement prête à allaiter un autre enfant au-delà de la petite enfance: celui-ci est devenu si charmant, mignon et éveillé.» ou avec les parents qui ont dit: «Nous avons remarqué que plus nos enfants étaient allaités longtemps, plus ils devenaient épanouis dans tous les sens du terme.»

CHAPITRE 3

L'allaitement: c'est encore l'idéal pour votre enfant

LE SEVRAGE PRÉCOCE: NON RECOMMANDÉ POUR LES ENFANTS

La plupart des gens étrangers à la notion de sevrage naturel ont l'impression que cette expérience sera nocive pour l'enfant. En fait, nous aurions bien du mal à trouver des situations où des tout-petits ont dû être sevrés dans leur propre intérêt. Ce n'est que dans le cas de galactosémie du nourrisson, une condition si rare que j'hésite à en parler, que l'allaitement serait nocif pour le bébé. Le but du sevrage, quel que soit l'âge de l'enfant où on le pratique, n'est pas d'aider l'enfant, mais de soulager la mère d'une de ses responsabilités.

Il est vrai qu'un grand nombre d'entre nous ont sevré leur enfant parce que nous avons été convaincues par quelqu'un d'autre que c'était ce qui convenait le mieux à notre bébé. Mais, si nous remontons à l'origine des motifs de cette décision, nous constatons presque invariablement que la raison réelle émerge d'un effort de vouloir rendre la vie plus facile à maman (ou au pédiatre, à la grand-mère, au mari ou à toute autre personne à qui la mère s'est plainte lorsque la vie avec son bambin devenait épuisante et pénible). Absolument rien au niveau de l'expérience familiale n'indique que la vie de l'enfant sera améliorée de quelque façon que ce soit par un sevrage prématuré.

Naturellement, rendre la vie plus facile à maman est un but louable en soi, et il n'y a pas lieu d'échafauder tout un fatras d'autres motifs autour de celui-là. Lorsqu'une mère est fatiguée d'allaiter et désire mettre un terme à cette forme de relation avec son bambin, nous devons respecter ses sentiments et non les juger. Aucune mère ne devrait tolérer de se faire insulter uniquement parce qu'elle souhaite que son enfant se sèvre. Cela peut être une mesure positive pour nous, les mères, que de nous aider mutuellement à évaluer la relation d'allaitement tant du point de vue de l'enfant que de celui de la mère; il n'est jamais constructif d'étiqueter une mère de «bonne» ou «mauvaise», même dans notre pensée, selon qu'elle décide de continuer d'allaiter ou non.

Si la mère est capable de faire face à ses sentiments négatifs vis-à-vis de la relation d'allaitement qu'elle vit avec une bonne dose d'auto-respect, elle sera alors dans le meilleur état d'esprit possible pour évaluer sa situation. Plusieurs mères, après avoir découvert que le seul obstacle véritable dans cette relation est leur propre ressentiment, seront mieux en mesure de se détendre et de combler les besoins d'allaitement de leur enfant d'une façon spontanée. Elles se disent: «Très bien. Après tout, tous les enfants finissent par se sevrer; je finirai bien par avoir le dernier mot.» Comme le mentionnait une mère qui avait continué d'allaiter librement: «J'aurais préféré que mon enfant décide de se sevrer plus tôt, mais je n'en fais pas une histoire.» D'autres ressentent le besoin de faire un effort particulier pour modifier la relation d'allaitement d'une manière acceptable à leur bambin, tout en leur permettant d'ajuster leurs propres sentiments à un niveau contrôlable.

Cacher ou nier nos sentiments n'est pas constructif. Continuer d'allaiter un bébé plus grand, tout en haïssant cette forme de relation, tend à dégénérer en martyre, un fondement médiocre pour l'édification de toute relation familiale, quelle qu'elle soit.

L'attitude de notre société à ce sujet n'est pas particulièrement louable ou positive, elle non plus. Essayer de camoufler nos sentiments est nocif pour nous-mêmes, mais l'attitude «pour le bien de l'enfant» tend à déborder du cadre de la famille impliquée. Les directives de sevrer «dans l'intérêt de l'enfant» se répandent par le biais des cancans et des «experts», au point que les mères qui aimaient allaiter commencent à se sentir obligées de sevrer, sous peine de causer du tort à leur enfant bien-aimé. Tout irait tellement mieux si nous avions suffisamment confiance en nous pour faire ce que nous et nos bambins voulons réellement, que ce soit l'allaitement ou le sevrage, sans nous sentir obligées de pousser les autres à emboîter le pas.

L'ALLAITEMENT PROLONGÉ ET LA DÉPENDANCE

Dans certaines publications, on affirme que si nous ne prenons pas les devants pour sevrer l'enfant (ou pour le confier à une gardienne, pour l'envoyer au jardin d'enfants, etc.,), il aura de la difficulté à devenir indépendant. Pourtant, les chercheurs qui font des expériences auprès de jeunes animaux nous ont révélé ce que les grands-mères perspicaces savaient depuis toujours: l'enfant effrayé et qui s'accroche (j'entends ici l'enfant d'âge scolaire qui devrait normalement être sûr de lui la plupart du temps) est habituellement celui qu'on a poussé trop vite dans des situations exigeant de lui trop d'indépendance.

Dans son livre *Attachment,* John Bowlby cite une étude effectuée par H.F. Harlow, qui démontre de façon spectaculaire le rôle du comportement dépendant dans l'aptitude du bébé singe à s'éloigner de la mère, à explorer et à apprendre lors de situations nouvelles. En outre, les expériences de Harlow démontrent clairement que la raison pour laquelle ces jeunes animaux s'accrochent ainsi n'est pas, comme la psychologie freudienne le propose, parce que ce comportement est récompensé par l'allaitement. Le comportement d'«attachement» ou du petit qui s'accroche n'a pas de rapport avec la source de nourriture et découle du besoin essentiel de s'accrocher, propre au petit en croissance.

> Deux... expériences traitent du comportement du jeune singe: lorsqu'il est inquiet, et lorsqu'il se trouve dans un environnement insolite.
>
> Lorsqu'un bébé singe, élevé avec un mannequin de tissu (comme mère substitut) qui ne lui donne pas de nourriture, est inquiet, il se précipite vers le mannequin et s'y cramponne (tout comme le singe sauvage, se trouvant dans des circonstances similaires, cherche immédiatement sa mère pour s'y cramponner). Après avoir agi de la sorte, le petit est moins effrayé et peut même commencer à explorer l'objet de son inquiétude. Lorsque nous effectuons une expérience semblable sur un petit élevé avec un mannequin «nourrice» en broche, son comportement est tout à fait différent: au lieu de rechercher le mannequin, il reste effrayé et n'explore rien. La deuxième expérience consiste à placer un bébé singe dans une pièce d'expérimentation insolite... où se trouvent divers «jouets». Aussi longtemps que son mannequin de tissu est présent, le jeune singe explorera les jouets, retournant de temps à autre au mannequin. Sans le mannequin de tissu toutefois, les bébés singes se précipitent en tous sens dans la pièce, se jettent la face contre terre, s'empoignent la tête et le corps, hurlant leur détresse... La présence de la mère de broche ne les rassure pas plus que s'il n'y en avait pas. Des épreuves de contrôle effectuées auprès de singes qui, depuis la naissance, n'avaient connu qu'une mère nourrice de broche, ont révélé que ces petits ne démontraient aucun signe d'affection pour elle, et n'obtenaient aucun réconfort par sa présence.

Ces expériences tendent à appuyer ce que beaucoup d'entre nous observent dans le laboratoire de tous les jours: notre propre foyer, chez nos propres enfants. Lorsque nos enfants peuvent s'accrocher ou être près de nous autant qu'ils en ont besoin (et, pour l'enfant d'âge préscolaire, ceci peut vouloir dire téter), ils se comportent généralement mieux et peuvent consacrer davantage d'énergie à leur croissance et à l'apprentissage. Ils s'accrochent, non parce que ce comportement pourrait être renforcé par le bon goût du lait maternel, mais parce que c'est un besoin fondamental chez eux. Par contre, lorsque nous sommes affairées à autre chose et ne sommes pas aussi disponibles qu'ils en auraient besoin, ils deviennent grincheux et gaspillent une bonne partie de leur énergie de croissance à tenter de se rapprocher de nous et d'obtenir notre attention.

L'expérience de même que les recherches indiquent que le meilleur moyen d'aider l'enfant à cheminer vers la maturité émotive (et cette dernière englobe un degré raisonnable d'indépendance), est de combler ses besoins de dépendance et de s'accrocher lorsqu'il est petit. Contrairement au biberon ou à la sucette (qu'on pourrait comparer à l'alimentation à l'aide d'un mannequin de broche), l'allaitement contribue grandement à répondre aux besoins de dépendance de votre enfant. Tout comme les chercheurs signalent que les singes pouvant s'accrocher à quelque chose de mou et de réconfortant surmontent la frayeur plus facilement que les singes privés de ce moyen, de la même façon, des centaines de mères m'ont signalé leur plaisir et leur fierté de constater l'indépendance et la confiance en soi chez leurs enfants allaités.

Le comportement qu'on observe le plus souvent chez le bambin allaité est celui de super-indépendance: l'enfant veut tout essayer, et accepte, sans s'en effrayer, la présence d'un plus grand nombre de personnes que celui auquel on pourrait s'attendre chez un enfant, quel que soit son âge (dans notre société). Les mères nourrices s'attribuent le mérite de ce développement émotif adéquat, et presque tout ce mérite est justifié. Le bambin qui tète librement obtiendra la satisfaction de la majorité de ses besoins de dépendance, et manifestera l'indépendance propre à sa personnalité et à son développement.

Cette dernière phrase affirme quelque chose que tous les parents doivent reconnaître; il serait peut-être bon de la relire. Ce que vous faites avec votre enfant est très important pour aider l'indépendance à se développer chez lui. Votre enfant, toutefois, possède une personnalité qui lui est propre et progressera à son rythme bien à lui dans le chemin vers l'indépendance; ce rythme, même en bénéficiant du meilleur environnement émotif qui soit, peut être étonnamment rapide ou péniblement lent. Par exemple, un enfant de deux ans devient hystérique à la vue d'une bestiole, mais adore les gens, indistinctement. Un autre enfant du même âge jouera avec les insectes, mais sera terrifié par tout le monde, y compris sa grand-maman. Un troisième aura un comportement intermédiaire: les insectes, pas de problèmes; grand-maman et les autres «étrangers» peuvent venir à la maison et tout ira bien, mais l'enfant sera effrayé chez sa grand-maman, à l'épicerie ou en tout autre lieu. Je suis très au fait de ces divers comportements, car ils correspondent à trois de mes enfants allaités alors qu'ils avaient deux et trois ans.

La personnalité spécifique de chaque enfant se forme un schéma particulier de frayeur et de confiance, propre à chaque âge. Nous apprenons à découvrir les meilleurs moyens de développer la confiance en soi chez chacun de nos enfants, et de les aider à surmonter leurs frayeurs. Nous leur fournissons des occasions de tirer profit de cette confiance en eux. Nous faisons de notre mieux pour leur apporter suffisamment d'appui (pas à l'excès, bien sûr, mais en doses généreuses, assez pour qu'ils se sentent protégés) lorsqu'ils ont peur. Le sein maternel est une source facilement accessible de réconfort et de soutien pour un tout-petit effrayé. Chez de nombreux enfants, plus les situations auxquelles ils tenteront de faire face seront dangereuses (selon leur point de vue à eux bien sûr), plus ils auront besoin de se faire réconforter et rassurer, et ceci comprend souvent l'allaitement.

Le grand nombre de parents de bambins allaités, véritablement satisfaits de l'indépendance de leur enfant, ne devrait pas surprendre, car l'allaitement est une source de réconfort tellement efficace pour un enfant effrayé (ou simplement fatigué ou surexcité). Ces enfants savent qu'ils peuvent obtenir du réconfort s'ils font face à la frayeur ou à la douleur.

Une bonne minorité d'entre nous a vécu l'expérience incroyable d'observer l'évolution d'un enfant qui s'accrochait énormément à sa mère à trois ans, quatre ans et même à cinq ans (cet enfant ne grandira donc jamais!), et qui s'est finalement épanoui en petit meneur qui, à sept ans, pouvait danser devant un public parmi lequel se trouvent le maire et, encore plus important, des compagnons de classe, sans éprouver le moindre trac. Naturellement, l'allaitement n'est qu'une des façons d'aider le petit qui s'accroche à devenir autonome. Maintes familles ont constaté que ces petits individus extrêmement désorientés sont capables d'acquérir de la confiance en eux, à condition de les garder près de leur mère pour le temps nécessaire à l'émergence de cette confiance, et non pas en les poussant dans des situations où on attend d'eux un comportement indépendant avant qu'ils n'y soient prêts. Ce n'est pas l'allaitement qui rend ces enfants ainsi; ils s'accrochent par nature. Il ne fait aucun doute que l'allaitement aide la mère ainsi que l'enfant à traverser cette étape de la vie.

FAVORISER L'INDÉPENDANCE

La notion que les enfants qu'on ne sèvre pas nous-mêmes n'acquièrent pas l'indépendance tire son origine d'un fait observable.

Pour devenir indépendante, une personne doit vivre l'expérience de l'indépendance avec succès. Nous devons rendre l'indépendance possible dès que les enfants sont aptes à la vivre. Toutefois, une telle expérience de vie ne sera utile que si l'individu est prêt. Forcer un enfant d'âge préscolaire à se comporter d'une manière indépendante n'est pas plus efficace que de forcer un bébé prématuré à respirer sans aide extérieure. On peut parfois le faire, pourvu qu'on utilise beaucoup de savoir-faire et d'équipement spécialisé, mais les risques sont énormes.

Un chercheur a essayé d'«enseigner» l'indépendance à des chiots d'une manière que vous avez peut-être essayée avec votre propre enfant; peut-être pas aussi durement sans doute, mais de la même façon. Le chercheur étudiait le comportement du chiot lorsqu'il nous suit; c'est un des moyens utilisés par le petit, y compris nos propres enfants, pour manifester sa dépendance.*

> Un groupe de chiots, en plus de ne recevoir aucune forme de récompense, était puni chaque fois qu'il tentait de suivre, «de telle sorte que la forme de contact que ces chiots avaient avec les êtres humains était une source de douleur.» Au bout de plusieurs semaines, le chercheur cessa de punir les chiots. Ceux-ci cessèrent bientôt de le fuir et passèrent plus de temps avec le chercheur que les chiots témoins dont l'approche avait été récompensée par des caresses et de la douceur (Bowlby).

Loin de servir à diminuer la dépendance, la punition l'avait augmentée à long terme.

Des expériences similaires furent effectuées auprès de bébés singes, qui étaient «punis» lorsqu'ils s'accrochaient à leur «mère» leurre; ils recevaient un souffle d'air provenant de l'intérieur du leurre. La seule façon pour les bébés singes d'éviter les jets d'air exécrés consistait à s'éloigner de la «mère». Toutefois, plus on les décourageait de s'accrocher en employant les jets d'air, plus ils s'accrochaient au leurre.

Ces expériences ont été répétées un nombre incalculable de fois par des mères avec leurs propres enfants. Chacune d'entre nous a essayé, à un moment ou à un autre, de repousser un enfant qui voulait téter ou se blottir juste au moment où nous nous asseyions devant la télé avec un bol de soupe dans une main et une tasse de café dans l'autre, ou juste au moment où nous venions d'échapper à terre ces 500 boutons que nous étions en train de trier sur nos genoux. Et pourtant maman, tu aurais bien dû t'en douter! Plus nous repoussons notre enfant, plus il persiste à se cramponner à nous. Notre expérience personnelle corrobore ce que

---

* John Bowlby préfère le terme «attachement» au terme «dépendance» à cause des implications de valeurs que nous donnons au mot «dépendance», la considérant comme moins bien que l'«indépendance».

les chercheurs ont observé dans leurs laboratoires. Repousser n'enseigne pas l'indépendance, au contraire; cela enseigne la frayeur, le cramponnement désespéré. L'enfant indépendant est celui qui fut gardé près de sa mère lorsqu'il en avait besoin.

Un grand nombre de mères m'ont raconté à quel point leur vie est devenue chaotique lorsqu'elles sont tombées malades ou sont devenues trop occupées à autre chose pour allaiter ou prendre leur enfant librement. D'autres décrivent des situations similaires lorsqu'elles encourageaient le sevrage à un rythme qui doit avoir été trop rapide pour leur tout-petit. Leur enfant s'accrochait à elle, devenait grognon, méfiant et très exigeant. Lorsque la mère se rendait plus disponible à son enfant, il redevenait plus heureux et plus indépendant.

L'abandon non plus (souvent suggéré comme un moyen de sevrer l'enfant, voir la section Méthodes éprouvées (ou éprouvantes?) de sevrage) n'est pas une bonne manière d'enseigner l'indépendance. L'enfant qui a un grand besoin de sa mère, surtout celui qui ne se sent pas tout à fait à l'aise avec d'autres adultes qui prennent soin de lui, risque fort d'être complètement traumatisé par son absence. Le film classique de René Spitz, *Grief,* où l'on voit la détérioration atroce dont souffrent les enfants laissés à l'hôpital sans leur mère, devrait être montré à tous ceux qui recommandent aux mères de rendre leur enfant indépendant d'un seul coup en le laissant pour une semaine.

L'enfant est bien équipé pour développer la sorte d'indépendance qui est basée sur la foi que maman sera toujours là, si jamais il se trouve dans une situation à laquelle il ne peut faire face seul. La mère doit porter toute son attention à la partie où l'on dit «à laquelle il ne peut faire face seul», dans la proposition précédente. De telles situations se feront de plus en plus rares à mesure que l'enfant grandira. L'indépendance viendra tout à fait spontanément à mesure que croîtra le degré de compétence de votre enfant, pourvu qu'il ne soit pas empêché d'exercer ses capacités en plein développement.

Il ne fait aucun doute que les jeunes ont besoin de nombreuses occasions pour réussir comme personnes capables et responsables. Il est évident qu'il n'y a rien à gagner à entrer en compétition avec les voisins pour savoir qui aurait l'enfant le plus indépendant, celui qui prend le plus de responsabilités à l'âge le plus tendre. Par contre, on a tout à gagner en demeurant disponible afin de répondre aux besoins de dépendance de notre enfant pour aussi longtemps qu'il exprimera ces besoins. Il y a beaucoup à gagner, aussi, à continuer d'être disponible pour la tétée, puisque l'allaitement permet de combler les besoins de l'enfant de tant de façons. Il aide à convaincre l'enfant que le monde est un endroit sûr, qu'il a un refuge où se blottir alors qu'il commence à expérimenter et explorer davantage. Il l'aide à se sentir mieux lorsqu'il éprouve une déception, une frustration ou une douleur, alors qu'il est encore au stade de roder son propre mécanisme lui permettant de faire face à ces situations pénibles.

Si vous vous mettez à la place de votre enfant, vous pourrez constater que c'est très dur de cheminer vers l'indépendance si vous obtenez peu de soulagement pour les impressions pénibles que vous ressentez, en tant que petit enfant dans une monde conçu essentiellement pour les grandes personnes. Si l'enfant ne se sent pas profondément aimé et protégé, il lui sera très facile de perdre cette faculté, propre à l'enfant, de s'émerveiller et de s'enthousiasmer, et de céder à la frayeur et à la frustration. Les choses sont si difficiles à faire quand on est tout petit, et on peut si facilement souffrir intérieurement. L'allaitement peut aider l'indépendance à se développer plus facilement en procurant à l'enfant une façon fiable d'adoucir son découragement et sa frayeur dans les moments difficiles.

LA DISCIPLINE SANS LE SEVRAGE

Plusieurs personnes considèrent la décision de ne pas sevrer, de ne pas entraîner l'enfant à la propreté ou toute autre décision similaire, comme le début de tout un schéma de parentage qui exclut la discipline. Pourtant, je ne comprends pas en quoi le sevrage (ou l'entraînement à la propreté) doit faire partie de la discipline. En autant que je me rappelle, lorsque j'étudiais le latin à l'époque où l'on nous faisait étudier de telles matières, la discipline a à voir avec l'enseignement, et non pas avec la modification arbitraire de comportements normaux et naturels. La discipline consiste à aider les enfants à devenir des adultes bons et honnêtes. Pour être bien disciplinés, nos enfants ont besoin de se sentir bien dans leur peau et dans leur environnement. Ensuite, nous devons leur enseigner, pendant les années où ils seront sous notre influence, tout ce que nous pourrons sur la bonté et la courtoisie. Nous ne devons pas les forcer trop vite à être acceptables aux yeux des autres, mais nous ne devons pas non plus priver de défis leur conscience en développement. Aller trop loin dans une direction ou dans l'autre (nous dévions tous un peu presque tous les jours) risque de «gâter» l'enfant.

L'amour et le contact étroit, dont tout le monde a besoin, sont essentiels pour les petits. C'est quand ils sont privés d'amour et de contact étroit, ainsi que d'attention suffisante pour leur enseigner le bon comportement, que les enfants sont gâtés. D'après une mère, les choses gâtées sont celles que l'on laisse à pourrir sur une tablette! L'allaitement ne contribue pas à gâter ainsi les enfants.

Nous devons enseigner plusieurs choses à nos enfants. Tout d'abord, lorsque nous les prenons dans nos bras, nous leur enseignons que l'amour vient des personnes; nous leur enseignons alors avec douceur à qui demander de l'amour, quand et comment. Puis, à mesure qu'ils s'éloignent de nous, nous leur enseignons comment se comporter de façon à ne pas se faire du mal ni à en faire aux autres. Avec le temps, nous leur enseignons à ne pas importuner inutilement les autres. Bien sûr, nos efforts pour leur enseigner la courtoisie envers autrui et comment prendre soin d'eux-mêmes ne réussiront pas tout de suite. Comme le décrit le docteur James L. Hymes, Jr., auteur et éducateur bien connu, nous commençons le processus de «rendre l'enfant convenable», processus qui s'étendra sur des années. Plusieurs gestes qui irriteront les autres sont peut-être d'importance secondaire, mais nous voulons que nos enfants deviennent conscients en temps et lieu des réactions des autres vis-à-vis de leurs actes, et qu'ils sachent comment évaluer un comportement qui risque d'importuner quelqu'un d'autre.

Nos enfants seront gâtés si on n'accorde aucune attention à leur besoin d'apprendre comment recevoir de l'amour par une relation intime et donner de l'amour en améliorant lentement leur considération pour les sentiments et la propriété d'autrui. Ce n'est pas en allaitant ou en aimant un enfant qu'on le gâte, mais en ignorant ses besoins d'amour et d'être guidé. Plutôt que de favoriser le développement d'un comportement indiscipliné, la poursuite de l'allaitement vous aidera en fait à créer un environnement plus affectueux dans lequel vous pourrez inculquer à votre enfant ce à quoi réfère le docteur Hymes.

L'ALLAITEMENT ET LE DÉVELOPPEMENT SEXUEL

Très souvent les parents d'un enfant allaité, surtout s'il est de sexe masculin, se feront dire que leur enfant deviendra homosexuel. C'est un commentaire très bizarre et difficile à étayer. Le sevrage avant ou vers l'âge d'un an est inusité chez l'être humain. La société occidentale possède la plus vaste et la plus longue expérience de toute l'humanité en ce qui concerne le sevrage précoce (la plupart de nos bébés étaient sevrés dès la naissance, et ce pendant de nombreuses années). Pourtant, c'est dans notre société que l'homosexualité prend les proportions que l'on sait. Y aurait-il un lien entre ce phénomène et le sevrage précoce? Ou bien, existe-t-il des facteurs n'ayant aucun rapport avec les schémas de sevrage, qui contribueraient à l'homosexualité? Ou encore, qu'avons-nous laissé se développer dans nos moeurs sexuelles qui nous rend inquiets de ce phénomène alors que dans d'autres civilisations, on le considère comme une variante de la normale?

La doctoresse Niles Newton, une éminente psychologue, a rassuré les parents de fils qui tètent plus longtemps que certaines personnes le jugent convenable, en faisant valoir que les marins anglais vaillants et virils qui ont mis l'Armada espagnole en déroute en 1588, furent nourris au sein pendant trois ans.

La doctoresse Newton poursuit en mentionnant que personne ne devrait s'inquiéter du risque de rendre un garçon homosexuel par l'allaitement prolongé. Tout au contraire, l'expérience de l'allaitement devrait plutôt l'acheminer vers l'hétérosexualité, en favorisant chez lui une fixation sur la femme.

Elle manifesta sa surprise devant le fait que les gens ne s'inquiétaient pas du comportement sexuel futur de la fille qui tétait pendant son enfance. Est-ce que son contact étroit avec sa mère ne risquerait pas de la prédisposer à rechercher des relations sexuelles avec d'autres femmes plus tard? Logiquement, cela pourrait être vrai, mais l'expérience de filles devenues adultes, qui ont tété tout leur saoul dans leur enfance, ne confirme aucunement cette supposition. La doctoresse Newton émet l'hypothèse que les filles et les femmes ne sont peut-être pas tellement excitées sexuellement par ce qu'elles voient, et par conséquent, recevront au sein de leur mère une imprégnation sexuelle différente et entièrement appropriée.

L'ASPECT SENSUEL DE L'ALLAITEMENT

On a tellement idéalisé et stérilisé l'allaitement que bien des personnes ont perdu de vue le fait que l'acte d'allaiter est une expérience sensuelle pour la mère de même que pour son bébé: magnifiquement et sainement sensuelle. En dépit de ce que notre éducation puritaine peut nous crier à l'intérieur, ce n'est pas mal d'aimer quelque chose qui nous fait du bien et que l'allaitement soit une source de bien-être pour la mère et pour l'enfant.

L'enfant qui tète nu peut parfois explorer son corps, y compris ses organes génitaux. De temps à autre, une mère sera surprise de voir le petit pénis de son garçon devenir en érection, ou de voir sa fille jouer avec ses minuscules mamelons. Ces comportements sensuels, toutefois, n'augurent aucune intention perverse chez nos enfants. Ils indiquent plutôt que tout ce dont ils auront besoin plus tard dans l'exercice de leur sexualité est là, et en bon ordre de fonctionnement.

Malheureusement, on ne peut s'empêcher parfois de considérer nos enfants avec nos yeux d'adultes. Nous ne sommes pas toujours capables d'interpréter le comportement sexuel du très jeune enfant comme une activité d'enfant. Il n'est pas nécessaire de refréner de telles activités chez nos enfants, mais il n'est pas nécessaire non plus de les observer si la chose nous ennuie. Chaque fois que vous vous sentez mal à l'aise, vous devriez vous sentir libre de recouvrir votre enfant avec une couverture ou de le rhabiller.

Les mères ressentent aussi parfois une excitation sexuelle pendant la tétée, surtout lorsque le bébé est plus grand et tète moins souvent. En de rares occasions, une mère aurait eu un orgasme pendant la tétée. Qu'on se rassure: il est aussi normal pour une mère de ressentir une excitation sexuelle pendant la tétée que pour une autre d'éprouver une diminution de la sensibilité des seins. Presque toutes les mères nourrices vivent ces expériences, à un moment ou à un autre, certaines de façon plus intense que d'autres.

Ce sera quelque peu bouleversant pour vous de vous sentir «émoustillée» si vous êtes plutôt timide en général et si vous ne vous attendez pas à ce genre de réaction. Il n'y a pas lieu de s'inquiéter toutefois, au contraire: il faut en profiter. Votre amour et votre sollicitude pour votre enfant feront en sorte que vos réactions extérieures seront appropriées à la relation que vous vivez avec votre enfant: vous lui masserez le dos, lui caresserez les cheveux, compterez ses doigts ou ses orteils. Ce qui se passe en vous à ce moment-là ne risque pas de causer du tort ou de la confusion chez votre enfant; bien des mères apprennent à relaxer et à profiter de ces bons moments.

Il est peu probable que vous éprouviez une stimulation sexuelle dans des situations embarrassantes; la plupart des mères doivent se trouver dans un environnement très confortable et intime avant même d'être capables de commencer à devenir excitées sexuellement.

Quelques mères m'ont confié que la stimulation sexuelle dérivée de l'allaitement constitue un de ses plaisirs et non un de ses problèmes. Quelle attitude positive! Le plaisir sensuel ressenti par la mère et l'enfant pendant la tétée est un des moyens utilisés par la nature pour s'assurer que cette activité vitale se perpétuera de génération en génération.

LES TÉTÉES NOCTURNES CONTRIBUENT-ELLES À LA CARIE DENTAIRES?

Les dentistes ont commencé récemment à s'inquiéter du nombre croissant, semble-t-il, d'enfants qui ont des caries aux dents supérieures, et ce à un âge assez jeune. Il y a lieu de croire que les enfants qui passent la nuit avec un biberon de lait, de jus ou (les dentistes en frémissent) de boisson gazeuse sucrée, auront plus fortement tendance à développer ce schéma particulier de carie dentaire; pour cette raison, un tel schéma de carie fut désigné par l'expression «syndrome du biberon».

Quelques enfants allaités ont aussi des troubles sérieux de caries dentaires; un des premiers conseils que l'on donne à la mère d'un tel enfant sera de cesser de l'allaiter la nuit. Toutefois, de nombreuses raisons mettent en doute le fait que les tétées nocturnes jouent un rôle dans la formation de la carie dentaire chez ces enfants. Nous savons que les tétées nocturnes aident à apaiser la maisonnée et que l'allaitement prolongé contribue à la santé de l'enfant dans d'autres domaines. En outre, l'interruption des tétées nocturnes est la forme de sevrage la plus difficile de toutes si l'enfant n'y est pas prêt.

Il apparaît évident que dans cette circonstance comme dans les autres, il nous faut voir l'enfant dans son ensemble. L'enfant représente plus que deux rangées de dents. Trop souvent, les dentistes ont recommandé le sevrage des tétées nocturnes sans la moindre compréhension des conséquences d'un tel geste sur le développement émotif du jeune enfant, surtout chez l'enfant de deux ans ou moins. Si votre enfant tient aux tétées de nuit et risque de gâcher son sommeil et le vôtre si vous essayez de modifier cette partie importante de sa vie, alors il vaut certainement la peine d'évaluer ce que vous espérez obtenir par le sevrage de nuit, versus un sommeil perdu et une atteinte possible à vos bons sentiments envers vous-même et votre enfant.

En ce qui concerne les tétées nocturnes et la carie dentaire, nous devons d'abord nous rappeler qu'une immense majorité de bébés et d'enfants tètent durant la nuit, et peu d'entre eux ont des caries dentaires. Il n'y a assurément aucune raison de s'inquiéter, à moins que votre enfant ne fasse partie de la minorité affectée par ce problème. D'autre part, il est raisonnable de penser que la tétée nocturne contribuera moins à la carie dentaire qu'un biberon laissé à l'enfant durant la nuit. L'enfant tire le mamelon bien au fond dans sa bouche, de sorte que le lait coule au fond, contre le palais mou. Par le fait même, les dents de l'enfant allaité ne baigneront pas autant dans le lait que celles de l'enfant qui boit au biberon. Le biberon laisse couler le lait beaucoup plus près des dents d'en avant, qui se trouvent à baigner entièrement dans le lait maternisé sucré. De plus, le sein ne laisse pas couler le lait goutte à goutte comme le biberon. L'enfant allaité obtiendra du lait uniquement lorsqu'il sera suffisamment éveillé pour sucer et avaler; ainsi, le lait maternel ne stagnera pas dans sa bouche comme l'aurait fait le lait d'un biberon.

Plusieurs parents décident de ne pas sevrer l'enfant durant la nuit, même si on le leur recommande à cause de la gravité des caries dentaires; ils optent plutôt pour des mesures moins draconiennes en vue d'aider à protéger les dents de leur tout-petit. Tout d'abord, ils réalisent à quel point le régime alimentaire est un facteur prépondérant de la santé dentaire. Ils font de leur mieux pour que leur enfant aime le goût des aliments entiers, frais, et le plus près possible de leur état naturel. Les mères qui, jusqu'à présent, ont toujours eu un préjugé face aux fanatiques de l'alimentation estiment qu'il est opportun de bannir la farine blanche et le sucre de la table familiale, du moins jusqu'à ce que le problème dentaire soit sous contrôle. Elles iront même jusqu'à éliminer temporairement des aliments nutritifs favoris mais qui adhèrent aux dents comme les fruits secs et le miel. Elles encourageront plutôt la consommation de collations fréquentes faites de légumes crus et croustillants et de fruits frais entiers, comme des pommes, sachant que ces aliments aident à nettoyer les dents.

De telles modifications du régime alimentaire peuvent être difficiles, mais au moins elles surviennent durant le jour, alors que tout le monde est réveillé. À la différence du sevrage des tétées nocturnes, cela constitue une mesure positive qui ne fera de tort à personne. Certains parents subiront peut-être quelques symptômes de manque, s'il n'y a aucun gâteau au chocolat comme dessert au souper, mais les grandes personnes sont sûrement capables de faire un sacrifice temporaire pour le bien d'un tout-petit. De plus, ce régime alimentaire nous fera du bien, à nous aussi.

Certains suggèrent de brosser les dents de l'enfant chaque fois qu'il mange quelque chose (y compris après la tétée). En fait, cette mesure s'est révélée inutile; après tout, la carie dentaire sévère et la brosse à dents sont toutes deux des phénomènes des temps modernes. Quelques dentistes affirment qu'un bon brossage à raison d'une fois par jour est suffisant. Votre dentiste pourra vous montrer comment faire; n'hésitez pas à le lui demander.

En fin de compte, il serait difficile de croire qu'un geste aussi éprouvé par le temps et lié à la survie de l'humanité que l'allaitement, pourrait causer du tort à des enfants normaux. Il est beaucoup plus logique d'examiner virtuellement tous les autres aspects de la vie de votre enfant, à la recherche de la cause de la carie dentaire ou de tout autre problème, avant d'incriminer l'acte millénaire de l'allaitement, que ce soit durant le jour ou la nuit.

L'ALLAITEMENT ET LE GAIN DE POIDS

Très souvent, des mères m'ont confié qu'on leur avait recommandé de sevrer leur enfant sous prétexte qu'il prenait trop lentement du poids.

Chaque fois, je cherchais des yeux l'enfant maigre et maladif qui avait visiblement besoin d'une modification de son régime alimentaire. Chaque fois, je voyais plutôt un petit enfant aux chairs fermes, bien proportionné et en bonne santé, généralement âgé de deux ans.

Les enfants de deux ans environ ont la réputation de ne rien manger du tout, ou du moins ce qui semble ainsi aux yeux de maman. (En réalité, ils mangent de tout: un biscuit de chien, les trois dernières gouttes de café dans le fond de votre tasse, la petite orange qui commençait tout juste à mûrir sur votre précieux oranger miniature, bref, de tout à l'exception de ce qui se trouve dans leur assiette au moment du repas.) Le fait que ces enfants soient allaités devrait nous rassurer; ils reçoivent au moins une source régulière de nourriture saine durant cette période de leur vie.

En plus de nous inquiéter du fait que l'enfant ne mange pas assez aux repas, nous aurons peut-être aussi à faire face à la parenté ou aux amis qui se font du souci à ce sujet. Une mère se trouvant dans une telle situation apprit à répliquer aux gens inquiets que son enfant venait tout juste de manger un peu. «La plupart des gens accepteront ce genre de réponse,» dit-elle. Dans le cas d'un bambin allaité, cette affirmation n'est habituellement pas entièrement fausse.

Plusieurs d'entre nous se tracassent au sujet des petits enfants, surtout des garçons, qui ne pèsent pas autant que ce que le graphique, illustrant la courbe de croissance, indique qu'ils «devraient» peser ou qui ne sont «pas assez grands». Pourquoi penser qu'un enfant de deux ans, petit pour son âge, sera encore petit à vingt ans? De toute façon, qu'y a-t-il de mal à être petit à vingt ans? Et, même si c'est mal de rester petit et qu'être petit à deux ans signifie que c'est ainsi que sera l'enfant plus tard, qu'est-ce qui nous fait croire qu'on peut y changer quelque chose? Un enfant en bonne santé, qui a accès à la nourriture, prendra toutes les calories dont il a besoin. Si vous vous assurez qu'il peut obtenir une grande variété d'aliments, y compris votre lait, et que vous ne laissez pas son appétit se gâter par les sucreries, vous n'aurez pas à vous inquiéter.

Regardez un peu votre enfant, si vous vous en faites au sujet de son poids et de sa grandeur. Pensez ensuite aux enfants mourant de faim, où que ce soit dans le monde. Est-ce que les os de votre enfant sont aussi saillants? Pouvez-vous lui voir aussi bien les côtes? Si la main ouverte de votre enfant a des fossettes aux jointures, s'il a des fossettes au coude ou sur le genou lorsqu'il redresse sa jambe ou son bras, vous pouvez déclarer officiellement votre enfant comme un petit ange joufflu ne risquant pas d'être confondu avec ceux qui meurent de faim ailleurs dans le monde. Revenons aux enfants vraiment minces (je ne m'attends pas à ce que vous me parliez d'un enfant mourant réellement de faim, et votre enfant ne risque pas d'être véritablement sous-alimenté si vous l'allaitez sans restriction et lui offrez régulièrement des aliments nutritifs au cours de la journée): si nous pouvons apprendre à accepter que certains enfants soient courts, ou minces, ou les deux, tout comme il y a des adultes courts, des adultes minces, ou courts et minces, nous serons dès lors bien plus heureux.

Le bébé ou le jeune enfant allaités ne souffriront pas de troubles nutritifs causant un arrêt de croissance ou une diminution du développement du cerveau, car ils croîtront normalement pendant qu'ils recevront les protéines de qualité supérieure contenues dans le lait de femme. Les problèmes surgissent, non durant l'allaitement, mais au moment du sevrage si les aliments offerts alors à l'enfant, même s'ils contiennent amplement de calories, ne renferment pas les protéines nécessaires à une croissance et à un développement ininterrompus. La médiocrité des conditions sanitaires dans certains pays contribue aussi à augmenter le risque de maladies chez les enfants, et multiplie les effets néfastes de leur régime alimentaire inapproprié (Robinson).

Heureusement, votre enfant ne risquera pas de subir un retard ou un arrêt de croissance, tant au niveau physique que mental (quoiqu'en disent les autres), car vous pourrez facilement vous organiser pour éviter un régime alimentaire aussi déficient que du millet ou du riz poli à l'exclusion de toute autre nourriture; c'est ce qui constitue le régime alimentaire dont bien des familles doivent se contenter en certains coins du globe.

Lorsque vous avez un enfant plus petit que la «normale», il vous faut une base solide pour conserver votre assurance si quelqu'un, peut-être même votre médecin, vous envoie ce coup de poignard psychologiquement dévastateur: «Vous ne donnez pas suffisamment à manger à votre enfant.» Vous avez besoin d'être rassurée: un enfant doit être gravement privé d'aliments nutritifs pendant une période prolongée avant que des dommages permanents ne se manifestent. Comme votre lait à lui seul fournit presque tous les éléments nutritifs nécessaires à votre enfant, ce dernier risque fort peu de souffrir de malnutrition. De plus, si vous allaitez sans restriction et si la nourriture est accessible à votre enfant en tout temps, il est très improbable qu'il souffre de sous-alimentation. Il y a sans doute des facteurs génétiques en rapport avec les schémas de croissance des membres de votre famille et la taille de votre enfant lorsqu'il sera adulte, et qui sont responsables de sa taille actuelle.

Si votre enfant est d'une minceur telle que cela vous inquiète, vérifiez soigneusement son état de santé: fait-il de l'anémie, a-t-il des vers intestinaux, sa glande thyroïde fonctionne-t-elle normalement, etc. Si tout va bien, côté santé, alors réjouissez-vous à l'idée que c'est tellement plus facile de soulever un enfant léger, qu'il endommagera beaucoup moins le canapé lorsqu'il sautera dessus, etc. Je suis convaincue que vous pourrez trouver maints autres avantages.

Il est absurde de sevrer un enfant normal et en bonne santé uniquement dans l'espoir qu'il prendra plus de poids ou deviendra plus grand. Le sevrage n'exercera probablement aucun effet sur sa taille; il deviendra plus lourd et plus grand de toute façon, mais à son rythme et non au vôtre. Et puis, quand bien même vous réussiriez à le faire grossir plus vite, qu'est-ce que cela donnerait?

Vous remarquerez que, lorsque j'ai parlé des enfants allaités âgés de plus de neuf mois, je n'ai pas spécifié que votre lait contenait tous les éléments nutritifs dont votre enfant a besoin. Le fer est un élément essentiel qui ne se trouve pas en grande quantité dans votre lait. Le bébé sain et né à terme possède, dans son foie, une réserve de fer suffisante pour durer au moins neuf mois ou même plus. Des études récentes révèlent aussi que le peu de fer se trouvant dans le lait de femme semble être assimilé plus facilement que le fer provenant d'autres sources, comme les fruits, les légumes ou les céréales (Finch).

Le bébé sain et né à terme n'a nul besoin de sources alimentaires de fer avant l'âge de neuf à douze mois, pourvu qu'il soit allaité. Certains petits montrant une sensibilité exceptionnellement marquée aux aliments autres que le lait maternel ont été nourris exclusivement au sein pour une période dépassant un an et ce, sans le moindre signe d'anémie.

La plupart des bébés, toutefois, manifestent le désir de goûter aux autres aliments, à un moment donné au cours du deuxième semestre de leur vie, et sont capables de profiter des aliments sans difficulté. Presque tous les enfants reçoivent donc une quantité adéquate de fer dans leur régime alimentaire, au moment où leur réserve de fer s'épuise.

Si votre enfant prend très peu de nourriture hormis votre lait et est âgé de plus d'un an, il faudrait prêter quelque peu attention à la question du fer. Le peu qu'il mange ne devrait pas consister en fromages ou autres produits laitiers, qui n'apportent rien de plus que ce qu'il obtient déjà de votre lait. Il devrait consommer des aliments riches en fer et faciles à manger par un enfant de son âge, notamment de la viande tendre (surtout du foie), des oeufs, des raisins et des abricots secs, et des aliments préparés avec du germe de blé, y compris les pains à grain entier. En outre, certaines céréales sont enrichies de fer.

En général, il est préférable de vous fier à votre enfant s'il désire téter ou manger des aliments, exception faite de la question du fer au cours de sa deuxième et troisième années de vie; vous prendrez alors soin de lui préparer des aliments riches en fer et attrayants. Souvenez-vous que certains enfants refusant toute autre nourriture que le lait maternel sont enclins aux allergies; cette attitude semble les protéger des symptômes allergiques.

Il y eut récemment de vives inquiétudes au sujet de l'anémie ferriprive chez le nourrisson et le jeune enfant; celle-ci résulte de problèmes qui surgissent chez le bébé et le bambin nourris au lait maternisé et qui boivent de grandes quantités de lait de vache; elle n'affecte pas les bébés et les enfants allaités. Si vous faites preuve de discernement dans le choix des aliments que vous offrez à votre enfant allaité, vous n'aurez fort probablement jamais à vous soucier de la carence en fer dans son régime alimentaire.

TROP GRAS? TROP MAIGRE?

Plus souvent qu'on ne le croit, on pourra rencontrer dans la même pièce des gens qui se sentent poussés à sevrer un bambin parce qu'il est «trop petit», et des gens qui se sentent tout autant poussés à sevrer un bambin parce qu'il est «trop gras». Je ne vois pas en quoi on pourrait imputer les deux situations à l'allaitement — il semble qu'on se rabatte sur l'une ou l'autre. Il est normal et naturel d'allaiter, et d'allaiter dans l'enfance. La seule influence que l'allaitement exercera sur la taille de votre enfant sera, sans doute, de lui permettre d'être de la taille qui lui convient.

L'embonpoint chez le bambin ou l'enfant plus grand peut être causé par une alimentation trop zélée, comme par exemple l'introduction trop hâtive des aliments solides. L'embonpoint ou la minceur chez l'enfant sont parfois inhérents à son schéma naturel de croissance, mais ces conditions peuvent aussi indiquer un besoin d'améliorer l'environnement émotif de l'enfant, c'est-à-dire sa relation avec sa mère.

Dans le but de savoir si vous créez un environnement optimal pour la croissance de votre enfant, songez à certains principes fondamentaux: est-ce que vous allaitez sans restriction, de façon à ce que votre enfant mince puisse obtenir une ample quantité de lait, ou que votre enfant grassouillet ne passe pas son temps à demander à téter, de peur que vous ne lui disiez «non»? Abusez-vous de l'allaitement plusieurs fois par jour, dans le but de «brancher» votre tout-petit pendant que vous êtes toute à vos préoccupations et conversations personnelles? (Nous le faisons toutes un peu, et il n'y a rien de mal à cela si c'est dans les limites du raisonnable; nous avons là une des belles commodités de l'allaitement passé l'âge d'un an, et surtout durant l'âge du bambin.) Votre enfant a-t-il facilement accès à la nourriture? Laisser de la nourriture dans un plat, un peu comme vous le faites pour le chat, est le seul moyen de nourrir certains petits très actifs. Les aliments doivent être faciles à prendre par des doigts encore maladroits. Bien des petits détestent qu'on leur donne à manger à la cuiller, et ne consentiront à manger que lorsque vous déposerez la nourriture directement sur la table propre ou sur le plateau de la chaise haute, et les laisserez se débrouiller, c'est-à-dire presque toujours sans les bonnes manières accompagnant l'argenterie.

Vous devez sélectionner les aliments que vous laissez ou offrez à votre enfant. Les aliments à base de farine et de sucre blancs devraient être gardés sous clé si vous vous faites du souci au sujet de l'excédent de poids de votre enfant. L'enfant lourd ne devrait définitivement pas être nourri à la cuiller; laissez-le se nourrir lui-même.

Si vous vous sentez bonne épouse et mère de famille lorsque vous faites des pâtisseries, peut-être serait-il opportun de laisser de côté les desserts et les biscuits, et de vous concentrer plutôt sur les pains à grain entier et les soufflés servis comme plats de résistance. C'est le moment de découvrir les délices des viandes maigres, des légumes crus et des moitiés de pamplemousse comme collation. L'enfant grassouillet n'a nul besoin de lait de vache ou de tout autre lait hormis le vôtre. (Le lait écrémé est un aliment médiocre; il vaut mieux se passer complètement de lait plutôt que de consommer un lait sans gras, dépourvu des vitamines qui sont solubles dans le gras.) Vous devriez voir à ce que votre enfant ne consomme pas de fruits sucrés en excès, surtout les fruits secs, et équilibrer ceux-ci avec un bon mélange de délices colorés et moins sucrés, comme des tranches de tomates, des bâtons de carottes et des lanières de poivrons rouges.

Si, après vous être assurée que votre enfant vit dans un bon environnement nutritif (il mange des aliments sains auxquels il a facilement accès, il a beaucoup d'occasions de téter, et les «tétées pour vous arranger» sont maintenues à un niveau raisonnable), votre enfant est encore «trop petit» ou «trop gros», je vous encouragerais alors à modifier une dernière chose: votre façon de décrire la taille de votre enfant. Dites plutôt qu'il a la taille propre à son âge et profitez des avantages que cette taille vous procure. Acceptez les compliments que les gens plus âgés vous adressent à propos de votre enfant dodu, à l'air sain. Les jeunes enfants gras étaient les seuls qui pouvaient survivre autrefois; vous profiterez de cet héritage de jadis car bien des personnes admirent les enfants d'âge préscolaire aux formes arrondies. De plus, un bambin grassouillet bien materné et à qui l'on offre une nourriture appropriée finira par amincir tôt ou tard. Ou bien, si vous êtes les parents d'un enfant mince, pensez aux économies que vous réaliserez si votre enfant peut porter plusieurs des vêtements de l'hiver dernier, simplement en allongeant le bord et en déplaçant quelques boutons. Détendez-vous et profitez de votre enfant, quelle que soit sa taille. C'est un des nombreux facteurs sur lesquels vous ne pouvez exercer aucun contrôle.

En fait, c'est la mère qui risque de devenir «trop grasse» quand il s'agit d'allaitement prolongé. Il est si agréable de pouvoir manger à sa guise sans prendre de poids lorsque bébé est petit et tète beaucoup. Cependant, si vous êtes résolue à demeurer mince, il sera probablement nécessaire de réduire consciencieusement votre consommation de nourriture et de faire plus d'exercice (facile lorsque vous avez un bambin actif dans la maison) à mesure que votre enfant tétera moins fréquemment, surtout après qu'il ait commencé à s'intéresser sérieusement aux aliments servis à table.

CHAPITRE 4

L'allaitement: c'est encore l'idéal pour vous

LES EFFETS PHYSIQUES DE L'ALLAITEMENT

La plupart des mères, à un moment ou à un autre, se demandent si la poursuite de l'allaitement épuisera leurs réserves physiques, les affaiblira ou les prédisposera à la maladie. Parfois les personnes sur-protectrices, même celles ayant reçu une formation médicale, abonderont dans ce sens. Mais notre organisme fut conçu pour porter et nourrir des enfants; par conséquent, si l'on prend suffisamment soin de nous-mêmes, ni la grossesse ni l'allaitement ne devraient susciter un stress physique.

Un petit nombre de mères tendent à perdre du poids ou ont de la difficulté à maintenir leur poids à son niveau normal vers la fin du premier semestre ou de la première année d'allaitement. Mais la plupart d'entre elles ne subissent aucun changement de poids ou prendront du poids de la même façon que si elles n'allaitaient pas. L'allaitement risquerait d'épuiser les réserves physiques maternelles uniquement dans le cas d'une mère gravement sous-alimentée.

Même si vous perdez plus de poids que vous ne le souhaiteriez pendant l'allaitement, vous ne courez aucun risque particulier, pourvu que vous mangiez bien et que vous preniez soin de vous par ailleurs. Heureusement, on ne vous force pas à produire un maximum de lait durant la plus longue période possible, comme on le fait pour la vache laitière. Vous pouvez consacrer vos énergies sans danger au bien-être de votre bébé ou bambin. Lorsque, en temps et lieu, votre tout-petit s'intéressera davantage aux autres aliments, il aura moins besoin de votre lait, et votre organisme sera de nouveau capable d'utiliser la nourriture que vous mangez pour refaire ses réserves naturelles.

Une autre inquiétude que certaines personnes exprimeront au sujet de l'allaitement a trait au faible taux d'estrogènes chez la mère nourrice. Un médecin est même allé jusqu'à dire à une mère que son utérus s'atrophierait si elle continuait d'allaiter. Le niveau naturel d'estrogènes est faible uniquement durant ce qu'on appelle l'«aménorrhée de lactation», qui couvre la période s'étendant de l'accouchement jusqu'au retour des règles. Cette aménorrhée ne dure habituellement pas jusqu'au sevrage naturel de l'enfant (bien que ce soit le cas de quelques mères).

De temps en temps, une mère qui n'a pas de règles pendant une année ou plus à cause de l'allaitement, peut remarquer des changements dûs à un faible niveau d'estrogènes pendant une période prolongée, notamment une sécheresse ou une démangeaison au niveau du vagin. On peut remédier quelque peu à cette condition en utilisant une crème vaginale, disponible en pharmacie. Quelques médecins prescrivent un onguent à base d'estrogènes à la mère qui se plaint de symptômes vaginaux; ces substances éliminent les symptômes de façon spectaculaire. Mais, si on tient compte des effets possibles des estrogènes à long terme, sur lesquels on en découvre un peu plus chaque jour, il apparaît très risqué de s'aventurer à prendre des hormones aussi puissantes.

Le faible taux d'estrogènes pendant l'allaitement est naturel. Il n'y a pas de raison de craindre une détérioration de l'utérus ou quoi que ce soit d'autre de néfaste, à cause d'un état hormonal normal et naturel. Tout malaise disparaîtra avec le retour de l'ovulation et des règles.

La mère peut éprouver un malaise passager, mais elle n'épuisera pas ses réserves physiques à cause de l'allaitement, à condition d'avoir un régime alimentaire raisonnablement équilibré et d'obtenir du repos chaque fois que c'est possible. Le maternage d'enfants d'âge préscolaire est passablement épuisant pour la mère; l'allaitement n'ajoute rien à cet épuisement, au contraire: il facilite le maternage.

COMMENT FAIRE FACE À VOS PROPRES DOUTES

Allaiter votre enfant au-delà de son premier, deuxième ou quatrième anniversaire (ou tout autre âge, dépendant de l'endroit où vous avez placé la démarcation entre la confiance et le doute au sujet de votre relation d'allaitement), sera probablement une décision intellectuelle, du moins en partie. Et comme la plupart des gestes que nous décidons d'accomplir en tant que parents, il est difficile pour nous de le faire en toute confiance. Ce dont nous avons été témoins pendant notre croissance, surtout les schémas de parentage de notre propre milieu familial, sera pour nous le plus facile à suivre sans être tiraillés de doutes. Dès que nous allaitons plus longtemps que toute autre mère que nous avons connue lorsque nous étions jeunes, nous vivons des moments de doute. Ferons-nous du tort à nos précieux enfants en adoptant un choix bizarre, égoïste, erroné au sujet du sevrage?

Lorsque surgissent ces doutes, il est temps de rendre visite à des mères qui allaitent ou ont allaité un enfant plus longtemps que nous, ou mieux encore, à une mère qui a allaité un enfant pendant assez longtemps et dont l'enfant, depuis, a grandi d'une manière visiblement adéquate. La Ligue La Leche est formée de mères ayant vécu des expériences d'allaitement diverses, et peut se révéler une bonne source d'empathie et d'encouragement.

Une autre personne à qui s'adresser pour recevoir des échos sur l'allaitement prolongé — en fait, la principale source d'information — est votre propre enfant. Comment réagit-il à l'allaitement? Comment réagirait-il si vous tentiez d'interrompre l'allaitement présentement? Ces réactions de votre enfant n'ont pas été apprises par des lectures, ni par des conversations sur l'allaitement avec des voisines, la Ligue La Leche ou toute autre source d'information. Les sentiments de votre enfant sur l'allaitement sont l'expression de ce qui se passe en-dedans de lui. Quoique vos décisions sur la vie avec votre enfant ne soient pas entièrement basées sur ses sentiments, ces derniers méritent néanmoins beaucoup de considération. Si votre enfant manifeste un besoin continu de téter, vous devriez accorder une large place à ses sentiments dans votre évaluation, pour savoir si c'est préférable ou non de poursuivre l'allaitement.

C'est avec le premier enfant qu'on allaite au-delà de la limite qu'on s'était fixée que les doutes sont les plus prononcés. Il est difficile de croire, malgré tout ce que les autres nous diront, que les tout-petits finissent par se sevrer plus ou moins d'eux-mêmes. Une fois que nous avons vécu l'expérience du sevrage naturel, ce doute perd habituellement de son intensité.

Si vous allaitez présentement et ne savez trop si c'est mieux de continuer ou non, je ne m'attends pas à ce que ces quelques lignes vous rassurent totalement. Presque toutes les mères doivent effectuer le même cheminement que celle qui a écrit: «Maintenant que j'ai vieilli et acquis de l'expérience... je suis beaucoup plus portée à ignorer les commentaires des amis, de la parenté et des médecins. Mais, à mon premier bébé, je sentais une si lourde responsabilité et je voulais tellement faire ce qu'il y avait de mieux pour lui.» C'est parce que nous sommes de bons parents que nous nous posons des questions et évaluons ce que nous faisons, surtout durant cette première période «expérimentale» où nous essayons une nouvelle (du moins pour nous) méthode de parentage. Le mieux pour vous alors est d'accepter comme parfaitement normal d'avoir des doutes. En fait, ils prouvent indubitablement que vous êtes de bons parents en voie de devenir encore meilleurs. Vous observez et évaluez, vous efforçant d'améliorer davantage la vie de votre enfant. Vos enfants ont beaucoup de chance d'avoir des parents qui se posent des questions!

Toutefois, ne vous laissez pas indûment envahir par le doute. Discutez avec des gens qui vous appuient — laissez-moi vous recommander encore une fois la Ligue La Leche. C'est là que vous trouverez les gens qui seront le plus susceptibles de vous aider; des parents dont les tout-petits ont tété plus longtemps que le vôtre, quelle que soit cette durée. Lorsque vous éprouvez des doutes ennuyeux au sujet d'une décision à prendre en tant que parents, comme celle de continuer ou non d'allaiter, parlez-en ouvertement à des personnes ayant vécu une situation similaire. Profitez de l'appui chaleureux de ceux qui procèdent d'une façon semblable. Donnez à ceux qui effectuent un choix différent la chance de vous «convertir» à ce qu'ils font. Vous vous sentirez mieux, profitant du contact avec ceux qui sont du même avis que vous, et convaincus que la décision prise est la bonne, puisque vous l'avez prise en connaissant pleinement les divers aspects de la question.

Mais, par-dessus tout, vous pouvez surmonter vos doutes en observant votre propre enfant. Votre enfant heureux, qui apprend et grandit est l'évidence même que ce que vous faites est bien. Vous êtes un bon parent. Donnez-vous une tape amicale sur l'épaule et soyez fière.

LES PRESSIONS DE LA FAMILLE

Vous possédez les outils pour faire face à vos propres doutes lorsqu'ils vous envahissent, soit en vous y attaquant immédiatement en réaffirmant votre décision, soit en accordant à ces doutes une chance en remettant tout en question, ou simplement en décidant de vivre avec ces doutes pour un temps, pour voir ce qu'il adviendra. Vous réagirez différemment à vos doutes selon les périodes. Parfois, vous aurez recours à d'autres personnes pour vous aider à vous sentir mieux; en d'autres circonstances, vous vous débrouillerez seule.

Il est plus difficile de surmonter nos doutes lorsque les autres autour de nous vivent la même situation. Des sentiments pénibles que nous avons correctement solutionnés referont surface lorsqu'un être cher, surtout le mari, nous confie avoir les mêmes sentiments. Le fondement de notre décision se trouve subitement ébranlé, et nous aurons tendance à réagir avec émotivité et à nous mettre sur la défensive. Nous interprétons souvent les doutes de notre conjoint comme une atteinte directe à notre capacité de prendre des décisions.

Il ne faut pas oublier, en pareille circonstance, que les personnes que nous aimons ont les mêmes soucis que nous pour nos enfants. Ils traversent les mêmes moments d'inquiétude et d'incertitude que nous, peut-être pas, au même degré ou aussi rapidement, mais ce sont les mêmes formes. Lorsque votre mari vous dit: «S'il atteint deux ans (ou trois ou cinq ans) et tète encore, il ne cessera probablement jamais si tu n'agis pas», rappelez-vous que vous aviez sans doute la même opinion il n'y a pas si longtemps.

Si quelqu'un de très proche — votre mari est l'exemple le plus courant — semble estimer que vous devriez cesser d'allaiter, assurez-vous d'être consciente de son inquiétude, autant que de la vôtre, au sujet de ce qui convient le mieux à votre enfant. Dites-lui que vous réalisez que ses suggestions sont inspirées par son amour pour votre enfant, et ne sont pas une attaque contre vous. Parlez de vos propres doutes: de ceux que vous aviez auparavant, et de ceux que vous avez encore. Allez-y progressivement; il doit constater que vous avez bien réfléchi à cette question. Écoutez ce qu'il a à vous dire avec attention et considération.

Parlez de la façon dont vous êtes parvenue au choix actuel. Prenez votre temps et donnez-lui en. Efforcez-vous d'expliquer vos motifs, étape par étape. Donnez-lui la possibilité de penser sans qu'il ne se sente menacé, en écoutant ce qu'il a à vous dire. Il n'aura pas la chance de partager votre point de vue si vous persistez à agir comme j'ai trop souvent tendance à le faire: me fâcher et déballer tout mon paquet en moins de deux minutes. J'espère que vous ferez mieux.

Le docteur Gregory White estime, pour sa part, qu'il n'est pas foncièrement mauvais de réagir parfois avec émotivité: «Il y a des occasions où une bonne "explosion" aura plus d'effets que des heures de discussion rationnelle.»

Lorsque des membres de la famille ne se sentent pas à l'aise en présence d'un enfant en train de téter, il peut être préférable de ne pas allaiter trop ouvertement au début, surtout en découvrant notre sein de la même façon que quand nous sommes à l'aise chez nous. Nous devrons alors allaiter très discrètement en présence de certaines personnes, parfois même en présence de notre mari ou de nos parents. À voir sa fille se découvrir trop et trop vite peut être un des facteurs qui rendent l'allaitement si déplaisant aux yeux de certains nouveaux grands-pères. Naturellement, nous voulons être capables de nous détendre et d'allaiter de la manière qui nous plaît à la maison, mais c'est un bon investissement pour le déroulement harmonieux des relations familiales et de la relation d'allaitement, que de faire preuve de discrétion pendant la période où les personnes qui nous aiment sont en train de s'ajuster à la façon que nous avons choisie de materner notre bébé.

Rares sont les membres de notre famille qui ont la même compréhension et le même enthousiasme que nous pour l'allaitement à long terme. Nous sommes chanceuses de pouvoir être en contact, du moins la plupart d'entre nous, avec d'autres mères qui allaitent un bambin ou un enfant plus grand.

Les gens autour de nous ont besoin qu'on comprenne leurs sentiments, eux aussi, parfois avant que nous leur demandions de comprendre les nôtres. En certains cas, il peut être possible d'améliorer la situation en manifestant de l'empathie comme le fit la femme qui écrivit: «J'ai aidé ma belle-mère à surmonter le sentiment d'échec qu'elle éprouva lorsqu'elle ne put allaiter mon mari quand il était bébé. Nous avons discuté du fait que bien peu de femmes pouvaient réussir à allaiter dans les conditions qu'elle connut à l'hôpital (dix jours de séjour, pas de tétées les deux premiers jours, un horaire strict, pas de tétées pendant la nuit). Après avoir compris qu'elle avait fait son possible et qu'elle n'était pas en faute, elle fut plus en mesure d'accepter ma réussite en allaitement.» C'était peut-être la première fois qu'une autre mère constatait et acceptait de la sorte les efforts de maternage de cette grand-mère; il n'est donc pas surprenant que, par la suite, elle ait eu une plus grande foi dans les capacités de sa bru d'effectuer ses propres choix en maternage, choix inspirés par l'amour et la maturité.

En général, toutefois, il ne faudrait pas nous attendre à ce que les gens d'un milieu orienté vers l'élimination la plus rapide possible des «habitudes» de bébé, se sentent à l'aise d'emblée vis-à-vis de l'allaitement à long terme. Comment avez-vous réagi la première fois, à la vue d'un bambin en train de téter? Combien de temps s'est-il écoulé ensuite, avant que vous soyez capable de songer à allaiter aussi longtemps? Ne soyez donc pas surprise si, tout comme vous, ceux qui aiment votre enfant ont besoin d'une période pour poser des questions et pour s'assurer que vous avez adopté les meilleurs plans possibles, dans le meilleur intérêt de votre enfant. Le mari mérite une patience et une attention toute particulières, car sans son appui, il est virtuellement impossible de jouir de la relation d'allaitement. Qui plus est, le mari est le parent de l'enfant, lui aussi! Il a le droit, inhérent à tout parent, de participer aux décisions sur l'éducation de ses enfants.

LES PRESSIONS EXTÉRIEURES

Il est évident que nous ne pourrons discuter patiemment qu'avec des personnes en compagnie desquelles nous pouvons passer beaucoup de temps. Le temps dont nous disposons avec plusieurs des personnes dont les opinions sont importantes à nos yeux est tout simplement trop limité. Trop souvent malheureusement, nous en sommes réduites à lâcher une version condensée de notre raisonnement, et ressemblons à des fanatiques haranguant la foule sur la place publique. Ou bien, le temps de la visite est écoulé et la discussion se terminera sur un point délicat, avant même qu'on n'ait eu le temps de se comprendre, encore moins d'en venir à une espèce de consensus.

Il n'existe pas de plus grande cause de sevrage que l'effet des opinions d'autrui sur nous. Il est arrivé tellement souvent que des parents aient forcé le sevrage d'un bambin suite à un incident embarrassant qui impliquait d'autres personnes; par exemple, un enfant de trois ans qui insistait devant les visiteurs pour sa tétée du coucher, ou un enfant de deux ans demandant à téter à l'église, etc... Quel dommage que tant de jeunes parents soient contents d'être déménagés à l'autre extrémité du pays ou d'avoir passé une période outremer simplement parce qu'ils ont pu vivre en paix, loin des critiques de la parenté.

Quelques mères ont dit qu'elles ne recommenceraient pas l'expérience de l'allaitement au-delà de la petite enfance; la raison invoquée — pratiquement la seule — ressemble à ceci: «Les opinions des autres m'affectent trop.» Ce n'est pas l'allaitement qui est en cause, mais ce que les autres en pensent. «Si on vivait sur une île» disait une mère perplexe, «où personne ne se soucierait de ce que nous faisons, je l'aurais laissée téter aussi longtemps qu'elle aurait voulu... Une chose dont je suis certaine: mon bébé est bien plus indépendant que je ne le suis.» Même si cela peut être bien difficile, nous devons, autant que nos enfants, faire confiance à notre propre instinct.

Bien des mères ont, avec le temps, appris à détourner les critiques, à changer le sujet de conversation, et à profiter de la compagnie des personnes chères sous d'autres formes. Comme le faisait remarquer un père perspicace, ce n'est pas tellement de la désapprobation que la plupart des gens expriment sur l'allaitement à long terme, que de l'étonnement.

Des réponses badines suffisent parfois aussi, si on les envoie avec bonne humeur et affection, comme le fit une mère en train d'allaiter son bambin et à qui on demanda: «Combien de temps encore penses-tu qu'il va continuer ça?» «Oh, un autre cinq minutes à peu près» répliqua-telle. Quelques personnes seront satisfaites lorsque vous leur rappellerez que bien des enfants conserveront un biberon ou une sucette, ou suceront leur pouce pendant longtemps. Une autre façon d'éviter les critiques ou les commentaires de surprise est de dire: «Oui, on parle de plus en plus du sevrage de nos jours» puis, de parler d'autre chose.

Trancher ainsi la discussion sur la question n'est pas toujours la meilleure approche cependant; vous vous en apercevrez lorsque cela ne convient pas. Il y a des personnes qui tiennent vraiment à parler du sevrage et ne vous laisseront pas changer le sujet de conversation. En d'autres circonstances, c'est vous qui avez grand besoin de l'approbation de votre interlocuteur, de sorte que vous voudrez réellement aborder le sujet.

Lorsque le temps de la discussion est limité (c'est-à-dire que, contrairement aux occasions que vous avez avec votre mari, vous ne disposez pas de soirées, de longs moments de conversation devant un café, ou de ces moments spéciaux des petites heures du matin), il n'y a probablement pas de raison d'entreprendre une polémique. Aucun des interlocuteurs n'aura la possibilité de présenter tous les faits et les sentiments que chacun de vous éprouve, ce qui vous aurait permis un examen approfondi de la situation, favorisant ainsi une certaine compréhension mutuelle. De plus, vous ne devez pas vous sentir obligée de «convertir» qui que ce soit à votre point de vue. Vous avez plutôt besoin de solliciter appui et affection, et la patience des autres vis-à-vis des décisions que vous prenez en tant que parent.

Dites à votre belle-mère ou à votre soeur (ou à une quelconque autre personne) qui vit à cent lieues à quel point vous comptez sur son appui dans votre rôle de parent. Dites-lui que vous savez qu'elle se fait du souci pour vous et votre enfant, et désire ce qu'il y a de mieux pour vous deux. (N'oubliez pas d'aborder ces deux aspects: ce sera la preuve que vous l'écoutez et que vous vous souciez d'elle aussi.) Rappelez-lui, en outre, que vous agissez ainsi uniquement parce que vous vous préoccupez en premier lieu du bien-être de votre enfant. Vous avez appris par vos lectures et par l'expérience des autres mères de votre entourage, et ce bagage vous donne l'assurance qu'on ne peut faire de tort à l'enfant en continuant de l'allaiter.

Sans entrer dans les détails, mentionnez ensuite quelques avantages de l'allaitement à long terme. Accentuez les aspects agréables de cette relation d'allaitement qui se poursuit. Gardez les aspects négatifs pour quelqu'un qui peut vous appuyer. La plupart des gens respecteront votre décision si elle est fondée sur de l'information; ils veulent se rendre utiles et ont besoin d'être sûrs que votre décision n'est pas simplement une «mauvaise habitude» que vous avez laissé s'implanter sans y avoir réfléchi.

LE CRITIQUE OBSTINÉ

Il y en a qui, malheureusement, se sentent obligés de vous faire la morale sur le sevrage et qui chercheront toutes les occasions pour continuer à vous critiquer, en dépit du fait que vous leur avez demandé ouvertement et aimablement appui et affection, ou au moins de tolérer votre approche. Ces personnes sont souvent véritablement inquiètes de ce que vous faites, quoique pour d'autres plus âgées, c'est plutôt le fait que vous leur semblez encore une enfant, par conséquent incapable d'agir comme parent. Quelques-uns, en général de votre âge, critiqueront vos décisions en réaction de défense, dans le but de justifier leur propre choix en tant que parents, en se basant sur l'hypothèse que l'un de vous a nécessairement tort. (Tout irait tellement mieux si chacun d'entre nous était libre de penser selon ce qui nous semble bien pour nos propres familles, sans nous sentir menacés ou menaçants envers les voisins qui n'auraient pas pris les mêmes décisions!)

Parfois, si une personne persiste à donner son avis sans qu'on le lui ait demandé, au point où cela vous importune, vous ou votre famille, il devient nécessaire d'être très ferme. Une mère, en pareil cas, a réagi en quittant la pièce pour dix minutes lorsque la conversation devint trop négative. Si la situation se reproduisait, elle s'absentait pour vingt minutes, et continuait ainsi jusqu'à ce que les critiques cessent pour de bon. Habituellement, il est préférable de parler du problème. «Je sais que vous n'êtes pas le seul (ou la seule) à réagir ainsi face au sevrage. J'ai beaucoup réfléchi à ce sujet et j'ai décidé de sevrer mon enfant à ma manière. Je ne veux vraiment plus en reparler.» De grâce, mettez un terme à la discussion sur le sevrage à ce point précis et parlez d'autre chose.

De temps à autre, un lien d'amitié peut être menacé, du fait de la réaction des amis face à l'allaitement de votre bambin. Si vous pouvez le prendre du bon côté sans vous mettre sur la défensive, alors il est peu probable qu'une amitié se rompe uniquement parce que vous allaitez. Il existe peut-être d'autres points de divergence entre vous et les amis en question, et votre décision de ne pas sevrer votre enfant ne sera peut-être qu'un prétexte pour mettre un terme à cette relation d'amitié. Lorsque vous vivez une amitié stable, vous serez en mesure d'aider vos amis à comprendre, ou du moins à accepter votre décision. Il est généralement possible de dire, comme le fit cette mère: «Les amis acceptent qu'il tète encore. Certains sont un peu surpris que je sois une si bonne "vache", mais mes vrais amis, mon fils et moi avons évolué ensemble.» Voilà les vrais amis: ceux qui sont moins souples ne sont pas une grosse perte de toute façon.

Il existe une circonstance où les critiques à l'endroit de la mère qui allaite sont justifiées, quel que soit l'âge du bébé ou de l'enfant. Votre voisine, votre pédiatre ou la secrétaire de votre mari ont absolument raison lorsqu'ils affirment que vous ne devriez jamais allaiter au volant. Il y a un risque, sans doute acceptable, à allaiter lorsque vous et votre enfant êtes passagers, car il pourrait vous mordre fortement, advenant un arrêt brusque. Vous pouvez diminuer d'autres risques plus grands en vous assurant que vous et votre enfant utilisez les courroies et sièges de sécurité appropriés pendant la tétée. À condition de faire bon usage de l'équipement de sécurité pour nous et notre enfant, il semble justifiable d'accepter le léger risque qui subsiste, pour être en mesure de garder notre enfant allaité heureux et calme pendant que nous sommes sur la route.

Allaiter au volant, cependant, représente un risque beaucoup trop élevé pour la vie de votre enfant. En plus de diminuer votre capacité de vous concentrer sur la conduite de votre véhicule, il y a le risque très réel que votre enfant saisisse le volant ou y appuie son corps, et vous fasse perdre le contrôle. De plus, en cas de collision, votre enfant est dans une position extrêmement dangereuse, et sera tout probablement écrasé entre le volant et votre poitrine. À la vitesse où nous roulons sur les autoroutes, le baudrier de la ceinture de sécurité ne pourra protéger votre enfant de l'impact de votre corps, s'il est projeté en avant lors d'un accident. Pour cette raison, si vous conduisez et devez allaiter, vous devriez toujours stopper votre véhicule et changer de conducteur, ou allaiter avant de repartir. Ceci peut sembler une perte de temps, mais vous devez agir ainsi pour le bien de votre enfant et celui des autres qui vous croiseront sur la route ce jour-là.

LORSQUE VOTRE ENFANT EST LA CIBLE DE CRITIQUES OU DE TAQUINERIES

On pourra quelquefois critiquer le fait que vous allaitez en taquinant directement votre enfant. Dans les circonstances où les gens vous critiquent personnellement, vous avez toujours la possibilité de les ignorer, si cela vous met mal à l'aise, ou vous pouvez leur répliquer. Si on se sert de votre enfant comme bouc émissaire, toutefois, vous vous devez d'intervenir pour prendre sa défense.

Il est sans doute préférable de répliquer ainsi à des questions posées devant votre enfant: «C'est personnel et je préfère ne pas en discuter présentement.» Aidez la personne qui critique à réaliser combien cela peut être inquiétant pour un petit enfant de se faire taquiner au sujet de quelque chose de très naturel dans sa vie. Il serait peut-être utile aussi de lui faire remarquer que de tels commentaires risquent d'ériger une barrière entre elle et l'enfant, ce qui pourrait nuire à leurs relations futures. Vous pouvez user de bonté et de chaleur humaine envers votre «critique», mais vous devez aussi faire preuve d'autant de fermeté que nécessaire. Ne laissez pas se répéter une telle situation.

Les enfants seront quand même conscients de l'opinion négative de certaines personnes du fait qu'ils tètent encore. «Tu sais maman,» observait un enfant de quatre ans, «je pense que papa a peur que je ne grandisse jamais.» Mais tant que votre enfant n'a pas à subir une attaque directe de la part de ceux qui désapprouvent, vous pouvez le rassurer en lui disant que tout va bien et que tout le monde n'est pas nécessairement d'accord avec tout ce que l'on fait. Grâce à votre aide, les opinions des autres ne le perturberont pas trop.

GARDER AUX TÉTÉES UN CARACTÈRE PRIVÉ

J'ai gardé pour la fin la solution la plus satisfaisante pour faire face aux individus qui exerceraient des pressions pour vous faire sevrer avant que vous ne le désiriez: garder la bouche — et la blouse — fermée. Plus votre enfant grandit, moins on a besoin de savoir que vous allaitez encore. Combien de fois nous est-il arrivé de souffrir après avoir offert spontanément de l'information personnelle sur notre vie privée à des gens qui n'en avaient vraiment pas besoin! Vous pouvez parfois éviter de répondre à une question directe (si elle provient d'une personne à qui vous aimeriez mieux ne pas dire que votre enfant tète encore), en donnant une réponse farfelue ou équivoque. En général toutefois, les gens qui estiment que votre enfant devrait être sevré croiront qu'il l'est effectivement, à moins que vous ne leur laissiez croire le contraire. Il n'est même pas nécessaire de mentionner au personnel médical que votre enfant est allaité si vous croyez qu'on pourrait vous critiquer, pourvu que cette information ne soit pas requise dans l'évaluation d'un problème de santé. Autrement, il n'y a pas lieu de vous offrir en cible aux commentaires des autres si tel n'est pas votre désir. (Par contre, si vous vous sentez très sûre de vous, il peut être bon qu'on sache que votre enfant n'est pas sevré. De cette façon, les médecins et les infirmières finiront par réaliser à quel point l'allaitement est bon pour la santé de l'enfant!)

À LA RECHERCHE D'APPUI ET D'APPROBATION

Nous avons tous besoin de l'appui et de l'approbation des autres lorsque nous sommes parents. Après tout, nous sommes novices en la matière, surtout ceux d'entre nous qui ont peu d'enfants. Lorsque nous avons besoin d'être encouragés et de nous faire remonter le moral, comme cela nous arrive à tous de temps à autre, nous devrions rechercher ces bonnes choses chez des individus enthousiastes à l'égard de l'allaitement, et non auprès de personnes susceptibles de ne pas comprendre ou d'approuver, car alors nous irions au-devant de difficultés. Si nous avons besoin de l'approbation et de l'encouragement d'un ami ou d'un parent cher, il est bien plus sage de rechercher leurs éloges pour des sujets à propos desquels ils sont enthousiastes, quand bien même il ne s'agirait que du choix du détergent à lessive ou de la nouvelle coupe de cheveux de notre tout-petit. Il est illusoire de notre part de leur demander appui ou éloges pour des décisions qu'ils sont mal préparés à comprendre.

C'est surtout lorsque nous recevons aide et conseils de médecins et d'infirmières que nous avons tendance à mal utiliser et interpréter cette information. Trop souvent, nous nous attendons à ce que les examens de contrôle de la santé de nos enfants non seulement nous donnent l'assurance que nos enfants sont en bonne santé, mais aussi qu'ils constituent un certificat «officiel» de notre bonne performance en tant que parents. Nos attentes exercent une pression superflue sur le monde médical. Les médecins et les infirmières sont formés en vue d'identifier et de traiter les maladies. Il est injuste pour eux de nous attendre à ce qu'ils soient aussi des experts dans tous les aspects des soins aux enfants et de la vie familiale. En plus de faire pression sur le personnel médical pour qu'il soit apte à répondre à toutes nos attentes, le fait de leur demander des conseils sur des sujets hors de leur domaine de compétence risque de nous acheminer vers des déceptions. Nous constaterons que leur avis sur les soins aux enfants aura tendance à n'être ni mieux ni pire que celui d'autres adultes raisonnablement bien informés. C'est très bien ainsi, mais nous risquons d'être déçus si nous attendons davantage d'eux.

Je dois ajouter que, étant des êtres humains tout comme le reste d'entre nous, les médecins et les infirmières sont tout aussi susceptibles que les autres d'offrir des conseils gratuits sur les soins aux enfants. Des années d'étude en pathologie ne procurent pas plus une meilleure formation pour donner des conseils sur les soins aux enfants, que des années d'étude dans la science des ordinateurs. Les membres du monde médical seront qualifiés pour donner des conseils judicieux sur les soins aux enfants dans la mesure où ils auront eux-mêmes une bonne expérience personnelle de la vie familiale. Grâce à cette expérience, beaucoup d'entre eux donneront d'excellents conseils sur la vie avec des tout-petits. On peut en dire autant des scientifiques spécialisés dans les ordinateurs. Il vous incombe d'évaluer avec soin les conseils reçus, selon ce qui vous convient. Il semble que notre monde soit, malgré nous, pauvrement doté de médecins du genre Marcus Welby — ce personnage de fiction qui peut tout savoir sur chaque patient, être totalement efficace et avoir raison tout le temps.

ALLAITER EN PRÉSENCE DES AUTRES

Garder sa «blouse attachée» comme je l'ai mentionné précédemment n'est pas toujours possible en présence des autres, surtout avec un bambin. Il peut décider d'avoir envie de téter en présence de n'importe qui. Plusieurs de ces petits enfants sont tellement actifs, relevant votre blouse afin de vérifier si l'autre sein est toujours là, se faufilant la main à l'intérieur de votre chandail en partant de l'encolure, etc., que l'allaitement discret est bien plus difficile que lorsqu'ils étaient tout petits. Je garde encore frais en mémoire un incident survenu alors que nous étions dans une petite jeep pour une visite guidée dans les Montagnes Rocheuses. J'étais assise face à face (nos genoux se touchaient) avec des gens illustrant un portrait parfait du monde du pétrole au Texas (il faut me croire), accompagnés de leurs enfants adolescents. Tout au long de l'excursion, je me suis bien débrouillée avec notre nouveau-né, qui tétait de temps à autre. Mais, avant la fin toutefois, notre petite fille a décidé qu'elle voulait téter, elle aussi. Voilà pour moi le genre d'endroit et de compagnie qui convient le moins pour allaiter un bambin! Nous avons réussi à nous en sortir sans perdre la face, grâce à l'observation de plusieurs des suggestions suivantes, qui aideront à vivre avec un bambin allaité.

Tout d'abord, il est essentiel de planifier. À mesure que grandit votre enfant, vous devrez prêter attention aux vêtements que vous portez, en observant quelle sorte de fermeture votre petit astucieux est capable d'ouvrir. Bien des mères n'y songeaient pas jusqu'au moment où elles découvrent que la fermeture-éclair du devant de leur vêtement a été ouverte par le petit chérubin innocent qu'elles tiennent dans leurs bras. Voilà une situation qui exige la mise de côté temporaire de tels vêtements au cours des semaines qui suivent, et une petite séance immédiate de chatouilles ou autres distractions, jusqu'à ce que vous puissiez vous retirer pour allaiter.

Pour les deux ou trois premières années, on peut s'attendre à ce que les tout-petits demandent à téter n'importe où, lorsque cela leur chante, et souvent leur capacité de s'exprimer verbalement dépasse largement leur sens de ce qui est convenable ou non dans la société. Il est très difficile de conserver à l'allaitement un caractère privé lorsque votre enfant annonce: «Je veux téter.» «Que c'est mignon!» observa une tante lorsqu'un enfant émit une telle requête, «il s'en souvient encore.» «Comment aurait-il pu oublier? Il vient de téter il y a à peine quatre heures.» se dit sa mère.

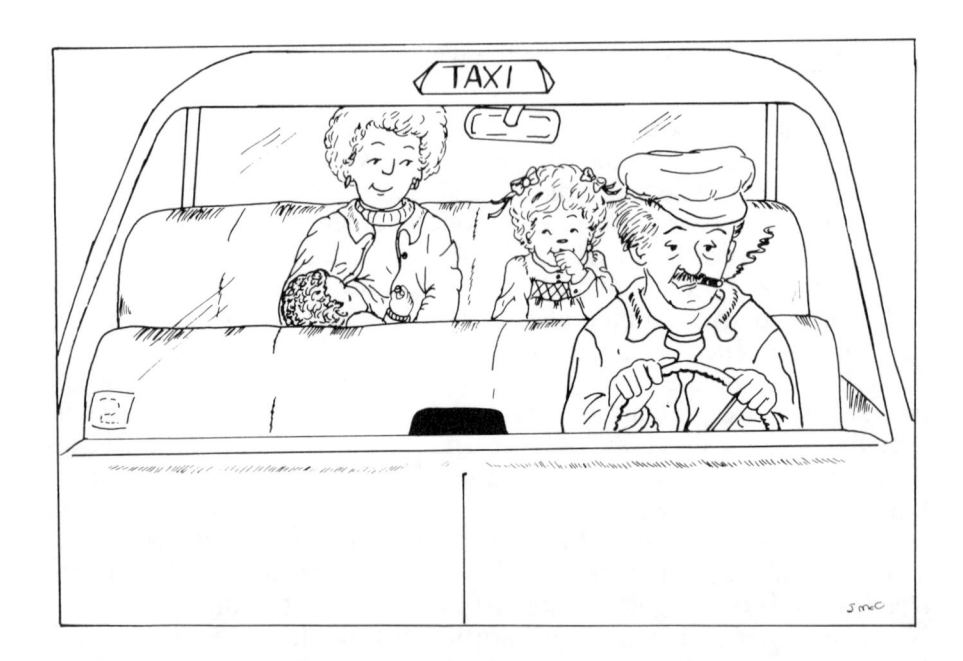

Mon Dieu, madame, vous avez dû l'assommer pour le faire cesser si vite de pleurer!

Cela peut être tout à fait charmant lorsque la petite Lucie demande à «téter» à la maison. Demandez-vous toutefois si vous vous sentirez à l'aise qu'elle répète la même chose en excellent français au supermarché. Comment réagiriez-vous si votre enfant faisait comme celui qui, en Nouvelle-Zélande, tapota le chandail de sa mère et annonça à la cantonade: «Maman a du lait!»? Vous sentirez-vous à l'aise si votre enfant de trois ans dit: «Sors ton sein maman!»? Comment ces mots résonneront-ils à vos oreilles, lancés d'une voix perçante et dominant les accords de Lohengrin au mariage d'un cousin?

Ceci ne signifie pas nécessairement que votre relation d'allaitement doit être tenue secrète ou que les termes dont vous vous servirez pour désigner la tétée sont incorrects. Je désire simplement attirer votre attention sur le fait que les mots que vous utiliserez quand votre enfant aura un an ou deux, seront adoptés par lui ensuite, et il les prononcera de plus en plus distinctement. Il est toujours possible d'enseigner un nouveau mot à votre enfant plus tard, mais c'est très difficile. Alors, pensez-y dès maintenant, vous basant sur ce qui vous convient le mieux.

De nombreuse familles préfèrent choisir un «mot de passe» pour la tétée. Comme bien des bébés prononcent assez tôt le son «n», les mots de passe renfermant cette consonne sont très communs («néné», «nana», «nounou», etc.). Lorsque votre enfant commence à répéter souvent un certain «mot» dans son babillage, vous pouvez le relever et commencer à l'utiliser pour désigner la tétée. Certains seront des mots réels en rapport avec les seins et la tétée comme «encore», «l'autre», «lait-lait». D'autres sont des sons de bébé convertis en mots de passe comme «lolo», «tèt-tèt», «en-en», «doudou», «mama». Dans certaines familles, la tétée s'appelle «dodo», ou «beau dodo»; les parents aiment bien voir la réaction des autres lorsque leur enfant «bien élevé» demande «dodo» de lui-même.

L'avantage du mot de passe est qu'il ne signifie rien dans le langage des autres. Dans une Jeep bondée, ou durant la procession à un mariage, ce mot devient un simple babil d'enfant pour les non initiés, et cela vous donne une chance de vous en sortir sans embarras. En ce qui nous concerne, lorsque nous étions dans la Jeep, le conducteur a demandé si «Nanny» était le nom de la poupée de ma fille, ce à quoi j'ai répondu «non». Même si elle répétait avec insistance, «je veux Nanny», elle n'a pas pris panique et nous avons réussi à nous en tirer jusqu'à la fin de l'excursion; puis je l'ai allaitée dans l'intimité de notre auto.

Lorsque votre enfant est plus grand, votre merveilleux mot privé pour désigner la tétée vous permettra souvent d'utiliser un autre atout — dont j'ai fait usage dans la Jeep — pour éviter l'embarras: essayer d'éviter d'allaiter dans une situation qui vous gêne. La distraction réussira fréquemment à faire patienter un bambin: le promener dans vos bras ici et là, le chatouiller, lui montrer de nouveaux jouets ou objets. Un bambin qui comprend bien peut se contenter d'une réponse verbale comme «attends qu'on soit à la maison», «après que j'aurai fini de manger,» ou quelque chose du genre. On peut apprendre à un jeune enfant quand il convient ou non de demander à téter; il acceptera parfois un signal, comme lorsque vous portez une robe qui s'attache dans le dos en des occasions où vous ne désirez pas l'allaiter.

Souvenez-vous, toutefois, que le fait d'éviter d'allaiter votre enfant, si vous le faites très fréquemment, constitue le début du sevrage initié par vous. Si vous retardez une tétée, disons pour une heure ou plus, et ce chaque jour, vous vous trouverez à pratiquer ce qu'on recommande si souvent pour le sevrage. Si votre enfant n'y est pas préparé, toute cette procédure pourrait vous donner un résultat tout à fait opposé à ce que vous désirez, c'est-à-dire que votre enfant demandera à téter de plus belle, en des occasions embarrassantes pour vous.

Éviter d'allaiter dans certaines circonstances est une bonne chose, bien sûr. Pour que cela ne devienne pas une méthode de sevrage cependant, il est utile de se rappeler à quel moment nous avons distrait notre enfant de la tétée; puis nous essaierons de répondre rapidement à la prochaine demande. Si vous avez promis à votre enfant de l'allaiter de retour à la maison ou après le souper, de grâce faites-le même s'il l'a oublié. Votre crédibilité est en jeu.

Naturellement, il y aura des situations (surtout avec de jeunes bambins) où le besoin de téter de l'enfant est urgent, peu importe le degré d'embarras que vous pourriez éprouver à ce moment-là. Bien des mères, en pareil cas, se sont excusées pour aller «changer la couche» de leur enfant, lui «lire une histoire» au moment du coucher ou simplement pour le «calmer un petit peu». Il n'y a aucune nécessité d'expliquer ce que vous faites véritablement, une fois de l'autre côté de la porte.

Vous pouvez parfois éviter d'avoir à allaiter durant un intervalle relativement court, comme une course à l'épicerie ou une brève visite à la voisine, en planifiant un peu. Votre enfant pourra supporter plus facilement d'attendre en ces occasions, s'il a pu téter juste avant de partir.

Si vous ne pouvez détourner son désir de téter, s'il vous est impossible de vous retirer avec votre enfant pendant quelques minutes, ou si vous préférez ne pas le faire, alors utilisez les méthodes discrètes d'allaitement que vous connaissez si bien: des hauts qui se relèvent à partir de la taille, ou des robes munies d'ouvertures cachées, ou vos cheveux (s'ils sont très longs) vous aideront à dissimuler ce qu'il ne faut pas montrer. Une robe munie de fermetures éclair cachées est particulièrement utile si vous avez un enfant qui aime relever votre blouse jusqu'en haut pendant la tétée; avec ces petites ouvertures, il sera incapable de vous «dénuder». Un poncho vous couvrira fort bien lors d'événements à l'extérieur. Si vous pouvez relever votre soutien-gorge au lieu de détacher le rabat, il vous sera plus facile de dissimuler toute l'opération. (Bien sûr, tout dépend du modèle de soutien-gorge que vous portez et de la grosseur de vos seins.) Lorsque vous détachez le rabat de votre soutien-gorge, vous pouvez habituellement vous épargner les tâtonnements — inhérents à la plupart des modèles — inévitables lorsque vient le temps de le refermer si vous attendez d'être en privé pour le faire.

Vous serez peut-être capable de persuader votre bambin de se contenter d'un seul sein en des occasions semblables. Changer de sein est un de ces gestes qui attirent inutilement l'attention sur vous.

Il y aura quand même des circonstances où vous subirez des questions ou des regards que vous auriez préféré éviter. Mais il est possible de réduire ces situations embarrassantes à un minimum alors que vous faites de votre mieux pour répondre aux besoins de votre enfant en croissance. En outre, il est réconfortant de penser que chaque fois que vous répondez avec chaleur humaine à une question ou un commentaire sur l'allaitement sans zèle évangélisateur, vous contribuez à rapprocher un tout petit peu le jour où ce que vous faites n'attirera plus les regards ou les remarques.

CHAPITRE 5

Bref tour d'horizon des autres époques et sociétés

Il est devenu si inusité, dans notre monde occidental, d'allaiter un bébé en âge de marcher que nous avons tendance à considérer cette pratique comme un phénomène tout à fait nouveau. Pourtant selon Alan Berg, auteur de l'ouvrage *The Nutrition Factor,* à l'origine de notre civilisation, les femmes allaitaient leurs enfants pendant plusieurs années. Les prophètes de l'Ancien Testament, de même que les marchands et les bergers, n'étaient pas sevrés *avant* l'âge de deux ans (c'est moi qui souligne). La mère de Moïse, qui a élevé son fils en prévision de sa future appartenance à la famille royale d'Égypte, était tenue de suivre l'ancienne coutume égyptienne selon laquelle l'enfant devait être allaité jusqu'à trois ans. En Inde, on croyait que la durée de vie d'un individu était proportionnelle à la période pendant laquelle il avait été allaité; il n'était donc pas rare que des enfants soient allaités jusqu'à sept ou même neuf ans.

Les mères anglaises, avant le vingtième siècle, ne sevraient pas leurs enfants à un âge aussi jeune que de nos jours. D'après Alice Judson Ryerson, qui réalisa une étude sur le type de conseils que les médecins de ces pays donnaient, entre 1550 et 1900, aux mères relativement aux soins aux enfants, ce ne fut qu'à partir de 1800 que la plupart des ouvrages populaires anglais sur les soins aux enfants recommandaient le sevrage des bébés aussi tôt qu'à douze mois. Par contre, dès 1725, on trouve des écrits où les auteurs désapprouvent l'allaitement jusqu'à quatre ans, ce qui indique qu'un nombre significatif d'enfants de cet âge, au dix-huitième siècle, recevaient encore amour et réconfort au sein de leur mère. Vers 1850 cependant, la plupart des «experts» recommandaient de sevrer l'enfant à onze mois. À cette époque, le seuil de la désapprobation officielle avait été ramené de quatre à deux ans. Il est intéressant de constater la similitude entre ces changements dans les soins aux enfants et ceux qui ont bouleversé la vie familiale en général, tout au long de la grande révolution industrielle en Angleterre et aux États-Unis.

Heureusement, la civilisation occidentale ne s'est pas étendue au monde entier d'un seul coup. L'instinct maternel mit du temps à tomber sous la guillotine du progrès. Au début de ce siècle, les mères de Chine et du Japon, selon Berg, allaitaient encore leurs enfants jusqu'à l'âge de quatre ou cinq ans. Pendant que la Deuxième Guerre mondiale faisait rage, les enfants Birmans se blottissaient encore au sein de leur mère à trois ou quatre ans. Alors que le peuple américain nageait dans l'euphorie des années cinquante, les petits Kényens pouvaient se consoler de leurs bobos et frustrations au sein de maman et ce, jusqu'à l'âge de cinq ans environ.

Margaret Mead, qui a étudié et décrit en détail le mode de vie des Arapesh, mentionnait en 1935 que les enfants de ce peuple étaient habituellement allaités jusqu'à ce que la mère redevienne enceinte, c'est-à-dire jusqu'à ce que l'enfant ait trois ou quatre ans. D'autres études réalisées dans les années cinquante décrivent le mode de vie de civilisations non encore touchées par l'influence occidentale. Les Sirionos de Bolivie sevraient rarement leurs enfants avant l'âge de trois ans, et parfois les laissaient téter jusqu'à quatre ou cinq ans. En 1956, des observateurs à Tsinghai, en Chine, ont rapporté avoir vu des mères allaiter leur enfant jusqu'à l'âge de cinq ans ou jusqu'à la naissance d'un nouveau bébé. En Mongolie-Intérieure, il n'était pas rare, en 1951, de voir des enfants de deux ou trois ans encore allaités, ou même un enfant de six ou sept ans venir chercher un petit remontant au sein de sa mère. Une étude réalisée en 1945 auprès de soixante-quatre civilisations dites «primitives» a révélé qu'une seule de ces sociétés avait pour coutume non équivoque de sevrer les bébés à un âge aussi jeune que six mois.

Dans les années soixante, l'allaitement prolongé était encore assez courant chez les Engas des hautes terres de Nouvelle-Guinée pour que Thelma Becroft soit en mesure de réaliser une étude très détaillée sur la quantité de lait que produisaient les mères de ce peuple à diverses périodes de leur lactation. La plupart des enfants Engas étaient allaités sans restriction jusqu'à l'âge de deux ou trois ans, et parfois jusqu'à quatre ans.

Les méthodes de sevrage actuelles du monde occidental ne sont heureusement pas appliquées partout dans le monde. Au sujet des Indiens Zinacanteco de l'état de Chiapas, au Mexique, un peuple isolé descendant des Mayas, le docteur T. Berry Brazelton mentionne qu'à la naissance de son bébé, la mère qui a déjà d'autres enfants continue de les allaiter du côté droit, gardant le sein gauche pour le nouveau-né. Par conséquent, il arrive souvent qu'un bambin de deux ans et un nouveau-né tètent en même temps. Vers l'âge de quatre ou cinq ans, les enfants ne viennent plus téter sur les incitations de la mère mais avant cela, elle s'attend à ce qu'ils le fassent trois ou quatre fois par jour.

Dans des pays comme les États-Unis, l'Angleterre ou la Rhodésie, l'allaitement d'un bambin semble inconnu de nos jours, selon des témoignages que j'ai reçus de mères habitant ces contrées; c'est aussi le cas pour l'Allemagne ou même la Suède. Toutefois, des mères ayant séjourné récemment dans des pays d'Afrique de l'Est ont remarqué avec plaisir qu'un assez grand nombre de mères allaitaient leur enfant pendant plusieurs années. Deux femmes d'Amérique du Nord, dont l'une a vécu en Nouvelle-Guinée et l'autre aux Philippines, ont été témoins dans ce pays, de scènes touchantes où la mère allaitait son bambin. Une mère demeurant en Suède écrit qu'elle a le bonheur de pouvoir compter sur l'appui d'une mère hindoue expérimentée: «Cette femme m'a dit que dans son pays, il était courant que la mère allaite jusqu'à deux ans si elle et son enfant le désiraient, et habituellement pendant quelques années de plus. Son mari avait été allaité jusqu'à l'âge de sept ans.»Ce tour d'horizon n'a pas la prétention d'être un tableau complet des moeurs d'allaitement et de sevrage de tous les peuples du monde d'hier à aujourd'hui, quoiqu'un tel tableau mériterait bien d'être brossé. Je me suis bornée à citer en exemple quelques extraits d'articles ou de lettres pour illustrer le fait que la mère d'aujourd'hui qui allaite un bambin n'est pas la seule au monde à le faire.

Évidemment, il ne suffit pas de savoir que les peuples des sociétés anciennes ou primitives ont agi ou agissent d'une certaine manière pour adopter le même comportement dans notre style de vie actuel. Les coutumes anciennes sont parfois abandonnées au profit de meilleures traditions, et certaines coutumes des peuples primitifs ont pour effet de les maintenir dans cet état. L'expérience de ces sociétés nous fournit des renseignements utiles mais nous devons évaluer touts les comportements au mérite.

L'allaitement prolongé ne doit sûrement pas être débilitant puisqu'il n'y a pas si longtemps cette pratique s'étendait presque toujours bien au-delà de la petite enfance. Les conséquences négatives de l'allaitement prolongé auraient eu pour effet de décimer tous les peuples chez qui il avait cours. Les mères occidentales qui découvrent que, de nos jours, les bambins des sociétés primitives sont encore allaités, se sentent solidaires des mères de ces enfants car elles partagent avec elles cet aspect du maternage. Bien qu'un fossé se soit creusé entre nos pratiques actuelles et celles du passé immédiat, nous sommes capables, par l'allaitement prolongé, de rejoindre les mères des autres sociétés qui ont transmis ces gestes traditionnels de tendresse et d'affection envers leurs tout-petits depuis l'Antiquité jusqu'au vingtième siècle.

DEUXIÈME PARTIE

Comment allaiter votre bambin

CHAPITRE 6

Comment vivre avec un bambin allaité — votre vie de couple

MODIFICATIONS DE L'INTÉRÊT SEXUEL

Cela m'inquiète un peu de penser qu'on s'attend, à la lecture de ce chapitre, à trouver des affirmations catégoriques concernant l'effet de l'allaitement sur les relations conjugales, particulièrement les relations sexuelles, ainsi que sur l'attitude à adopter vis-à-vis cette question. De nombreux chercheurs étudient le couple marié et son fonctionnement, s'intéressant plus précisément au volet sexualité des relations du couple (je ne suis pas de ceux-là). Ces chercheurs n'ont pas d'opinions arrêtées en ce qui a trait aux relations entre l'allaitement et la vie de couple ou plutôt, les opinions qu'ils émettent semblent contradictoires. Nous devrons donc recourir au bon sens jusqu'à ce qu'on trouve des réponses satisfaisantes à toutes ces questions.

Il est peu pertinent de discuter des situations où il n'y a aucune baisse de l'intérêt sexuel car, dans notre société d'aujourd'hui, c'est lorsque l'intérêt sexuel diminue chez un individu que celui-ci commence à se demander s'il est normal. Il y a une ou deux générations, c'était tout le contraire: on se tracassait lorsqu'on croyait avoir un penchant trop exagéré pour le sexe; ces changements d'attitude illustrent le mouvement de balancier des coutumes culturelles de notre société. Je tiens à mentionner aux couples dont la vie sexuelle n'a pas changé ou a augmenté d'intensité, depuis qu'ils ont un enfant allaité, qu'ils sont loin d'être l'exception: en fait, ils font partie de la grande majorité des couples privilégiés. Tant mieux si vous vous sentez bien ainsi; profitez au maximum de ces moments de votre vie et sautez ce chapitre (et ne lisez pas non plus les nombreux ouvrages écrits sur le sujet). À l'instar du centipède du vieux poème qui a cessé de marcher sans souci à partir du jour où on lui a demandé: «Quelle patte avances-tu en premier?», on risque, à force de se poser des questions sur un comportement tout à fait normal et naturel, de ne plus être capable de se comporter ainsi.

À l'heure actuelle, il n'existe pas de preuve démontrant que l'allaitement en soi affecte la sexualité. Il y a des familles où, la nuit, le père prend la place là où le bébé laisse la sienne, un point c'est tout. On affirme que le faible taux d'estrogènes dans l'organisme maternel suivant l'accouchement et jusqu'au retour des menstruations est responsable de la baisse de l'intérêt sexuel chez la femme, mais les conclusions d'études réalisées auprès de femmes sexuellement actives après la ménopause (qui présentaient donc également un faible taux sanguin d'œstrogènes) semblent éliminer cette hypothèse.

Il peut sembler logique de penser que la nature ait choisi ce moyen (la diminution de l'intérêt pour les relations sexuelles chez la mère qui allaite) pour empêcher que le bébé ne soit suivi de trop près d'un petit frère ou d'une petite sœur. Mais l'allaitement sans restriction procure, à lui seul, une protection suffisante contre les grossesses rapprochées, et on ne peut prouver que la diminution de l'intérêt sexuel chez la mère qui allaite fasse partie du plan prévu par Dame Nature pour limiter les grossesses. En fait, il y a des femmes — et ce n'est pas une minorité — qui connaissent un regain de désir sexuel immédiatement après l'accouchement.

Nos attitudes personnelles face à l'allaitement (et ici, je fais allusion aux maris autant qu'aux femmes) exercent sans doute une influence beaucoup plus grande sur notre comportement sexuel que tout autre facteur, y compris les changements hormonaux. Nous voyons-nous sous un autre oeil à cause de l'allaitement?

Je me souviens avoir été déroutée par la description que des maris avaient donnée, lors d'une réunion de couples, de leur femme qui allaitait. L'un après l'autre, ces maris avaient dépeint leur femme comme s'il s'était agi d'une madone. La Madone et l'Enfant font un magnifique tableau certes, et beaucoup de femmes se voient ainsi d'ailleurs, quoique peu oseraient l'avouer tout haut. Je me suis demandé alors combien de couples, dans ce groupe, étaient inhibés par cette image de la Madone, qui après tout représente la Vierge dans notre civilisation. La Vierge est le symbole de nombreuses valeurs et vertus mais, sur le plan sexuel, elle est strictement intouchable et cet aspect est révélateur. Il n'y a rien de mal à se considérer ou à considérer sa conjointe comme une madone; des problèmes surgiront toutefois si le couple est incapable de mettre de côté l'image de la madone pour agir comme César et Cléopâtre lorsqu'il en aurait le goût. Le couple (ou l'un de ses membres) peut éprouver de la difficulté à passer d'un état émotif à un autre au moment opportun ou il se peut qu'il ne soit même pas conscient du besoin d'essayer.

Si la vie sexuelle du couple est influencée par l'image de la mère qui allaite, il faudra de la patience, du temps, et une bonne communication entre conjoints pour surmonter cette influence. Il sera peut-être utile au père ou à la mère de lire des écrits d'auteurs décrivant des femmes plantureuses allaitant leur enfant, par exemple *La terre chinoise* et *Les fils de Wang Lung* de Pearl S. Buck. Quelques-uns des anciens artistes hollandais, notamment Jan Steen, ont peint des mères magnifiques qui ne cadrent décidément pas avec l'image de la madone. De plus, il y a maintenant un nombre relativement élevé d'aguichantes vedettes de l'écran qui allaitent leur bébé. Tout ceci étant dit, bien sûr, dans le but d'élargir quelque peu votre notion picturale de la mère qui allaite, et non pour changer complètement l'image que vous avez de vous-même. Comme parents d'un bébé allaité, vous aurez ainsi un plus grand choix de points de vue.

Il importe également que les parents soient conscients de l'influence de la société en ce qui a trait au sexe. On semble vouloir nous faire croire que, si nous n'avons pas de relations sexuelles complètes accompagnées d'un ou de plusieurs orgasmes de temps à autre, quel que soit l'intervalle implicite ou explicite entre chaque rapport recommandé par notre expert préféré, nous serons condamnés à faire chambre à part tôt ou tard (ou du moins à faire quelque chose pour remédier à la situation, comme suivre une thérapie sexuelle par exemple).

Lorsque, pendant une certaine période, un des partenaires ne désire pas de relations sexuelles, le couple devrait mettre cet intervalle à profit pour se démontrer son amour mutuel sous d'autres formes: communications verbales, contact physique, patience. Il est impérieux de mettre un frein aux activités sexuelles lorsque l'homme ou la femme ressentent des émotions trop ambivalentes à ce sujet. L'amour, pendant ces temps d'arrêt, donne à chaque partenaire l'occasion de faire le point et d'atteindre une plus grande maturité.

LE SENTIMENT D'ÊTRE UTILISÉE

La plupart des mères, à un moment ou à un autre durant la lactation, ont le sentiment d'être utilisées; elles évoquent avec nostalgie l'époque où leur corps leur appartenait. Une mère décrit cette impression comme «un manque d'intimité, une invasion de mon moi», qui a entaché sa relation avec son mari pendant un certain temps. Nous ressentirons ces émotions lorsque notre enfant demande souvent à téter alors que nous nous sentons incapables de dire non et que, de son côté, notre mari désire des faveurs sexuelles auxquelles nous nous sentons tout aussi incapables de nous dérober. Ces sentiments sont tellement courants que je pourrais presque les qualifier d'universels.

Il s'agit ici d'une situation où les émotions ressenties vis-à-vis l'allaitement et le sexe sont intimement liées. Nous amalgamons les besoins de deux personnes différentes, le bébé et le mari, et nous nous laissons submerger. Nous oublions de tenir compte de la tierce personne, c'est-à-dire la mère, qui a également des besoins à exprimer. En nous disant d'un air résigné: «Hélas, tel est le sort de la femme mère-épouse», nous érigeons nous-mêmes une barrière émotive qui nous enfermera et nous empêchera de profiter agréablement tant de notre mari que de notre enfant.

Il faut recourir au dialogue plutôt que se refermer ainsi sur soi: discutez donc de vos sentiments relatifs à l'allaitement avec votre enfant, dépendant de son âge. Réduisez la longueur et/ou la fréquence des tétées si cela vous aide et si votre enfant l'accepte. Ou encore, laissez votre enfant téter à volonté pendant quelques jours afin de voir s'il peut être satisfait ainsi et réduire ses demandes par la suite.

Discutez également de vos sentiments avec votre mari: c'est lui qui peut le mieux vous aider. N'utilisez pas ce temps de discussion pour vous plaindre des exigences de votre enfant, du fait qu'il tête trop, etc. Vous risquez d'obtenir pour toute réponse une incitation à sevrer votre enfant ou à l'envoyer à la pré-maternelle, ou les deux. Un tel conseil ne serait pas mesquin de sa part car, à vous entendre vous plaindre ainsi, tout le monde pensera que le sevrage ou la séparation sont exactement les solutions que vous recherchez.

Parlez plutôt du besoin qu'ont votre enfant et votre mari de votre corps. Faites comprendre à votre mari que vous estimez très important de l'aimer, lui ainsi que votre enfant. Dites-lui ce que vous faites pour vous sentir moins utilisée par votre enfant, et tenez-le au courant de l'évolution de la situation. Manifestez-lui clairement votre compréhension et votre sympathie devant sa frustration lorsqu'il doit attendre à cause des besoins de l'enfant que vous élevez ensemble.

Assurez-vous de son appui lorsque vous avez besoin d'avoir le dernier mot en ce qui concerne l'utilisation de votre corps. N'hésitez pas à lui demander de vous caresser lorsque vous avez fait la même chose pour le bébé toute la journée; dites-lui que vous préférez des caresses sans relations sexuelles si c'est ainsi que vous vous sentez. Apprenez à dire non au sexe lorsqu'il le faut (mais, faites-le avec beaucoup d'amour). Vos relations d'amour avec tous les membres de votre famille s'enrichiront à long terme si, après une journée difficile où vos enfants, surtout les tout-petits, ont été exigeants, vous savez que vous pouvez tomber dans les bras d'un homme qui, à votre demande, vous bercera sans vous présenter des exigences physiques supplémentaires ce jour-là. Ne craignez pas d'être trop exigeante; vous aurez amplement l'occasion de lui rendre la pareille. De plus, pour bien des femmes, il n'y a pas de meilleur aphrodisiaque que de recevoir de l'amour d'un homme qui ne s'attend pas à des relations sexuelles immédiates en retour.

SE DÉFAIRE DES STÉRÉOTYPES

Il est difficile de se défaire des idées arrêtées sur le comportement sexuel normal. Lorsque nos émotions et notre comportement ne cadrent pas avec les stéréotypes, nous craignons de ne pas être normaux, surtout lorsque notre intérêt pour le sexe diminue. Mais, il en est des émotions sexuelles comme de toute autre émotion: elles changent, augmentent ou demeurent au même point; nous avons parfois l'impression d'être submergées par ces émotions, tandis qu'en d'autres circonstances, nous les croyons disparues. À table, les relations entre les membres d'un couple se composent de hauts et de bas assortis de subtils changements; pourquoi en serait-il autrement dans le lit? Devenir parents d'un enfant allaité n'est qu'un des nombreux événements de la vie qui auront des répercussions sur notre vie sexuelle. Quels que soient nos sentiments de l'heure, il est presque certain qu'ils auront changé dans un an.

FAIRE L'AMOUR AILLEURS QUE DANS LE LIT

Il y a, bien sûr, des aspects pratiques à considérer lorsqu'on veut faire l'amour et qu'on est parent d'un bambin allaité, notamment si le tout-petit passe presque toute la nuit dans le lit familial.* Pour les petits enfants, il fait bon dormir dans le lit des parents, comme tant d'entre eux en ont besoin. Mais, c'est tout un art que de faire l'amour dans un lit double sans réveiller un enfant de trois ans. La plupart des couples n'essaient même pas; ils laissent l'enfant dans leur lit et choisissent un autre lieu pour leurs ébats amoureux. Ou encore, ils augmentent l'espace disponible soit en achetant un plus grand lit, en y juxtaposant un autre lit ou en installant un matelas par terre.

J'ai de la difficulté à comprendre le raisonnement des personnes qui prédisent que l'enfant sera traumatisé s'il se réveille et voit ses parents faire l'amour. Depuis le début de l'humanité, la plupart des enfants ont dormi avec leurs parents. Il est facile d'en déduire que le nombre de bébés et d'enfants ayant atteint l'âge adulte, sans jamais avoir l'occasion

---

* Pour en savoir plus sur le terme «lit familial», voir le livre *Comment aider votre enfant à dormir* du Dr. William Sears publié par la Ligue internationale La Leche.

de se réveiller au moment où des adultes faisaient l'amour à proximité, doit être très petit. La seule raison pour laquelle il serait dommageable pour un enfant d'être témoin d'une activité aussi naturelle que les relations sexuelles de ses parents, il me semble, est liée à notre code d'éthique sociale. La plupart des adultes de notre société seraient absolument scandalisés de voir un enfant de deux ans essayer d'imiter, avec sa petite cousine par exemple, les gestes dont il aura été le témoin, ou de l'entendre les raconter aux voisins. Nous devons dès lors protéger ces tout-petits contre nos propres attitudes, en faisant l'amour lorsqu'ils sont profondément endormis ou dans une autre pièce. À l'âge scolaire, les enfants sont déjà intégrés aux moeurs de notre société et, par conséquent, savent ce qu'ils sont «censés» voir ou ne pas voir. Ils seraient donc sans doute fort embarrassés d'être les témoins inopinés de vos ébats amoureux.

Mon expérience de mère de jeunes enfants m'a permis de constater qu'il suffit de conserver une distance suffisante entre l'enfant et le couple pour éviter de le déranger dans son sommeil et que sa présence ne dérange pas le couple pendant qu'il fait l'amour: ceci, pourvu que ni le couple ni le bébé ou bambin n'éprouvent de la gêne à l'idée de se trouver dans la même pièce à ce moment-là.

MODIFICATIONS DE LA SENSIBILITÉ DES SEINS

Un nombre appréciable de mères nourrices ont remarqué que leurs seins sont beaucoup moins sensibles aux caresses lors des ébats sexuels pendant les mois ou les années qu'elles allaitent. C'est une modification normale mais elle ne se manifeste pas chez toutes les femmes, et il n'y a rien à faire pour y remédier. Il vaut mieux accepter ce changement comme un défi lancé à l'imagination pour trouver d'autres moyens susceptibles de vous satisfaire dans ces circonstances. Vous pouvez vous dire avec regret que c'était vraiment excitant d'avoir des seins qui réagissaient aux caresses érotiques; cependant ces moments reviendront plus tard. D'ici là, vous pouvez trouver de l'agrément en cherchant d'autres façons de vous procurer, à votre conjoint et vous, de bonnes satisfactions.

Il est possible que les divers types de sensations aux seins qu'éprouvent les femmes pendant la tétée et les jeux sexuels (excitation sexuelle provoquée par la tétée, ou diminution de l'intérêt pour la stimulation des seins pendant les jeux sexuels), durant les années d'allaitement, puissent être dûs à des facteurs tirant leur origine autant du domaine mental que du domaine physique. Nos sentiments sont probablement liés au mode d'adaptation de notre psyché à notre situation de mère nourrice. En pareil cas, nous n'exerçons aucun contrôle direct sur ce mode d'adaptation qui se manifeste sans que nous en ayons conscience. Il n'y a alors aucune raison de croire qu'il soit préférable d'avoir des seins sensibles plutôt que des seins pas tellement sensibles (ou toute autre combinaison intermédiaire). Chaque situation doit être acceptée et appréciée comme telle, car chacune comporte des avantages.

COMPRESSES D'ALLAITEMENT ET FINE DENTELLE

J'aimerais formuler une dernière suggestion aux mères qui allaitent, suggestion qui me fut offerte par des pères d'enfants allaités patients et compréhensifs. Les soutien-gorge d'allaitement sont généralement peu esthétiques (quoiqu'il y ait des exceptions). Vous pouvez, pendant la lactation, recommencer à porter des soutien-gorge à la mode bien avant que votre enfant ne soit sevré, surtout les modèles extensibles permettant d'allaiter sans détacher de bretelles. Vous pouvez également opter pour ne pas en porter si telle est votre préférence. Si vous en portez un, assurez-vous qu'il vous va bien et n'est pas trop serré. Soyez vigilante lorsque vous essayez un nouveau modèle ou que vous allez sans soutien-gorge. Au premier signe de douleur, revenez au modèle que vous portiez auparavant et attendez quelques semaines avant de changer à nouveau. Si vous vous sentez confortable et ne souffrez pas d'infections du sein ou de canaux lactifères obstrués à cause d'un soutien-gorge mal ajusté (et dès que vous pouvez vous passer de compresses d'allaitement, pas très élégantes dans un soutien-gorge à la mode), vous pourrez ranger vos soutien-gorge d'allaitement, ce dont votre mari ne se plaindra sûrement pas.

LA FATIGUE ET LE SEXE

Selon le docteur Gregory White, la fatigue est l'ennemi numéro un des relations sexuelles et dépasse en importance tous les facteurs abordés au cours du présent chapitre, ce qui nous conduit au thème du chapitre qui suit.

CHAPITRE 7

Le repos, cette denrée rare

QUART DE NUIT

Au moment où j'écris ceci, je suis assise dans mon lit, il fait nuit, et mon bambin dort à mes côtés mais risque à tout moment de se réveiller. Je sais donc pertinemment que la question du sommeil ne doit pas être prise à la légère. Notre mode de vie d'adultes et les types de sommeil continuellement changeants de nos enfants semblent en conflit perpétuel. Juste au moment où tout semble rentrer dans l'ordre, votre enfant modifie de nouveau son comportement dans ce domaine.

Il importe, tout d'abord, de ne pas imputer votre manque de sommeil à l'allaitement. Ceci peut sembler difficile à croire lorsque toute la maisonnée dort paisiblement — toute, sauf vous. Le bambin somnole, encore accroché à votre mamelon, mais à l'instar de nombreuses mamans qui dormaient facilement avec un jeune bébé au sein, vous constatez maintenant qu'il est plus difficile de trouver le sommeil en allaitant un bambin. Vous êtes donc étendue, éveillée à contrecoeur, avec l'enfant accroché à vous dans la nuit calme. Chaque fois que vous essayez de lui enlever le mamelon, il commence à se débattre et à pleurer, en dépit du soin que vous mettez à procéder avec douceur. Dans ces circonstances, vous n'accueillerez sûrement pas d'emblée ma suggestion à l'effet que votre manque de sommeil n'est pas imputable à l'allaitement.

Sur le plan technique, il est vrai, on peut affirmer que vous ne dormez pas parce que vous allaitez. Mais, je préfère dire qu'en réalité vous ne dormez pas parce que vous maternez votre enfant en ce moment de sa vie. Je me permets d'ajouter que si vous n'étiez pas là, étendue, à moitié endormie, en train d'allaiter, vous seriez peut-être debout à préparer un biberon à la cuisine en titubant de sommeil, à couper un quartier de pomme ou à bercer et caresser votre enfant, ou encore à chercher à tâtons, parmi les jouets sous le lit, la sucette qu'il a perdue. L'expérience m'a appris qu'en dépit du ressentiment que j'éprouvais envers les tétées nocturnes, celles-ci n'ont jamais dérangé mon sommeil autant que lorsque je devais répondre aux besoins nocturnes de mon autre enfant qui, lui, n'avait pas été allaité.

Les meilleurs moments que j'ai vécus lorsque j'allaitais la nuit sont ceux où je découvris la chaleur et la tranquillité de ce moment ainsi que la sécurité de me savoir étendue entre deux personnes qui m'aimaient. Les pires moments sont ceux où j'entrais en conflit avec mes besoins d'intimité et où je me sentais étouffée entre ces mêmes corps qui m'avaient procuré réconfort et sécurité la nuit précédente. Sur le plan allaitement, la situation était évidemment la même d'une fois à l'autre; la seule différence se situait au niveau de mon vécu.

INCOMPATIBILITÉ DES BESOINS

Lorsque nous prenons soin de nos enfants la nuit, nous nous trouvons dans une situation où nos besoins semblent entrer en conflit direct avec les leurs. Nous nous comportons, pour la plupart, un peu comme des enfants lorsque nous allons nous coucher; nous avons donc souvent l'impression que c'est trop nous demander de prendre soin d'un petit être alors que nous ne nous sentons pas très grands nous-mêmes. Ceci nous fait transposer au vécu du lendemain un ressentiment irrationnel issu de la nuit interrompue que nous venons de passer. Après avoir prévu tout un programme pour la journée, nous serons évidemment déçues de ne pouvoir le réaliser parce que nous traînons la patte à cause du manque de sommeil. La plupart du temps, toutefois, il suffit simplement de ralentir le rythme pour nous permettre de nous adapter à cet état somnolent. La somnolence est l'une des nombreuses conditions que nous aurons à vivre de temps à autre et à laquelle nous pouvons fort bien nous adapter, pourvu que nous ne la combattions pas ou que nous n'essayions pas de pousser nos forces au-delà de leurs limites du moment.

Notre réaction première, immature quoique entièrement compréhensible, consiste en pareil cas à tomber sur le dos de l'enfant, à essayer de lui faire comprendre nos besoins à nous. Lorsque nous agissons de la sorte (et la plupart d'entre nous le font à un moment donné), nous ne communiquons pas grand-chose et nous perdons éventuellement encore davantage de sommeil. L'expérience parentale enseigne qu'il est nettement préférable de se servir de sa matière grise pour modifier les styles de vie des adultes de telle manière que les enfants obtiennent les soins dont ils ont besoin vingt-quatre heures par jour, et que les parents puissent en même temps jouir d'un repos suffisant.

La nuit peut être terrifiante pour les enfants, et pas seulement pour les tout-petits. C'est pendant les premières années que l'enfant apprendra à faire face aux frayeurs associées à l'obscurité. Sa meilleure source de réconfort, pendant la nuit, sera la présence d'une autre personne. Vous pouvez apprendre à votre enfant comment dormir seul la nuit si cette question revêt suffisamment d'importance à vos yeux pour que vous investissiez tous les efforts mentionnés dans de nombreux ouvrages typiques sur les soins aux enfants, et si vous croyez que cela justifie le risque que votre enfant fasse des cauchemars, entre autres. Vous devrez quand même vous reposer davantage durant la journée afin de réduire au minimum les exigences de ce système sur votre organisme; car vous devrez vous lever de temps à autre et vous présenter en personne au chevet de votre enfant, au cours de ses années de croissance, pour lui montrer qu'il peut dormir seul sans crainte et que vous êtes disponible au besoin. Vous devrez peut-être agir ainsi plusieurs fois par nuit, ou par an selon le tempérament de votre enfant, car un enfant qui a peur la nuit ne doit pas être laissé seul. Il sera peut-être également nécessaire d'élaborer un rituel régulier au moment du coucher et de lui donner un objet auquel il s'attachera, ce qui contribuera à éloigner les peurs associées à la nuit.

Par contre, vous pouvez choisir de montrer à votre enfant à rechercher la sécurité auprès de personnes pendant la nuit. Si l'on considère l'humanité dans son ensemble, il est clair que la coutume de dormir à proximité d'autres personnes est importante pour la survie de l'espèce. Il est plus facile de se tenir au chaud et de se défendre contre de réels dangers, durant la nuit, lorsque nous sommes près d'autres individus. Ce n'est que dans une société où l'on brûle du combustible pour chauffer de vastes résidences et où le danger des prédateurs, humains ou animaux, est très minime que l'on peut, en toute quiétude, placer un bébé ou un jeune enfant dans une chambre à part pour la nuit.

Je dois m'empresser d'ajouter que, si je préfère apprendre aux petits à rechercher la compagnie d'êtres humains lorsqu'ils ont peur durant la nuit, ce n'est pas tant pour les aider à bien s'adapter à la nuit ou les protéger des dangers que par paresse et crainte de perdre du sommeil.

Pour perdre moins de sommeil durant la nuit, vous pouvez allaiter au lit (quoique certaines mères préfèrent somnoler dans un fauteuil confortable). Il est bien plus reposant d'agir ainsi que de rester assise au chevet d'un enfant effrayé jusqu'à ce que les «monstres» disparaissent.

On peut aussi obtenir plus de repos en étant flexible au sujet des arrangements pour la nuit. Vous et votre mari dormirez peut-être mieux, par exemple, si votre enfant est placé entre vous deux ou de votre côté du lit.

Vous n'aurez pas besoin de vous retourner pendant la tétée et vous perdrez moins de sommeil si vous apprenez à offrir les deux seins du même côté; ceci vous permettra en outre de garder votre enfant à l'endroit le plus sûr ou le plus confortable du lit.

Vous devrez sans doute pousser votre lit contre le mur ou placer votre matelas à terre pendant un certain temps; ainsi, vous n'aurez pas à redouter une chute de l'enfant. S'il remue beaucoup pendant son sommeil et que ceci vous réveille tous les deux, vous pouvez l'installer dans un lit pour bébé dont vous aurez enlevé un des côtés avant de le placer tout contre votre lit, en l'y fixant solidement. Cet arrangement vous permettra de rouler votre enfant près de vous et de le retourner à son lit sans risque de chute. Ou encore, vous pouvez installer votre enfant sur une carpette, un matelas ou dans un sac de couchage par terre, près de votre lit.

Il se peut, par contre, que vous vous sentiez plus à l'aise si votre enfant passe la nuit dans une autre pièce. C'est ce que nous avons dû faire avec un de nos bébés car il ronflait très bruyamment. Un autre couple a trouvé préférable de placer l'enfant dans sa propre chambre pour au moins une partie de la nuit car chaque bruit qu'il faisait, y compris les profonds soupirs et les chaussons qui tombaient, réveillait l'enfant. Vous pouvez installer le bébé plus grand ou le bambin avec un grand frère ou une grande soeur, s'il en a. Disposez un lit ou un matelas par terre, ou placez un fauteuil à bascule dans sa chambre où vous pourrez allaiter en tout confort, ou qui permettra à papa ou à un aîné de s'étendre aux côtés du tout-petit si un tel arrangement est efficace.

Vous vous réveillerez moins souvent la nuit si vous laissez à votre enfant qui marche la possibilité de dormir dans un endroit d'où il peut sortir facilement, comme un lit bas ou un matelas par terre plutôt qu'un lit pour bébé; il pourra ainsi aller vous retrouver au besoin. La plupart des parents sont heureux de ne pas avoir à se lever la nuit pour voir aux besoins de leurs enfants qui se réveillent.

Quel que soit l'arrangement que vous adoptez, assurez-vous que vos enfants dorment dans un climat de sécurité et que cela perturbe le moins possible le sommeil des membres de la famille. Préparez-vous en outre à modifier les arrangements adoptés au cas où votre enfant changerait de comportement. Celui-ci grandit et évolue rapidement, et les autres membres de la famille évoluent eux aussi. Vous devrez donc vous adapter aux circonstances et vous préparer à aider vos enfants à surmonter leurs frayeurs nocturnes pour aussi longtemps qu'ils vivront avec vous. Les enfants d'âge scolaire sont bien contents de pouvoir, après un cauchemar, aller se réfugier auprès de leurs parents pour y dormir en toute sécurité, ou de savoir que vous viendrez dormir auprès d'eux.

LES TÉTÉES NOCTURNES FRÉQUENTES

Vous dormirez davantage durant la nuit si vous adoptez certaines mesures qui aideront votre enfant à dormir mieux. L'une de ces mesures consiste à vous assurer qu'il n'a ni trop chaud ni trop froid. Durant les nuits très chaudes, il peut être nécessaire de bien aérer la pièce où il dort, par exemple au moyen d'un ventilateur non bruyant placé hors de sa portée ou d'un appareil à air climatisé, quoique cette dernière solution soit plus dispendieuse.

Les nuits fraîches ou froides, il peut être utile d'enfiler un pyjama au bébé ou au bambin, même si personne d'autre dans la maison ne porte de vêtements de nuit. En général, ce n'est pas avant l'âge de quatre ans que l'enfant sera capable de dormir sans rejeter ses couvertures. Pour éviter de se faire réveiller par un bambin grelottant, il est donc prudent de lui faire porter une dormeuse munie de pieds. Il est également utile de lui mettre deux couches plutôt qu'un seule, ainsi qu'une culotte de plastique car l'enfant risque d'être transi si son pyjama et ses draps sont mouillés. (La mère qui allaite dans une pièce froide aura avantage à couvrir ses épaules d'un haut de pyjama ou d'une chemise de nuit. On peut également porter un tricot ample, mais une chemise de nuit qui ouvre à l'avant conviendra encore mieux.)

Il arrive parfois que l'enfant se réveille la nuit parce qu'il a faim. Si vous croyez que tel est le cas, offrez à votre enfant une collation nutritive (banane, sandwich au beurre d'arachides, reste de souper, oeuf, etc.) avant qu'il ne soit trop fatigué et avant le brossage des dents. L'enfant pourra apporter une collation croustillante à son lit, telle qu'une carotte crue, un bâton de céleri, un quartier de pomme, etc. Vous devrez sans doute lui offrir plusieurs aliments différents avant d'être sûre que c'est la faim qui l'empêche de dormir. Votre génie culinaire nocturne se bornera probablement à couper des quartiers de pomme, mais si votre enfant en croissance dort mieux avec une collation à deux heures du matin pendant un certain temps, vous aurez intérêt à la préparer en soirée afin de pouvoir la lui donner rapidement.

Certains enfants, au contraire, ne dormiront pas bien s'ils mangent avant d'aller se coucher. Il est donc préférable qu'ils mangent un peu plus tôt en soirée.

Des problèmes de santé peuvent aussi être la cause du réveil de l'enfant durant la nuit. Le sommeil de certains sera dérangé par un nez obstrué, par exemple lorsqu'ils ont un rhume ou qu'ils souffrent d'allergies. Un enfant allaité risque beaucoup moins de souffrir d'allergies qu'un enfant nourri au biberon, mais l'allaitement n'empêchera pas tous les enfants sans exception d'être incommodés par de légers rhumes d'origine allergique. Ces enfants dormiront mieux si on éloigne d'eux toute substance susceptible d'être allergène. Les couvertures de laine et les oreillers de plumes arrivent en tête de liste lorsqu'on veut dépister les causes des légers rhumes contractés pendant la nuit. N'hésitez pas à consulter le médecin si votre enfant a le nez constamment obstrué et que son sommeil en est perturbé. Il vous aidera à identifier l'origine de la congestion nasale et vous conseillera sur les mesures à prendre pour rendre votre enfant (et, par conséquent, toute la famille) plus confortable durant la nuit.

L'apparition d'un rhume ou la poussée des dents peuvent se traduire par des nuits agitées chez l'enfant, avant même qu'aucun autre symptôme ne se manifeste. Tant de parents ont fait la sourde oreille aux réveils nocturnes apparemment «injustifiés» de leur enfant pour constater, plus tard, qu'un problème ne faisait que commencer. Quand nous y repensons, nous avons l'impression d'avoir été bien sans-coeur!

Le sommeil de votre enfant peut être agité à cause d'une infestation par des oxyures, une infection aux oreilles ou de la constipation; il serait donc bon de le faire examiner par votre médecin afin d'éliminer ces possibilités.

Les piqûres d'insectes sont un autre facteur susceptible de réveiller l'enfant (l'adulte aussi). Il est prudent de garder sous la main un médicament pour soulager les démangeaisons causées par les piqûres d'insectes. De plus, après une journée particulièrement active, les enfants seront souvent sujets à des douleurs aux jambes qui peuvent les empêcher de s'endormir ou les réveiller au cours de la nuit. Un massage doux et une couverture supplémentaire viennent généralement à bout de ces malaises.

De nombreux enfants se réveillent la nuit pendant qu'ils urinent ou immédiatement après. Cela peut arriver à tous les enfants, mais c'est particulièrement le cas des bambins qui sont entraînés à la propreté trop tôt et avec trop de sévérité. En réduisant les efforts pour entraîner l'enfant à la propreté durant le jour, on contribuera à diminuer progressivement les épisodes de réveils nocturnes dus à ce facteur.

Beaucoup d'entre vous continuerez à vous poser des questions après avoir passé en revue les causes physiques possibles des réveils nocturnes de votre enfant, car ce comportement ne semble pas lié principalement à ces facteurs. La plupart des bébés et des jeunes enfants se réveillent la nuit parce que leur sommeil n'a pas encore atteint sa maturité, une étape qui ne sera franchie qu'avec le passage du temps. J'aime bien discuter des facteurs physiques en premier lieu cependant, car tandis que vous vous efforcez de les éliminer, votre enfant a peut-être mis spontanément fin à ses épisodes de réveils nocturnes; vous pouvez alors récolter l'honneur d'avoir enfin réussi à le «guérir» de cette habitude.

Il se peut fort bien que votre enfant se réveille la nuit parce qu'il aura passé une journée agitée la veille. Il ne s'agit pas tant, ici, de rechercher les événements qui vous auront stressés, vous les parents (quoique ceux-ci ne doivent pas être négligés non plus), que ceux qui auront stressé vos enfants. Chaque enfant vit les événements d'une façon spécifique et à son propre rythme. Une augmentation des activités des parents, surtout celles qui exigent leur attention ou qui les séparent des enfants, peut provoquer des sentiments de malaise chez ces derniers durant la journée et rendre leur sommeil plus agité la nuit suivante.

Une mère très fatiguée peut également rendre son enfant tendu et malheureux, de sorte qu'il se réveillera plus souvent au cours de la nuit. Comme cette situation risque de dégénérer en cercle vicieux, il est prudent, lorsque vous entrevoyez ce scénario à l'horizon, de recourir à quelques-unes des «techniques de survie» discutées plus loin dans ce chapitre, afin de briser ce cercle et d'obtenir plus de repos.

Je ne voudrais pas que les mères qui lisent ceci et qui ont un enfant qui se réveille la nuit se sentent coupables en pensant qu'elles doivent être d'affreuses mères de laisser ainsi s'installer des «tensions» dans la vie de leur enfant. L'enfant a besoin d'apprendre à surmonter les situations de la vie quotidienne qui sont parfois sources de tensions, et il le fait fort bien lorsqu'il recherche la sécurité de votre présence et d'une tétée, le jour comme la nuit. Il apprend à se réconforter auprès de l'être qu'il aime le plus au monde, par la douce et chaude étreinte de la tétée et il se sent bien à nouveau. Vous contribuez à son bien-être lorsque vous lui facilitez les choses, mais cela peut vous fatiguer.

Les mères qui travaillent hors du foyer savent que leur enfant a besoin de téter durant la nuit. De nombreuses mamans qui travaillent m'ont confié qu'elles aiment l'intimité des tétées nocturnes, en dépit de leur grande fatigue, car cela les aide à apaiser leur anxiété. Il peut être essentiel, pour le bambin dont la mère est partie durant le jour, de téter fréquemment au cours de la nuit.

Il existe tant de facteurs anxiogènes susceptibles de réveiller un enfant la nuit qu'il est impossible, pour la mère, d'essayer de les trouver en analysant les activités d'une autre mère. On ne peut affirmer que la mère d'un enfant qui fait ses nuits est «meilleure» qu'une autre; tout d'abord, elle a probablement un de ces enfants qui ont le sommeil lourd.

Certains enfants semblent s'adapter aisément à des situations nouvelles, tandis que d'autres sont si désorientés pendant leurs premières années de vie qu'ils ont besoin de recevoir presqu'à chaque instant tout l'amour et toute l'attention que leur mère à plein temps pourra leur donner. Malgré cela, ils auront un sommeil agité. Rien de ce que vous ferez ne réussira à transformer entièrement un enfant au tempérament très tendu en enfant au caractère facile. Vous pouvez, toutefois, réduire la tension que vit votre enfant au moment du coucher en lui rendant la vie plus facile durant la journée.

Je recommande fortement aux mères, qui ont les yeux cernés par manque de sommeil à force d'avoir allaité durant la nuit, de simplifier leur vie quotidienne et d'éviter les situations où l'enfant risque de s'accrocher à elles (ou de devenir hyperactif, une forme de comportement indicatrice des mêmes sentiments d'anxiété qui peuvent rendre un autre enfant peureux et accroché à sa mère). Voici quelques sources possibles de tensions chez votre enfant: la présence de nouveaux visages, la visite de nouveaux lieux, de nouvelles activités, des projets qui accaparent l'attention des parents ou même des frères et soeurs pendant des périodes plus longues que d'habitude, des activités qui augmentent le temps de séparation entre la mère ou le père et l'enfant.

Les enfants vivent des situations qui diffèrent selon les familles et les journées; il est donc impossible de dresser une liste des attitudes, comportements ou activités à adopter ou à éviter. Vous serez mieux à même de juger ce qui conviendra le mieux en observant le comportement de votre enfant. Surveillez les signes annonciateurs de stress (un de mes enfants évite les situations menaçantes en allant se coucher), et parfois vous pourrez cerner à temps une situation trop bouleversante pour votre enfant, à cette étape de son développement.

Par contre, il est une forme de tension à laquelle il est préférable de ne pas soustraire son enfant: c'est celle qui résulte des efforts qu'il déploie pour maîtriser de nouvelles habiletés. Lorsque votre enfant veut apprendre à marcher, à parler à des personnes autres que les membres de sa famille, écraser un insecte, attacher lui-même ses lacets de chaussures, s'entraîner à la propreté, aller à l'école (en fait, tout ce qu'un enfant, en général, ambitionne de faire); lorsque votre enfant se pousse lui-même à accomplir davantage, son degré d'anxiété augmentera et il aura besoin d'être traité comme un bébé pour franchir ces étapes. Une mère qui en a formé plusieurs autres au travail au sein de la Ligue La Leche, dans le Sud-Ouest des États-Unis, qualifie cette forme de tension auto-imposée et cette recherche de sécurité de «phénomène du yo-yo». Plus l'enfant s'aventure dans sa quête d'indépendance, plus il a besoin de se raccrocher à un comportement de bébé pour s'assurer que tout va bien. Les pas en avant et les pas en arrière sont tout autant nécessaires au cheminement vers l'indépendance. Et, tout comme le yo-yo, avec le temps, l'enfant revient en arrière moins souvent et avec moins d'intensité.

COMMENT SURVIVRE AUX TÉTÉES NOCTURNES

Pour survivre durant les années préscolaires remplies d'activités et d'imprévus, il faut être paresseuse, c'est-à-dire combiner la paresse à la capacité d'accepter la fatigue comme un fait parfois inévitable de la vie. Je sais que ce que vous faites pour empêcher votre bambin de jeter le savon à lessive dans l'aquarium ou de brûler les encyclopédies dans le foyer, par exemple, ne peut être qualifié de paresse. Nous rêvons toutes un peu d'avoir, un jour, des planchers reluisants (entièrement dépourvus d'accumulation de vieille cire jaune), une cuisine aussi propre qu'odoriférante et un bol d'aisances exempt de bactéries. Nous nous sentons inaptes et paresseuses lorsque nous ne répondons pas aux critères établis par nos mères (ou belles-mères) et par la ménagère de l'annonce publicitaire à la télé. À mon avis, la mère qui prend du bon temps avec son enfant et qui s'arrange pour obtenir un équilibre satisfaisant entre ce qu'elle attend de son enfant et ce qu'elle veut faire n'est aucunement inapte. Vous pouvez croire que vous avez été paresseuse quand, dans le courant d'une journée, vous n'avez pas eu le temps ou l'énergie de faire les lits. En fait, vous n'avez pas été paresseuse mais si vous êtes comme moi, vous trouverez plus facile de dire que vous l'avez été plutôt que de commencer à vous lancer dans toutes sortes d'explications.

L'acte de paresse le plus utile que vous pourrez «commettre» lorsque vous aurez perdu du sommeil la nuit précédente sera de vous étendre durant la journée. Vous pouvez généralement trouver du temps pour cela en allaitant votre enfant pour l'aider à s'endormir; voilà une excellente occasion de repos pour vous deux. Lorsque vous vous faites réveiller durant la nuit, n'utilisez pas le temps de la sieste de votre enfant pour rattraper le travail en retard, celui que vous vous sentez coupable de ne pas avoir encore fait. Je me répète peut-être, mais c'est uniquement à cause de l'importance de la question et parce que nous, femmes, avons de la difficulté à prendre soin de nous-mêmes: soyez paresseuse. Étendez-vous à côté de votre enfant et savourez pleinement cette pause empreinte de chaleur humaine et de tranquilité. Ou encore, laissez-vous aller au sommeil. Votre bambin vous aidera à jeter ce produit pétillant dans le bol d'aisances plus tard dans la journée, ou demain. Vous finirez bien par accomplir les tâches nécessaires. Quoiqu'on dise, l'expérience m'a appris qu'un réfrigérateur n'est pas plus difficile à nettoyer après huit mois qu'après quatre semaines. Alors, ne vous inquiétez pas; ces tâches peuvent attendre au besoin.

Si vous êtes rendue au point où vous tombez d'épuisement alors que votre enfant est en pleine forme, ou encore si vous avez besoin de faire la sieste alors que votre enfant ne s'endort pas, il est temps que vous aménagiez une pièce sécuritaire, agréable et qui peut être verrouillée, dans laquelle vous pourrez vous étendre et somnoler, sans craindre que votre enfant ne se (ou ne vous) blesse. Vous devez installer un système de verrouillage que votre enfant ne peut ouvrir, par exemple un verrou posé sur le haut de la porte. Placez des livres et des jouets intéressants qui ne risqueront pas de vous blesser si votre enfant les échappe sur vous pendant que vous dormez. Les prises électriques doivent être recouvertes de capuchons de sécurité et celles où se trouvent branchés des appareils (comme une horloge) doivent être dissimulées derrière un meuble lourd. Cette pièce devrait être exempte d'appareils électriques que l'enfant pourrait mettre en marche, de sacs de plastique, de médicaments, de produits de nettoyage, enfin de tout produit potentiellement dangereux. La pièce ne devrait pas contenir non plus d'objets fragiles ou suffisamment précieux pour que leur destruction possible par votre enfant ne vous inquiète outre mesure.

Il est préférable que cette pièce «à l'épreuve des enfants» soit une salle de jeux ou la propre chambre de l'enfant; sinon, vous pourrez adapter votre chambre à coucher pour la rendre sécuritaire. Cette pièce sera un lieu privilégié où vous pourrez vous détendre, relâcher quelque peu votre surveillance et même vous endormir si votre tout-petit réussit à se concentrer sur une activité quelconque pendant un certain temps. Le simple fait de vous étendre pendant que votre enfant tète tout en essayant d'ouvrir vos paupières, de retrousser vos ongles ou tout autre petit jeu avec votre corps, ce simple fait de vous étendre sera plus reposant que vous ne le croyez. Lorsqu'il n'a plus envie de téter, roulez à plat ventre et il vous donnera probablement ce qu'une maman a appelé le «massage du pauvre homme» en grimpant sur vous de la tête aux pieds.

Vous pouvez aussi vous accorder un peu de répit durant la journée, lorsque vous manquez grandement de sommeil, en laissant votre enfant à une personne avec qui il se sent bien. Papa pourrait sans doute s'occuper un peu du bambin au cours de la soirée pendant que vous faites une sieste ou que vous prenez un bain sans vous presser. Certaines mamans vont se mettre au lit avec l'enfant, tôt en soirée; cette procédure, généralement après entente avec le conjoint, permet à la femme d'être reposée lorsque son mari ira la réveiller en fin de soirée pour engager la conversation ou toute autre activité qui conviendra selon les circonstances. Il est également fort utile de pouvoir compter sur l'aide d'un enfant plus grand (le vôtre ou celui d'une voisine) qui consentira à jouer avec votre bambin pendant que vous faites la sieste. Comme vous êtes à la maison, même un enfant futé de sept ans pourra faire l'affaire (et un enfant de cet âge n'exigera probablement pas le tarif en vigueur pour le gardiennage d'enfants).

Mettez votre astuce et votre ingéniosité à l'oeuvre; il y a moyen de survivre sans que personne ne soit privé de ses besoins essentiels.

L'ESPACEMENT DES TÉTÉES NOCTURNES

De nombreux enfants nécessitent beaucoup d'attention durant la nuit, et ce jusque tard dans l'enfance. D'autres laisseront tomber une à une les tétées nocturnes au cours des mois ou des années, simplement parce qu'ils seront capables de dormir pendant des périodes plus longues à la fois. Il est possible d'accélérer quelque peu cette évolution vers de plus longues périodes de sommeil en évitant avec douceur d'allaiter votre enfant lorsque vous sentez qu'il est très endormi et n'a pas tellement envie de téter. Vous pouvez, par exemple, vous retourner sur le ventre et observer sa réaction, voir si ses pleurnichements et ses coups peu convaincants vont en diminuant et l'entendre respirer de nouveau régulièrement, ou constater si le ton de ses pleurs augmente d'intensité. Vous pouvez aussi demander à papa ou à un frère ou une soeur de le caresser et de le bercer pour le rendormir. Si ce n'était pas ce que votre enfant voulait, s'il veut vraiment téter, il n'y aura pas eu de mal. Il est parfaitement en mesure de vous faire comprendre ses besoins et n'hésitera pas à le faire.

Il y a une méthode que je n'ai pas suggérée pour éliminer les réveils et les tétées pendant la nuit: celle de laisser pleurer l'enfant. Laisser pleurer l'enfant peut être un moyen efficace de lui apprendre à ne pas réveiller ses parents, mais ce résultat s'obtient souvent au détriment permanent de sa capacité de se sentir en sécurité pendant la nuit. Vous pouvez feindre de dormir profondément sur le ventre alors que vous êtes certaine que l'enfant à vos côtés est réveillé et a besoin de téter; ou encore, vous pouvez somnoler pendant qu'un de vos trucs de «non-renforcement» fait son oeuvre. Dans ces deux cas, vous agissez d'une manière qui n'a aucun rapport avec celle d'abandonner son enfant seul dans une chambre (c'est du moins ainsi qu'il le voit, lui) pour le laisser pleurer dans l'obscurité. Au contraire, votre enfant sait qu'il peut compter sur quelqu'un qui l'aidera à se détendre et à se rendormir, ou qui le satisfera lorsqu'il vous fera comprendre que , cette fois, rien ne peut remplacer la tétée.

Prendre soin d'enfants anxieux et qui se réveillent la nuit peut devenir fatigant à la longue et il nous arrivera de le faire à contrecoeur. Mais, les parents qui apprennent à combiner flexibilité et paresse créatrice peuvent survivre à ces nuits et aux jours qui les suivent. Les enfants qui se sentent en sécurité et confortables durant la nuit dormiront mieux, un objectif à long terme dont l'atteinte justifie la fatigue que nous pouvons éprouver durant cette période de notre vie. Continuez à agir ainsi: ces besoins nocturnes de vos enfants ne seront pas toujours aussi urgents.

LE CONTRAT
«PAS DE TÉTÉES AVANT QU'IL NE FASSE CLAIR»

Certains enfants sachant bien communiquer verbalement sont capables de négocier une entente avec leur mère stipulant qu'il n'y aura pas de tétées avant le début du jour. Ils se précipitent alors avidement sur le sein, dans le calme du petit matin, prêts à une longue session d'allaitement, blottis contre maman.

La plupart des mères qui proposent cet arrangement à leur enfant se heurtent soit à des protestations ou à un regard vide. Mais, il y a des enfants qui acceptent l'idée, et maman obtient un peu plus de sommeil comme résultat. En guise de bonus, elle récolte le plaisir de voir l'air jubilant de son enfant qui s'élance dans ses bras, généralement dès la première lueur de l'aube.

Ce contrat comporte un intéressant corollaire: celui stipulant qu'il n'y aura pas de tétées avant la tombée du jour. Certaines mères ont réussi à diminuer les pressions de leur entourage en persuadant leur enfant de ne pas demander à téter avant la soirée ou la nuit.

Une telle solution ne devrait pas présenter de difficulté, à moins que l'enfant ne se sente mal à l'aise et ne montre des signes évidents d'insécurité. Rappelez-vous, toutefois, qu'un enfant d'âge préscolaire n'a pas la maturité suffisante pour planifier à l'avance en ce qui a trait à un besoin aussi impérieux que celui de téter. L'entente peut donner de bons résultats pendant un certain temps, mais lorsque l'enfant atteint une autre étape de son développement ou traverse une période difficile, il peut être nécessaire de renégocier le contrat.

LES TÉTÉES NOCTURNES PROLONGÉES

Il nous arrive si souvent de mettre au lit un enfant grincheux, de nous étendre à ses côtés et de l'allaiter jusqu'à ce qu'il s'endorme, et de rester là pour un temps qui nous semble une éternité. Cela nous met parfois vraiment en colère de nous voir ainsi «esclaves» alors que nous préférerions nettement nous adonner à des activités d'adultes durant la soirée.

Je dois m'empresser d'ajouter que, dans de nombreuses familles, on accepte volontiers que l'enfant tète longtemps au moment d'aller au lit. Il s'agit là d'un moyen très relaxant pour l'enfant de s'endormir et les mères en profitent pour somnoler en même temps, de sorte qu'elles se sentent reposées pour terminer la soirée dans le monde des grands. Il peut même arriver que ce soit l'enfant qui endorme la mère, plutôt que le contraire. On peut imaginer une petite comédie où on voit apparaître l'enfant au salon et qui, avec son papa, revient vers maman endormie pour la taquiner: qui devait mettre qui au lit? De toute façon, si vous aimez ces sessions d'allaitement en soirée, ne cessez pas un pratique qui vous donne de bons résultats.

Si, par contre, vous éprouvez des sentiments négatifs, surtout en ce qui concerne les tétées prolongées du coucher, vous pouvez envisager plusieurs solutions. D'abord, votre enfant s'endort-il vraiment? Votre enfant qui s'endort si difficilement le soir se réveille-t-il tôt le matin, se réveille-t-il souvent la nuit? Les enfants d'âge préscolaire ont besoin de moins de sommeil que la plupart des gens le souhaiteraient. Le comportement grognon, en soirée, de l'enfant qui semble avoir besoin de dormir peut être dû à plusieurs autres facteurs, notamment le fait que nous, les adultes, sommes fatigués et entreprenons nos propres activités (ou bien, nous n'entreprenons rien mais nous excluons aussi nos enfants de ce vide) desquelles nos petits sont exclus. Nous devenons moins mobiles et intéressants que durant le jour. Votre enfant préférera peut-être vous voir plier la lessive et converser avec vous plutôt que de vous voir regarder la télé ou écrire des lettres. De plus les enfants, tout comme nous, peuvent se fatiguer et devenir légèrement irritables bien avant d'être prêts à s'endormir. Ils téteront un peu et somnoleront, pour être en pleine forme (horreur!) pendant une ou deux heures supplémentaires. De même, certains adultes seront frais et dispos après s'être tapé une petite sieste en début de soirée.

On peut oublier l'heure du coucher pour éviter que l'éventualité de passer la soirée avec des enfants d'âge préscolaire ne dégénère en problème. Les enfants d'âge scolaire font partie de notre monde réglé comme une horloge et doivent aller se coucher selon un horaire assez régulier; de plus, ils semblent avoir besoin d'une plus grande quantité de sommeil que les plus jeunes. Les tout-petits, pour leur part, peuvent s'endormir lorsqu'ils y sont prêts; les plus petits à plat ventre sur les genoux de papa par exemple, les plus grands assis à ses côtés, dans les bras de maman après avoir tété de manière intermittente tout au long de la soirée, dans le fauteuil-sac devant la télé ou en boule après s'être écroulés de fatigue. Tout sacré que soit le moment du coucher dans la tradition des mères de famille, sur le plan pratique, ce moment est bien souvent une source de conflits; en laissant l'enfant s'endormir comme cité plus haut, on évite cette épreuve de force, du moins pour l'enfant.

Cette pratique de laisser l'enfant s'endormir de lui-même en cours de soirée présente un inconvénient; les adultes devront s'accommoder de la présence des tout-petits pendant ce temps. Même si peu de gens y croient de nos jours, il est encore possible de passer d'agréables soirées en compagnie de ses enfants. Dans les grosses familles, ce n'est parfois qu'après que les plus grands sont couchés que papa peut profiter de la présence des tout-petits sans interférence. Il est également possible de troquer parfois les cocktails entre adultes pour des déjeuners en tête-à-tête pendant quelques mois ou quelques années. Par contre, certains couples estiment que le temps de leurs soirées est sacré et irremplaçable; dans ces foyers, il est sage bien sûr d'aider les enfants à s'endormir au moins un peu avant la période où les adultes vont se coucher. Ceci peut signifier que maman devra apprendre à apprécier les longues tétées du soir.

Vous pourrez, en outre, avoir l'impression de vous sentir esclave si vous constatez que vous ne pouvez sortir en soirée parce que votre enfant devient grincheux et a besoin de téter pour s'endormir, et qu'il a vraiment besoin de cette tétée à la maison et au lit. Pourtant, plusieurs choix s'offrent à vous: d'abord, vous pouvez vous limiter à attendre. Votre enfant se passera éventuellement de la tétée pour s'endormir lorsque vous n'êtes pas là. La plupart des enfants apprennent assez tôt à s'endormir dans les bras de papa ou de la gardienne quand ils se sentent à l'aise avec ces personnes; elles pourront soit promener l'enfant dans leurs bras, le bercer ou simplement s'asseoir avec lui pendant qu'il regarde un livre ou la télé. Il peut aussi être bon de donner à l'enfant un bain relaxant ou de lui lire une histoire.

De nombreux enfants refusent d'aller se coucher avant d'avoir tété, mais la plupart s'endormiront sans trop de difficulté pourvu qu'ils soient près de papa ou d'une gardienne familière. Si votre enfant ne se sent pas suffisamment à l'aise pour s'endormir dans les bras d'une personne autre que vous, sa mère, soyez patiente: ce moment ne saurait tarder.

Vous pouvez aussi satisfaire le besoin qu'a votre enfant de téter au moment du coucher (ou régler le problème du bambin qui reste debout jusque tard dans la soirée) en réorganisant votre mode de vie pour l'adapter au sien. Il existe de nombreuses circonstances permettant d'emmener un tout-petit bien réveillé, par exemple une visite chez des amis ou un repas à l'extérieur. Si, par contre, votre enfant a besoin de votre présence, tôt en soirée, pour téter avant d'aller au lit, vous pouvez vous organiser pour sortir ou recevoir après qu'il se soit endormi. Ces adaptations ne constitueront pas des modifications permanentes à votre vie sociale mais des solutions temporaires pour faciliter la vie à tout le monde. De plus, les changements vous offrent l'occasion de jongler avec divers styles de vie. Que sera l'ambiance d'un cocktail si un bambin de deux ans figure parmi les invités? Que pensez-vous d'un souper relaxant, bien après vingt heures, dans un restaurant de fine cuisine ou à un restopouce («fastfood») pour la circonstance? Les possibilités sont fort nombreuses pour qui sait utiliser son imagination et les choix sur lesquels vous vous arrêterez ne vous auraient peut-être jamais traversé l'esprit n'eut été les besoins de votre enfant au moment du coucher. Ce que vous ne pouvez faire maintenant, vous le ferez plus tard. La période pendant laquelle votre enfant aura autant besoin de vous durant la soirée est loin d'être éternelle; il ne s'agit que d'un court intervalle dans votre vie.

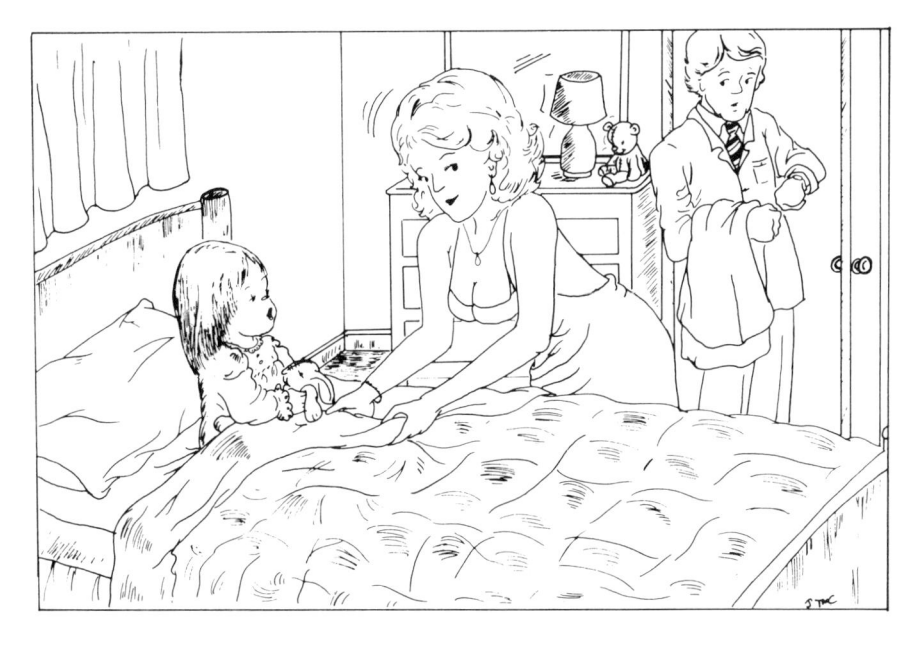

Je viens de parler au bon Dieu et Il m'a dit que je pouvais avoir encore du na-na.

Pour éviter que maman ne se sente esclave de la tétée au moment du coucher, plusieurs familles — y compris la mienne — confient à papa le soin de s'occuper du tout-petit à ce moment de la journée. Mais, ces familles n'utilisent pas cette méthode uniquement dans le but de libérer les mères qui, comme moi, allaitent le bébé à contrecoeur au moment du coucher. Bien des pères apprécient, en effet, ces moments d'intimité avec leur tout-petit ainsi que la responsabilité d'en avoir soin.

Cette forme d'arrangement peut débuter dès les premiers temps après la naissance du bébé alors que papa prend le bébé durant la soirée jusqu'à ce qu'il ait besoin de téter. Maman l'allaite et remet bébé à papa, et ce manège reprend jusqu'à ce que bébé soit profondément endormi. Progressivement, les tétées diminueront en temps et en fréquence et bébé passera davantage de temps dans les bras de papa, jusqu'au jour où il s'endormira mieux avec lui pendant que vous êtes «affairée» quelque part ailleurs dans la maison.

Cette façon d'aider l'enfant à s'endormir n'est pas aussi populaire que celle où maman joue le rôle principal mais c'est sûrement un bon choix pour certaines familles. Papa sera également d'un précieux secours pour aider le plus jeune à s'endormir lorsqu'il y a d'autres enfants dans la famille, qui ont eux aussi des besoins spécifiques au moment du coucher.

Il existe un vaste éventail de solutions pour équilibrer les besoins des parents et ceux des enfants de manière à ce que tous soient relativement satisfaits. Il n'y a pas de règles quant à l'heure où il faut coucher le petit enfant, à la façon dont le rituel doit être structuré et au choix de la personne qui doit s'en occuper; vous pouvez donc donner libre cours à votre imagination. Adaptez la manière et le moment de mettre votre enfant au lit non pas à ce qui serait acceptable aux yeux des voisins mais à ce qui donne de bons résultats dans votre famille.

CHAPITRE 8

Circonstances particulières

LES ÉTUDES OU LE TRAVAIL À L'EXTÉRIEUR

L'allaitement devient un peu plus compliqué pour la mère qui s'est engagée dans une activité quelconque (emploi, cours, etc.) qui la sépare de son bébé au cours de sa première année de vie. Une mère dont les amis, comme tant d'autres, ne pouvaient comprendre comment elle était capable d'allaiter un bébé pendant qu'elle travaillait, a répliqué: «Mais je ne l'allaite pas pendant que je travaille; j'attends d'être rentrée à la maison.» Bien sûr, ce n'est pas une mince affaire que de concilier travail à l'extérieur et allaitement pendant les premiers mois de la vie du bébé.

Lorsque vous avez réussi à maintenir votre sécrétion lactée au cours des premiers mois, ou si vous avez attendu que votre enfant soit plus grand pour aller travailler, suivre des cours ou entreprendre toute autre activité (troisième possibilité, de plus en plus plausible: vous avez emmené votre bébé à votre lieu de travail ou aux cours jusqu'à ce qu'il devienne trop remuant et curieux pour être en sécurité ou accepté); dans toutes ces circonstances, l'allaitement ne devrait pas présenter de difficultés différentes de celles que toute mère éprouve avec un enfant de l'âge du vôtre. C'est dans le domaine du maternage de votre enfant que vous aurez davantage de défis à relever.

Je sais qu'il est sacrilège, de nos jours, d'affirmer que les enfants grandiront moins anxieux et, par conséquent, se développeront mieux physiquement et mentalement si on leur permet d'être avec leur mère, surtout au cours des trois premières années. Il semble qu'on inflige un sentiment de culpabilité aux mères qui doivent se séparer de leurs tout-petits lorsqu'on discute des inconvénients de la séparation entre la mère et son bébé (ou bambin), tout comme on croyait, jusqu'à récemment, rendre coupables les mères qui n'allaitent pas en leur présentant les désavantages de l'alimentation à la formule de lait maternisé.

Je ne crois pas que la mère qui se trouve dans l'impossibilité, extrêmement rare, d'allaiter son bébé se sente coupable, pas plus que la mère qui, plus souvent qu'on le croit malheureusement, doit se séparer de son tout-petit, se sentira vraiment coupable; elle éprouvera de la déception et du regret, peut-être, mais pas de la culpabilité. Car, ces mères vivent la même réalité que les autres, c'est-à-dire qu'elles élèvent leurs enfants du mieux qu'elles le peuvent, dans des circonstances moins qu'idéales. La mère qui doit se séparer régulièrement de son enfant, comme toute mère qui doit apprendre à vivre dans un monde imparfait, fera de son mieux selon ce que les circonstances de sa vie lui permettront.

Les sentiments de culpabilité surgissent, et avec raison, lorsque nous adoptons volontairement un style de vie qui ne convient pas à nos enfants autant qu'il le devrait. Il est fort possible que les effets négatifs à long terme de la séparation prématurée d'avec la mère se manifestent plus souvent lorsque celle-ci choisit de se séparer de son enfant alors qu'il est encore trop jeune pour s'adapter raisonnablement bien à son absence. D'abord, les enfants sont probablement capables de percevoir très tôt, par le comportement de leur mère, la différence entre une séparation nécessaire et une séparation qui a pour but de les tromper délibérément. Ensuite, même dans les cas où une séparation nécessaire survient trop tôt et pendant trop longtemps dans la vie de l'enfant, la mère qui fait de son mieux et qui le sait aura la conscience tranquille; elle pourra donc plus aisément surmonter les difficultés possibles résultant de la séparation régulière d'avec son enfant. «Vous ne ruinerez pas la vie de vos enfants en allant travailler à l'extérieur», dit Alice Skelsey, «mais vous devrez compter un facteur de plus dans vos interactions familiales et interpréter avec précision les conséquences de ce facteur.»

D'autre part, la mère qui peut éviter la séparation (elle dispose d'un choix de solutions raisonnables, par exemple: contracter un emprunt, avoir un emploi à domicile ou se contenter d'un niveau de vie moins élevé) sera plus susceptible d'être tenaillée par la culpabilité si elle se sépare de son enfant pour aller travailler. Ces sentiments de culpabilité ont tendance à grossir les difficultés résultant de la séparation, en empêchant la mère de prendre soin de son enfant adéquatement.

Une grande quantité d'informations qu'on publie de nos jours sur la séparation volontaire des mères d'avec leurs très jeunes enfants est fort trompeuse. Dans la tentative louable de vaincre les stéréotypes au sujet de ce que nous, les femmes, devons faire de notre vie, de nombreux auteurs sont allés trop loin. Ils ont saboté une bonne partie du réseau de soutien à l'intention de celles qui préfèrent s'occuper elles-mêmes de leurs enfants (Cardozo). Pis encore: on suggère beaucoup trop facilement, aujourd'hui, que les familles peuvent fonctionner aussi bien en recourant à des substituts maternels temporaires tout comme, il y a quelques années, on était sûr que les formules de lait maternisé étaient aussi bonnes que le lait maternel pour le bébé. À la vérité, on ne peut davantage remplacer la mère que son lait.

Tôt dans sa carrière, John Bowlby a émis l'hypothèse que «le besoin du jeune enfant de l'amour et de la présence de sa mère est aussi grand que son besoin de nourriture; par conséquent, son absence engendre inévitablement un sentiment puissant de perte et de colère», et les recherches qu'il a poursuivies ont servi à confirmer la validité de cette affirmation.

Par ailleurs, il est désormais plus fréquent d'entendre les pédiatres exhorter les mères à tenir leurs enfants loin des garderies à causes d'infections à répétition, à la suite de contacts trop fréquents avec des groupes nombreux d'enfants issus d'autres familles (Pediatric News).

Certaines femmes intuitives qui gardent des bébés et des enfants d'âge préscolaire, faisant de leur mieux pour leur servir non pas uniquement de gardiennes mais également de substituts maternels, sont bouleversées de se voir éprouver des sentiments d'amour et d'intimité pour ces enfants alors que, selon elles, ces sentiments devraient être l'apanage exclusif de leurs parents. «Elle ne voudrait pas me voir partager un tel sourire ou un tel moment avec son mari,» disait l'une de ces femmes; «je ne comprends pas qu'elle puisse me laisser vivre ces moments avec son enfant. Elle ne sait pas tout ce qu'elle manque.»

Au cours des premières années, la séparation peut avoir des conséquences profondes tant pour la mère que pour l'enfant; elle ne devrait être recommandée ou n'avoir lieu qu'en cas d'extrême urgence. On peut réduire, chez le bébé ou le bambin, les sentiments de perte et de colère dont parle le docteur Bowlby lorsque la séparation est inévitable.

Tout d'abord, vous voudrez réduire au minimum le temps de la séparation. Retardez le moment de la séparation aussi longtemps que vous le pouvez, et ensuite ne partez que pour le strict minimum de temps. Essayez de faire garder votre enfant le plus près possible de l'endroit où vous vous trouverez de sorte que vous pourrez peut-être dîner ou prendre une pause avec lui. Si vous avez une longue route à faire matin et soir, vous et votre enfant aimerez mieux être ensemble à ce moment-là.

Le plus grand danger susceptible de compromettre notre maternage, lorsque nous avons un enfant d'âge préscolaire, est d'essayer d'en faire trop, en plus de notre emploi à l'extérieur et du temps que nous passons à jouer avec notre enfant et à l'écouter. Ceci s'applique à toutes les mères, qu'elles passent du temps séparées de leur enfant ou non. Au cours de ses deuxième et troisième années, l'enfant a besoin de beaucoup d'attention. Ces années actives de croissance rapide sont une période où il nous faut réduire au minimum nos autres engagements afin d'aider nos enfants à grandir.

La mère qui a un emploi à l'extérieur l'obligeant à se séparer régulièrement de son enfant ne devra, dans la plupart des cas, garder que cet engagement à part celui d'être maman. Elle pourra parfois trouver le temps de faire autre chose mais elle ferait mieux de ne rien promettre ou de ne pas s'attendre à disposer de temps pour d'autres activités; ceci peut inclure une bonne partie des travaux ménagers.

Certains jours, elle ne sera peut-être même pas capable d'avoir du temps à elle. Même si elle a fortement envie de faire faire une sieste au bambin ou de le mettre au lit, tôt de retour à la maison, il importe davantage, pour le bonheur futur et la sécurité de l'enfant (et, par conséquent, pour son propre bonheur et sa sécurité ainsi que ceux de sa famille), qu'elle demeure disponible autant qu'elle le peut. Si, par exemple, elle a besoin de s'étendre, elle le fera avec son enfant. Ou encore, celui-ci aimerait peut-être mieux se joindre à maman pendant qu'elle se détend dans un bon bain chaud. La mère peut imaginer des activités reposantes qui la feront passer de l'atmosphère du travail à l'extérieur à celle du maternage de son enfant sans que celui-ci se sente délaissé.

Une des erreurs les plus pénibles que les femmes commettent lorsqu'elles prennent des responsabilités hors du foyer consiste à essayer d'ajouter cet emploi à celui qu'elles ont déjà chez elles. Tant de femmes, après leur journée de travail de huit heures, rentrent à la maison et font tout: la cuisine, le nettoyage, la lessive, etc. Bien peu d'entre nous avons autant d'énergie à donner. Si nous ajoutons un enfant de deux ans au tableau, la situation devient intenable.

De plus, de nombreux enfants dont la mère passe plusieurs heures par jour loin d'eux se réveilleront plusieurs fois par nuit, par besoin de contact avec elle, et peut-être aussi pour téter. Les femmes qui entreprennent une carrière en plus de celle de mère doivent comprendre l'importance de ces contacts nocturnes avec leur enfant. Le bébé ou l'enfant séparé quotidiennement de sa mère a habituellement besoin d'avoir la possibilité de passer la nuit dans le lit de ses parents.

Vous éprouverez, toutefois, un surcroît de fatigue si vous demeurez éveillée ou même partiellement réveillée avec votre enfant durant la nuit, à moins que vous ne puissiez vous coucher plus tôt pendant un certain temps ou vous reposer davantage d'une façon quelconque. La possibilité que votre carrière de mère englobe des quarts de nuit est l'une des nombreuses raisons pour lesquelles vous devez prendre particulièrement soin de vous et ne pas vous attendre à en faire autant que par le passé. (En fait, au cours des deuxième et troisième années de vie de son enfant, aucune mère ne devrait espérer réaliser de grands projets sauf l'éducation bien réussie de son enfant.) Attendez-vous à avoir besoin de beaucoup d'aide en ce qui a trait aux tâches ménagères ou il faudra en laisser le plus possible de côté.

Votre temps et votre énergie sont limités; vous devez vous établir une liste de priorités et y adhérer strictement. Il ne faudra pas vous sentir coupable les jours où votre mari ramassera tout un tas de linge sale sous les meubles et où le souper consistera en restes réchauffés dans le four. Votre enfant a bien plus besoin de votre attention que d'une maison nette ou de repas gastronomiques. Il ne se soucie pas le moins du monde que ses vêtements soient méticuleusement pliés ou qu'ils soient extraits d'un panier de lessive datant de deux jours, mais il serait fort perturbé d'avoir une maman énervée et épuisée. Les personnes passent donc avant les choses.

Il ne fait aucun doute que vos capacités de travail varieront d'une journée à l'autre. Il y a des périodes, pour la mère qui travaille à l'extérieur comme pour toute autre mère, où l'enfant aime apporter sa contribution aux travaux ménagers, où la vie est facile, où il dort toute la nuit. C'est alors que la mère et son enfant peuvent s'adonner à des tâches d'une relative importance, que ce soit le nettoyage, la couture ou la visite de musées. En d'autres circonstances, l'enfant ne peut se passer de l'attention de maman, et la famille doit alors s'ajuster de la façon appropriée pendant que maman se consacre entièrement à ses deux carrières. Le besoin qu'a l'enfant de sa mère est parfois si grand, comme en cas de maladie ou de crise ou simplement à cause de son tempérament, qu'elle ne pourra se consacrer à une autre carrière. Elle devra alors non seulement trouver des façons d'interrompre temporairement les tâches ménagères mais également l'autre carrière.

Il n'est pas compliqué d'allaiter un enfant d'âge préscolaire lorsque vous travaillez à l'extérieur. La mère et son enfant en retirent un grand plaisir et la tétée devient une forme de chaleureuses retrouvailles après la séparation. Les difficultés qu'éprouvera la mère qui se consacre à une autre carrière résultant plutôt du conflit entre la rigidité du monde des adultes et la flexibilité dont elle a besoin pour éduquer un petit enfant qui grandit et change rapidement. De nombreuses mères obligées de se séparer de leur enfant apprécient beaucoup la tétée et s'en servent pour maintenir intimité et communication avec leur tout-petit, des ingrédients essentiels à l'édification d'une famille chaleureuse et saine. Mais, même l'allaitement ne peut garantir au bébé ou au très jeune enfant une sécurité totale contre les risques de séparation d'avec la mère. Les mères qui allaitent, comme les autres, doivent donc y songer sérieusement avant de décider d'entreprendre des activités qui exigeront d'elles une séparation régulière et fréquente d'avec leur très jeune enfant.

LES JUMEAUX

Les mères qui allaitent des jumeaux vivent les mêmes joies et éprouvent les mêmes difficultés que les autres mères à mesure que leurs tout-petits grandissent. Il est vrai que les moments où les jumeaux ont besoin de téter en même temps (ce qui est parfois difficile avec des bébés qu'il faut soulever et placer au sein) deviennent plus faciles lorsqu'ils sont plus grands et capables de grimper sur les genoux de maman pour se placer eux-mêmes. De plus, le fait d'allaiter chaque jumeau pendant aussi longtemps qu'il le désire revêt une importance particulière car l'entourage a tendance à confondre les jumeaux et ils grandissent avec la crainte d'être traités comme une seule personne. L'allaitement peut également devenir une affaire privée, du moins pour quelques tétées. Le sevrage naturel donnera à chaque enfant la possibilité d'exprimer ses propres besoins et de les voir satisfaits sur une base personnalisée.

Parfois, les jumeaux se sèvreront presque en même temps; en d'autres circonstances, l'un d'entre eux se sèvrera longtemps avant l'autre. Ils ne se sèvrent pas nécessairement comme une entité, pas plus qu'ils ne respirent à l'unisson. Comme dans toute autre situation où les deux derniers de la famille sont allaités, la relation d'allaitement avec chacun de vos jumeaux est unique et ne devrait pas être influencée par l'allaitement de l'autre enfant.

L'ENFANT ADOPTÉ

Si le sevrage naturel semble logique en ce qui concerne les enfants biologiques, il devient une perspective encore plus raisonnable pour la mère ayant déployé des efforts supplémentaires pour allaiter son bébé adopté. C'est pour cela qu'il n'est pas surprenant qu'un bon nombre de mères hésitent beaucoup à sevrer avant que ce ne soit nécessaire lorsqu'elles ont eu à surmonter des difficultés au début de la lactation.

Ce ne sont pas toutes les mères adoptives qui parviennent à établir une sécrétion lactée suffisante pour satisfaire entièrement les besoins nutritifs du bébé pendant les premiers six mois. Vers neuf mois environ, les mères qui ne peuvent allaiter sans recourir à l'alimentation de complément trouveront un plaisir unique à donner le sein car ce sera, enfin, un geste entièrement naturel. Comme tous les enfants de cet âge, votre bébé consommera à table les aliments dont il a besoin et viendra à vous pour recevoir lait et réconfort lorsque c'est ce dont il a besoin. Vos vaillants efforts auront été récompensés; vous pourrez désormais satisfaire tous les besoins d'allaitement de cet enfant qui, comme le dit le poète anonyme, a grandi non dans votre ventre mais dans votre coeur.

LE DERNIER ENFANT

On a beaucoup écrit sur la tendance de la famille à gâter le dernier-né, à favoriser son immaturité en le laissant être un bébé plus longtemps que les autres enfants de la famille. Il ne faudrait pas, bien sûr, gâter votre enfant au point de le priver de l'orientation et des limites dont il a besoin ainsi que de la possibilité de grandir. Mais, en dehors de ces extrêmes, vous ne devez pas craindre de tirer tout le plaisir que vous voudrez de votre benjamin.

Peut-être, comme la plupart des auteurs le prétendent, les parents se comportent-ils différemment avec leur dernier-né parce qu'ils sont tristes de ne plus avoir personne d'autre à traiter en bébé, une fois que celui-ci aura grandi, mais je n'en suis pas sûre. Il se peut que le désir d'avoir un bébé dans la famille soit une des raisons pour lesquelles, dans plusieurs cas, le dernier-né tétera plus longtemps que ses aînés ne l'ont fait.

Il existe toutefois une raison plus simple, trop évidente peut-être pour qu'on la remarque, qui explique pourquoi tant d'entre nous sommes si indulgents envers le dernier-né et pourquoi il peut téter plus longtemps que ses aînés: il y a simplement moins de facteurs inhibiteurs dans la vie avec un jeune enfant et ceci inclut l'allaitement.

Lorsque naît le dernier enfant, nous avons de l'expérience — pas beaucoup, peut-être, mais certainement plus qu'au premier-né. Nous avons bien davantage confiance en nous et, par conséquent, nous sommes moins sensibles aux questions ou critiques des autres. Nous savons par expérience que nos enfants délaissent éventuellement leurs comportements infantiles, de sorte que ces comportements ne nous apparaissent plus menaçants. Plus important encore: nous ne deviendrons plus enceintes, et nous n'aurons plus à satisfaire les besoins d'un autre enfant plus jeune. Les circonstances de notre vie suffisent donc à elles seules à expliquer pourquoi nous nous sentons beaucoup moins empressées à brusquer la croissance du dernier-né. Il est probable qu'il tétera plus longtemps s'il y est porté, simplement parce qu'il y aura moins d'obstacles pour l'en empêcher.

CHAPITRE **9**

Les défis à relever

LES MAMELONS DOULOUREUX

Parfois, une mère remarquera un changement dans la sensibilité de ses mamelons lorsque tète l'enfant. La tétée peut devenir douloureuse et la maintenir éveillée durant la nuit.

Ce changement qui survient chez certaines mères peut résulter d'une diminution de la sécrétion lactée doublée de l'efficacité accrue de l'enfant à vider le sien. On ne ressent rien de désagréable à donner le sein tant qu'il y a du lait qui coule, ne serait-ce qu'en petite quantité. À mesure que grandit votre bambin et qu'il tète moins fréquemment, votre sécrétion lactée diminue éventuellement à un point où vous ne produisez plus de lait assez rapidement pour empêcher les sinus galactophores, situés derrière le mamelon, de se vider entièrement lorsque votre enfant tète plus que quelques minutes à la fois. Certaines mères se sentent alors inconfortables d'allaiter «à vide», sans la lubrification que procure le lait qui coule.

Lorsque la tétée est désagréable du fait que le lait ne coule pas, il peut être utile de changer de sein si votre enfant l'accepte (il peut refuser s'il est à moitié endormi). L'autre sein contiendra du lait, ou il s'y sera accumulé un peu de lait si l'enfant a déjà tété de ce côté. Changer de sein peut contribuer à soulager temporairement le malaise, peut-être suffisamment longtemps pour permettre à l'enfant de terminer sa tétée.

Il est intéressant de constater que ce malaise, si jamais vous l'expérimentez, ne surviendra probablement pas chaque fois que votre enfant tétera plus longtemps que le temps que met votre sein à sécréter le lait. Vous serez plus susceptible de ressentir une légère douleur lorsque, pour des raisons qui vous sont propres, vous avez hâte que cette tétée particulière se termine. Vous vous tendez peut-être plus que de coutume dans votre empressement d'en avoir fini, ou bien vous vous concentrez trop sur la tétée et les sensations qu'elle vous procure. Par contre, vous n'éprouverez probablement aucun malaise si vous êtes indifférente à la tétée ou si vous y prenez plaisir.

Il n'est pas rare que des points précis du mamelon deviennent douloureux là où frottent les dents de l'enfant (on peut confondre la douleur causée par certains troubles se manifestant par des ampoules aux mamelons avec celle causée par une simple friction). La douleur occasionnée par la friction des dents de votre enfant devrait disparaître rapidement si vous laissez régulièrement vos mamelons sécher à l'air libre, si vous les exposez au soleil de temps à autre, et si vous allaitez dans des positions différentes, de façon à ce que les dents de votre enfant ne frottent pas à l'endroit douloureux. Si la douleur persiste, consultez votre médecin afin de vérifier si elle ne serait pas due à d'autres causes comme l'herpès (feu sauvage) ou une infection.

Il peut arriver également qu'après avoir allaité pendant un an ou plus, une mère éprouve aux mamelons une douleur semblable à celle que certaines expérimentent au cours des premières semaines d'allaitement. Il est prudent, en pareil cas, de passer en revue toutes les causes possibles, à l'instar de la nouvelle maman: usage du savon ou de l'alcool sur les mamelons, ou de détergents pour votre soutien-gorge ou d'autres vêtements, un déodorant irritant, une mauvaise circulation de l'air autour des mamelons due à des doublures de plastique à l'intérieur du soutien-gorge ou dans les compresses d'allaitement. Il peut être utile d'exposer brièvement et prudemment vos mamelons à la lumière directe du soleil. (Consulter *L'Art de l'allaitement maternel* pour en savoir plus sur la prévention et le traitement des mamelons douloureux.)

Si toutefois aucune des mesures habituellement efficaces dans le traitement des mamelons rouges et douloureux ne vous a aidée, il faudra consulter un médecin, de préférence un de ceux qui sont d'accord avec l'allaitement d'un bambin. La douleur aux mamelons peut parfois être causée par certains champignons, y compris ceux du muguet, ou par des troubles cutanés comme le psoriasis. Une grossesse à ses débuts peut également occasionner une sensibilité accrue des mamelons. Un médecin renseigné sera d'un grand secours en l'occurrence.

LA MASTITE

La mastite ou infection du sein est une inflammation douloureuse habituellement accompagnée de fièvre; c'est ainsi qu'on la décrit cliniquement. Les auteurs de cette description clinique n'en ont jamais souffert sinon leur description serait considérablement plus colorée. Donc, sur un plan moins clinique, on peut affirmer que la mastite est une infection du sein qui rend celui-ci très douloureux et s'accompagne d'une sensation de grippe et de frissons de fièvre et du sentiment misérable qui nous fait dire: «Pourquoi fallait-il que ça m'arrive à moi?»

La meilleure manière de traiter un tel mal consiste à le prévenir, et la majorité des mères, après avoir allaité un an ou plus, ont relativement bien appris ce qu'elles doivent faire et éviter afin de ne pas subir une infection du sein. Les causes de ce problème varient d'une personne à l'autre; certaines femmes doivent toujours ajuster soigneusement leurs soutien-gorge et autres vêtements. Plusieurs autres doivent éviter le surmenage ou l'épuisement, et la plupart doivent éviter les intervalles trop longs entre les tétées.

Même si vous avez derrière vous plusieurs mois ou années d'expérience de l'allaitement, il importe encore de vous rappeler les facteurs (les «péchés d'allaitement» comme les appelle le docteur E. Robbins Kimball) susceptibles de provoquer une mastite. Ainsi il est tentant, maintenant que vous avez repris votre taille, d'enfiler ce joli bikini que vous portiez avant votre grossesse. Vous devez toutefois considérer le haut de votre bikini avec la même circonspection que tout nouveau soutien-gorge. S'il n'est pas parfaitement ajusté à votre poitrine, il serait préférable que vous attendiez encore un peu avant de le porter.

Quant à l'épuisement, l'éviter représente tout un défi lorsqu'on est mère de jeunes enfants. La période la plus difficile, pour certaines d'entre nous, se situe aux alentours de la deuxième ou de la troisième année de vie de notre enfant. Nos attentes et celles de notre entourage en ce qui a trait à nos capacités augmentent rapidement, maintenant que le bébé est «plus grand». En fait, vous en accomplirez probablement davantage pendant la première année de vie de votre enfant que pendant la seconde. Les enfants entre l'âge d'un et trois ans exigent parfois plus d'énergie physique de la part de la mère qu'en toute autre période de leur vie. Beaucoup d'entre eux, mis à part le fait qu'ils sont fort actifs et ont besoin d'une attention constante, tètent fréquemment, de sorte que la sécrétion lactée demeure à un niveau élevé. Une mère qui en entreprend trop (ce «trop» dépend des capacités de chacune) en sus de l'allaitement et des soins à son enfant risque de se retrouver au lit avec un sein qui élance et de la fièvre. Être affligée d'une mastite n'est pas la fin du monde bien sûr, mais c'est une situation très inconfortable et qui devrait servir d'avertissement; ralentissez votre rythme et n'exigez pas trop de vous-même pour le moment.

À mesure que les enfants grandissent, la fréquence et la longueur des tétées tendent à devenir plus irrégulières, de sorte que surviennent parfois des intervalles plus longs entre chacune. L'enfant qui dort toute la nuit sans interruption ne tétera sans doute pas pendant ce temps; vous profiterez donc d'une période de plusieurs heures sans allaiter. Chaque fois que survient un intervalle prolongé entre les tétées, vous devez observer les réactions de votre organisme: vos seins deviennent-ils engorgés? Commencent-ils à devenir sensibles?

Si oui, encouragez gentiment votre enfant à téter immédiatement et souvent pour garder vides les seins douloureux jusqu'à ce que vous vous sentiez bien à nouveau. Il peut également être utile de réduire la quantité d'aliments solides que vous offrez à votre enfant pendant une journée ou deux. Évitez en outre le long intervalle entre certaines tétées, pendant un bout de temps, en offrant le sein à votre enfant, peut-être une ou deux fois durant la nuit ou durant la journée selon le cas.

La plupart des mères d'enfants ayant plus de deux ans et demi s'adaptent facilement au rythme irrégulier de tétées de leur petit qui ne demande le sein que durant le jour, ou seulement en soirée et durant la nuit. Par contre, d'autres mères auront des difficultés. En pareille occurrence, il est bon de se rappeler qu'une relation d'allaitement doit répondre aux besoins des deux personnes qui en profitent. Il est tout à fait légitime que vous laissiez votre enfant éliminer des tétées, mais il l'est également pour vous de lui demander son aide lorsque vous avez besoin des tétées pour vous éviter une maladie.

Pour la majorité des mères, des vêtements bien ajustés, un repos adéquat et des tétées pas trop irrégulières sont tout ce qu'il faut pour éviter une mastite. En de rares circonstances, toutefois, il peut arriver qu'une mère soit si sujette aux infections du sein que son organisme ne peut tolérer la réduction normale du nombre de tétées lors du sevrage naturel.

Si votre enfant est en train de se sevrer et que vous tombez malade chaque fois qu'il délaisse une tétée, vous devriez d'abord améliorer votre propre santé ainsi que votre régime alimentaire. Mangez mieux, particulièrement des fruits frais, du jus et des légumes. Interrompez temporairement tout projet en cours en ce moment afin d'avoir du temps pour vous reposer et faire un peu d'exercice. Prendre davantage soin de vous est un bon investissement, surtout en pareille circonstance. Ces mesures suffiront presque toujours à vous aider à traverser la période de sevrage. Ce n'est qu'au cas où vous continueriez à souffrir d'infections du sein à répétition qu'il deviendrait nécessaire d'adopter les mesures décrites au paragraphe qui suit.

Lorsque vous sentez votre sein redevenir douloureux, encouragez votre enfant à téter fréquemment jusqu'à ce que toute douleur disparaisse. Appelez votre médecin au besoin: s'il juge opportun de vous prescrire un antibiotique, suivez sa recommandation et continuez d'allaiter souvent. Une fois rétablie, rappelez-vous la fréquence et la longueur des tétées avant de tomber malade. Avant le moment où votre enfant a délaissé une tétée (ou plus d'une parfois) et où votre sein a commencé à devenir douloureux, combien de fois lui donniez-vous le sein? À partir de ce calcul, vous pouvez estimer l'intervalle maximum que votre organisme peut tolérer entre les tétées. Lorsque votre enfant est au sein, vérifiez l'heure, ajoutez votre intervalle maximum à l'heure qu'il est, et notez (mentalement ou par écrit) le temps que vous avez calculé. Si votre enfant n'a pas demandé à téter à cette heure, demandez-lui de le faire. Assurez-vous de répéter ce calcul à chaque tétée. Vous pourrez allaiter plus fréquemment, bien sûr, mais pas moins.

Vous devriez être capable d'éviter les infections du sein en prenant la vie du bon côté et en ne laissant pas s'installer de trop grands intervalles entre les tétées. À mesure que s'écoulent les semaines, vous serez capable de laisser progressivement votre enfant augmenter l'intervalle de temps maximal entre les tétées, de façon telle qu'il aura la possibilité de se sevrer à son propre rythme, mais tout de même en tenant compte du seuil de tolérance de votre organisme.

Plus fréquent que le cas de la mère dont l'organisme ne peut accepter le rythme du sevrage naturel, on trouve celui de la mère qui sort, soit en laissant l'enfant à la maison ou en l'emmenant avec elle. Dans l'excitation du moment, l'enfant ou la mère (ou les deux) peuvent sauter une ou plusieurs tétées et, à sa grande surprise, maman se retrouve avec un sein douloureux le lendemain. Il est donc sage qu'elle se rappelle de temps à autre qu'elle allaite. Lorsque vous sortez, gardez-vous des moments pour la tétée ou pour extraire votre lait périodiquement. Vous vous sentirez mieux le lendemain si vous prenez ces mesures.

L'ENFANT QUI MORD

Il est rare qu'une mère allaite son enfant sans se faire mordre, au moins une fois, au cours de toute la période de lactation. Pourtant, très peu d'enfants mordent beaucoup, sinon aucune mère ne consentirait à allaiter ou n'y prendrait autant plaisir, comme c'est le cas pour la majorité. Presque tous les enfants comprennent rapidement qu'ils ne peuvent pas mordre s'ils veulent continuer à téter.

La période la plus probable où l'enfant est susceptible de mordre se situe quelque part au cours de la première année, et elle est habituellement liée à la dentition. Mais, un tel comportement peut également se manifester plus tard, et parfois ce sera encore à cause de la dentition.

Votre enfant se sert de votre mamelon de façon inappropriée pour soulager ses gencives douloureuses. Il serait préférable de modérer votre réaction à la morsure sinon l'enfant peut redouter la tétée. Interrompez la tétée pendant quelques minutes lorsque vous vous faites mordre, et parlez à votre enfant. Dites-lui que ça fait mal, dites-lui qu'il doit téter doucement. Offrez-lui des objets dans lesquels il peut mordre à volonté pour soulager ses gencives. Faites sécher vos mamelons à l'air comme vous le faisiez sans doute lorsque votre bébé était tout petit; cela vous sera probablement utile s'ils deviennent sensibles à cause d'une morsure.

Lorsque vous parlez à votre enfant à ce sujet, vous devrez ajuster le degré de sévérité avec lequel vous l'abordez en fonction de sa sensibilité aux réprimandes verbales et, bien sûr, selon votre capacité de tolérance du moment. Il n'est pas rare que des enfants refusent de téter après s'être fait réprimander pour avoir mordu, parce que la réprimande dépassait leur seuil d'acceptation (qui, chez certains d'entre deux, est relativement bas). Certaines mères, tenant compte de cette possibilité, surtout en ce qui concerne les enfants de moins de deux ans, se limitent à enlever calmement l'enfant du sein pendant un intervalle donné et sans le disputer.

Quelques enfants, même après qu'on leur ait montré à ne pas mordre, peuvent éprouver le désir, plus tard, de mordre le mamelon en tétant, simplement pour jouer. L'enfant étirera le mamelon du mieux qu'il peut, le mordillera, soufflera dessus pour chatouiller sa mère, bref, le prendra pour un jouet. Si votre enfant s'adonne à un jeu qui vous fait mal, interrompez immédiatement la tétée, quel que soit le degré de plaisir qu'il en retire. Dites-lui pourquoi vous l'interrompez, et reprenez la tétée lorsque vous estimez qu'il a compris votre message.

Permettez-moi de vous rassurer une fois de plus: dans tous ces cas, votre enfant devrait apprendre très rapidement à téter sans vous faire mal, quoiqu'il soit nécessaire de persévérer pendant des semaines parfois avant qu'il ne comprenne où vous voulez en venir. La raison pour laquelle la grande majorité des enfants apprennent si rapidement à ne pas mordre est sans doute due à la vivacité et à la promptitude avec lesquelles nous réagissons toujours dans ces cas-là. Il n'existe probablement pas d'autre situation où le principe de modification du comportement se trouve appliqué avec autant de rapidité, de fermeté et de constance! En outre, nos enfants nous aiment et réagissent à l'urgence et à la sincérité avec lesquelles nous insistons auprès d'eux pour qu'ils ne nous mordent pas. Plus d'un enfant assez grand pour s'exprimer verbalement réagira, lorsque vous lui direz qu'il vous a fait mal, en vous disant: «Excuse-moi maman.» et en vous embrassant.

Il y a des enfants qui, après avoir tété pendant un petit moment, commencent à s'ennuyer au sein et se mettent à mordre. Un enfant mordra aussi, à l'occasion, parce qu'il a faim. On peut prévenir les morsures dues à ces causes en interrompant la tétée lorsque l'enfant commence à s'agiter, indiquant par là qu'il préférerait vraiment s'adonner à une autre activité. Vous pourriez peut-être écourter certaines tétées et les faire suivre de distractions intéressantes ou lui offrir de la nourriture.

En mordant ainsi, l'enfant peut également indiquer qu'il désire se sevrer. «Tu n'es pas obligée de téter», a dit une mère à son enfant qui lui mordillait le mamelon et s'amusait au sein. «Tu es sûre que ça ne te fait rien, maman?» répondit la petite fille. Pour une raison quelconque, cette enfant croyait, apparemment, qu'elle était censée téter au moment du coucher, même si cela ne l'intéressait plus. Il était temps de lui dire, comme le fit cette mère, qu'elle pouvait délaisser cette tétée si elle le voulait.

Votre enfant peut vous mordre aussi, simplement pour le plaisir d'obtenir la réaction prévisible et constante que vous manifesterez. Parfois, le meilleur moyen de stopper ce comportement consiste à contrôler vos propres réactions, ce qui, il faut l'admettre, n'est pas facile. Votre enfant se lassera de ce petit jeu et se tournera vers une activité plus agréable pour vous deux.

Il arrive qu'un enfant morde le sein de sa mère parce qu'il est bouleversé et qu'il veut lui faire mal. Si ce comportement débute en même temps qu'un changement dans son environnement, susceptible de le perturber, vous pouvez interpréter ceci comme un appel à l'aide, émis d'une façon immature et inefficace certes, mais tout de même évident. Une de ces mères, dont l'enfant de deux ans et demi persistait à la mordre, a amorcé avec lui le dialogue suivant:

Maman:	Pourquoi me mords-tu?
L'enfant:	Sais pas.
Maman:	Veux-tu me faire mal?
L'enfant:	Oui.
Maman:	Pourquoi?
L'enfant:	Sais pas.
Maman:	Est-ce parce que tu es fâché contre moi?
L'enfant:	Oui.
Maman:	Pourquoi es-tu fâché?
L'enfant:	Parce que (il soupire, montrant par là qu'il ne veut pas en parler).
Maman:	Non, on va en parler. Es-tu fâché parce qu'on a un petit bébé maintenant?
L'enfant:	Oui (avec un soupir de soulagement).
Maman:	Alors, je comprends ça.

Il serait tentant d'affirmer qu'après cette conversation, l'enfant a subitement cessé de mordre sa mère, mais ce ne fut pas aussi simple. À partir de ce moment toutefois, tant la mère que l'enfant comprenaient ce qui se passait et cette compréhension mutuelle aida l'enfant à se sentir mieux. La fréquence des morsures se mit à diminuer pour cesser tout à fait, peu après.

Si votre enfant ne s'exprime pas suffisamment sur le plan verbal pour tenir une telle conversation ou s'il refuse de le faire, vous pourrez, après un petit travail de détective, découvrir si les morsures résultent de sentiments de colère ou de tristesse que votre enfant assume mal. Il sera sans doute utile que vous lui disiez que vous acceptez sa colère contre vous à cause du nouveau-né ou parce que vous l'avez maintenu pendant qu'il se faisait coudre par le médecin, ou pour toute raison susceptible, selon vous, de le bouleverser. (Vous n'admettez pas que vous aviez tort dans ces situations; vous lui laissez simplement savoir que ses sentiments à ce propos sont acceptables, que vous les acceptez et l'aiderez à les assumer.) Parfois, c'est tout de dont il aura besoin.

Un enfant peut mordre le sein maternel simplement pour obtenir l'attention de sa mère, et il faut avouer que c'est un moyen très efficace. C'est sa façon à lui de protester parce qu'elle l'ignore pendant qu'il tète. De nombreux enfants, pendant qu'ils sont au sein, sont comme les amants: ils veulent voir votre regard. Ils peuvent, par-dessus tout, détester que vous conversiez avec d'autres pendant la tétée; mais, même le simple fait de regarder la télévision ou de lire peut importuner certains enfants. Vous éliminerez peut-être tout problème actuel de morsure en accordant simplement de l'attention à votre enfant pendant qu'il est au sein. Ceci vous permettra, en outre, de percevoir le moment où votre enfant s'apprête à serrer les mâchoires, de sorte que vous pourrez immédiatement insérer un doigt dans sa bouche pour prévenir la morsure.

Il y a également des occasions où la mère se fait mordre par accident, par exemple lorsque l'enfant tète dans une position inusitée et tombe, ou lorsqu'elle allaite dans une auto en mouvement et que celle-ci freine brusquement. Je me souviendrai toujours de la fois où l'un des miens tomba alors qu'il tétait debout sur un petit banc étroit. Il me mordit douloureusement le mamelon et renversa le banc sur mon orteil, dont l'ongle devint noir par la suite. Cet incident fort douloureux m'apprit à choisir avec une plus grande prudence le lieu des tétées et la position dans laquelle je donnais le sein. Mais, je reçus une certaine compensation lorsque je voyais l'expression des gens qui me demandaient ce qui était arrivé à mon orteil: «C'est une blessure d'allaitement», leur expliquais-je d'un ton neutre.

Une mère peut aussi se faire mordre accidentellement pendant que son enfant dort au sein. Ce comportement n'est pas universel et se manifeste habituellement après l'âge de neuf mois environ; il n'y a donc pas lieu de s'inquiéter à ce sujet, à moins ou avant que ce problème ne surgisse. Les mères qui se font mordre une première fois de cette manière apprennent rapidement à ne pas s'endormir pendant que leur petit est au sein, même si un petit somme pendant la tétée est un bienfait auquel on renonce à contrecoeur. Ce n'est pas drôle de se faire mordre et il est possible de prévenir ces morsures accidentelles, en demeurant réveillée au besoin jusqu'à ce que votre enfant soit profondément endormi; vous introduisez alors fermement votre pouce ou votre doigt entre ses dents et retirez prestement votre mamelon.

Même si nos années d'allaitement sont parfois entachées de petites morsures, nous développons toujours rapidement les habiletés et stratégies nécessaires pour empêcher ce problème de prendre des proportions intolérables.

LORSQUE VOUS REDEVENEZ ENCEINTE

Il n'est pas rare qu'une mère redevienne enceinte avant que son bambin ne soit prêt à se sevrer. La grossesse survient parfois au cours de la première année d'allaitement (quoique certaines techniques d'allaitement et/ou de planification familiale rendent une telle conception précoce peu probable), et assez couramment au cours de la deuxième et de la troisième année. Si c'est votre cas, vous aurez à décider de sevrer ou non à cause de votre grossesse, que ce soit pour votre bien, celui de l'enfant ou celui du bébé à naître; cependant, la poursuite de l'allaitement ne causera de tort à aucune des trois personnes concernées.

Il me semble que la chose la plus naturelle à faire (ici, j'utilise le mot «naturelle» dans le sens biologique le plus strict) lorsqu'on devient enceinte est de sevrer l'enfant qui tète encore. À ce moment, votre organisme tend à concentrer son énergie sur les besoins du bébé à naître et, quelles que soient vos opinions intellectuelles sur la question, les ressources et l'énergie dont dispose votre organisme sont consacrées directement à cet enfant. La nature semble avoir prévu qu'au moment où une femme redevient enceinte, le dernier-né devrait avoir suffisamment de maturité pour que ses besoins soient satisfaits par d'autres personnes que sa mère et par d'autres aliments que son lait. La plupart du temps, si l'allaitement et le maternage suivent leur cours naturel, cette maturité aura eu le temps de s'épanouir. La mère pourra alors inciter doucement l'enfant à se sevrer et, parce qu'il y sera prêt, le sevrage se déroulera sans heurts.

Dans leur étude réalisée auprès de 503 membres de la Ligue La Leche devenues enceintes alors qu'elles allaitaient encore, Niles Newton et Marilyn Theotokatos indiquent que 69% d'entre elles ont sevré leur enfant durant la grossesse. «Nous ne pouvons déterminer le nombre de mères, dans cette étude, qui auraient sevré leur enfant si elle n'avaient pas été enceintes, car il n'y avait pas de groupe témoin de femmes non enceintes. Puisque l'enfant avait grandi entre-temps, il est probable que, même sans l'avènement d'une nouvelle grossesse, il y aurait eu une proportion élevée d'enfants sevrés.»

Les enfants atteignent la maturité à un rythme qui diffère d'un individu à l'autre, et le moment où survient une nouvelle grossesse dépend de divers facteurs. Bien des mères redevenant enceintes pendant qu'elles allaitent encore, sachant que la nature peut parfois être cruelle envers l'enfant plus grand, décident malgré tout, ou du moins essaient, de poursuivre la relation d'allaitement.

Pour de nombreuses mères cette option s'impose d'elle-même et, quoi qu'on pense, est naturelle. Elles répondent ainsi à l'immaturité de l'enfant qui se trouve dans leurs bras. Elles croient fermement que la cessation de la relation d'allaitement priverait leur enfant des bienfaits qu'elles veulent lui donner.

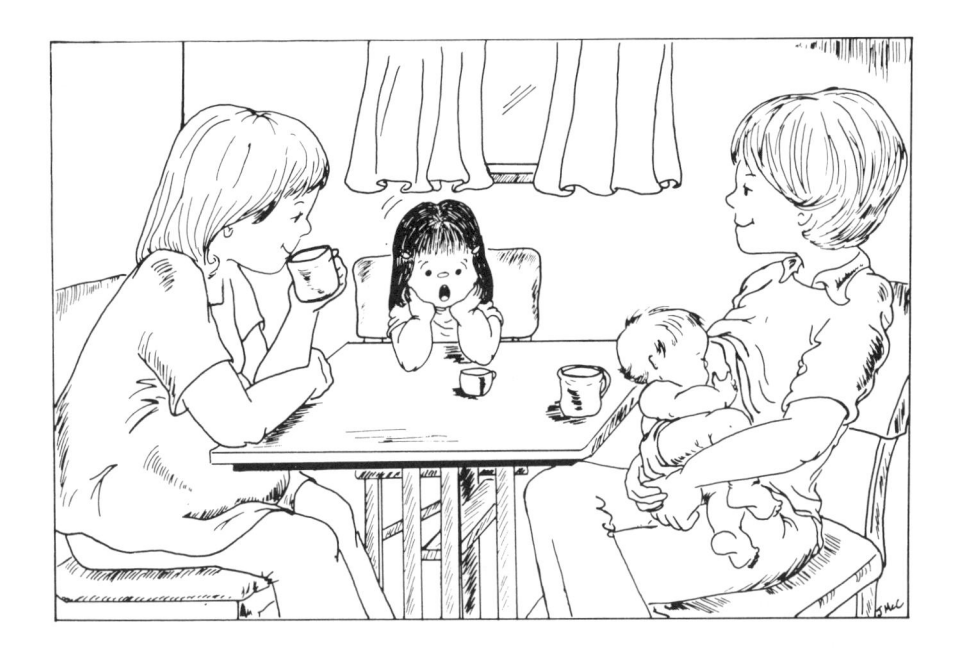

Les nénés de ma maman sont brisés!

«J'ai dû décider si je sevrais ou non» dit une mère; «j'ai connu une ou deux mères qui avaient allaité deux enfants non jumeaux, et je croyais alors que jamais je ne pourrais le faire. Mais, je ne m'attendais pas non plus à redevenir enceinte si vite, à avoir deux bébés aussi rapprochés. J'ai donc décidé de continuer à allaiter mon fils, bien volontiers, s'il ne se sevrait pas de lui-même. Cela m'inquiétait passablement de le voir, poussé si jeune, hors de son univers de bébé. Poursuivre ma relation d'allaitement avec lui me semblait un excellent moyen de lui montrer que je l'aimais encore.»

Allaiter pendant la grossesse constitue, pour de nombreuses mères, l'un des choix les plus simples à suivre. «Lorsque j'étais enceinte» écrit l'une d'elles «et que j'avais besoin de repos, la tétée était le seul moyen dont je disposais pour faire reposer le bébé à mes côtés.» À cause de la philosophie selon laquelle ces mères élèvent leurs enfants, il leur est bien plus facile de continuer à allaiter pendant leur grossesse que d'avoir à surmonter tous les changements qu'un sevrage, à ce moment-là, ne manquerait pas de provoquer.

Il y a des difficultés mais aussi des joies uniques lorsqu'on allaite pendant une grossesse, par exemple lorsque votre enfant au sein goûte le plaisir de votre présence et sent les mouvements du bébé à naître. Parfois, les seuls facteurs négatifs qui importent la mère pendant sa grossesse seront la surprise ou la désapprobation des autres, y compris le personnel médical, qui ont l'impression que «cela ne se fait pas». Certains vont même jusqu'à prétendre que le lait d'une femme enceinte «empoisonnera», en quelque sorte, l'enfant — ce qui est faux bien sûr.

Pour d'autres mères, allaiter pendant une grossesse n'est pas un geste facile, spontané. Selon Newton et Theotokatos, 74% des mères qu'elles ont étudiées éprouvaient une sensibilité ou une douleur aux mamelons. Cette douleur est la réaction de l'organisme à la grossesse et ne répond pas toujours aux traitements habituels contre les mamelons douloureux. Ces malaises peuvent être de nature temporaire (quelques jours ou quelques semaines seulement, durant le cours de la grossesse), ou bien, ils peuvent durer de la troisième ou quatrième semaine après la conception jusqu'à la naissance du bébé. Toujours selon l'étude précitée, un plus petit nombre de mères (souvent: 30%, rarement ou peu souvent: 20%) se sentaient également très agitées lorsqu'elles allaitaient pendant la grossesse; quelques-unes ont décrit cette condition comme une sensation de «fourmillement». Ceci est peut-être dû à la forte envie de sevrer, présente chez la mère enceinte; il s'agirait là d'un besoin instinctif de sevrer en s'éloignant de l'enfant qui tète, un peu comme on voit, par exemple, la chatte s'éloigner de ses petits lorsqu'elle ne veut pas les allaiter. Vers la fin de la grossesse, certaines mères seront incommodées par leur enfant qui gigote sur leurs genoux et par la pression qu'il exerce sur leur abdomen. Allaiter provoque, également, des contractions utérines qui peuvent en ennuyer quelques-unes.

Si vous êtes malheureuse d'allaiter pendant votre grossesse, n'hésitez aucunement à faire part à votre enfant de vos malaises s'il est assez grand pour comprendre, mais pas d'un air de martyre, avec l'intention de le rendre coupable parce qu'il a besoin de téter. Après tout, votre enfant ne veut pas vous faire mal et peut être véritablement inquiet, comme ce bambin de trois ans qui dit à sa mère: «Je m'excuse si ça te fait mal quand je tète, maman; mais mes dents ne font pas de trous.» Cet enfant, comme le vôtre peut-être, avait besoin que sa mère le rassure en lui affirmant qu'il n'était pas responsable de son malaise. Vous pouvez saisir l'occasion en lui demandant son aide et sa collaboration.

Face à une situation pareille, vous pouvez souvent trouver une solution qui sera aussi acceptable que possible pour vous deux. Souvenez-vous de donner à votre enfant beaucoup d'attention en plus des tétées; faites en sorte qu'il ait facilement accès à la nourriture et assurez-vous qu'il puisse boire de bons breuvages. Les ajustements que vous et votre enfant vivrez peuvent vous diriger vers le sevrage total, ou bien modifieront fort peu la relation d'allaitement si votre enfant manifeste encore un grand besoin de téter.

Plusieurs mamans enceintes m'ont affirmé que les techniques de respiration et de détente apprises à leurs cours prénatals les ont aidées à surmonter les malaises ressentis pendant qu'elles allaitaient. D'autres mères enceintes tentaient d'oublier leur agitation et leur gêne physique en lisant, en regardant la télévision, en buvant ou en grignotant un peu, ou simplement en pensant délibérément à autre chose pendant que leur bambin était au sein.

Même s'il n'existe pas de traitement sûr contre la sensibilité des mamelons pendant la grossesse, vous trouverez utile, si vous produisez encore du lait en quantité appréciable, d'en extraire quelques gouttes à la main pour l'aider à couler avant de commencer la tétée. Quelle que soit la quantité de lait que vous sécrétez, vous pourrez également rendre la tétée plus supportable si vous tirez doucement sur le mamelon, avant de le présenter à l'enfant pour le faire durcir et réduire ainsi la friction lorsqu'il commencera à téter. Toutefois, pour plusieurs mères enceintes, la sensibilité des mamelons ne disparaîtra qu'avec un changement dans leur organisme, et celui-ci pourra tout aussi bien être le passage d'une autre semaine que la naissance du bébé.

Les nausées pendant la grossesse troublent la joie que peut éprouver la mère en allaitant. Il est en effet difficile de s'accommoder d'un petit être remuant sur ses genoux lorsqu'on a l'impression que notre estomac risque de tout renvoyer au moindre mouvement. Cette situation n'est pas due à l'allaitement mais au fait d'avoir à tenir l'enfant, et cette difficulté existera que vous allaitiez ou non. Les nausées peuvent être soulagées par l'amélioration du régime alimentaire, des vitamines en supplément (surtout la vitamine B$_6$), du repos et de petites collations fréquentes.

Allaiter vous sera d'un grand secours si vous avez des nausées, car vous pourrez alors vous étendre aux côtés de votre enfant. Prendre soin de lui ainsi est habituellement moins fatigant pour votre estomac que de ne pas l'allaiter et, par conséquent, d'avoir à le porter dans vos bras, lui préparer de la nourriture, etc. En dépit de difficultés telles que nausées ou mamelons douloureux, de nombreuses mères se sentent assez motivées pour continuer à allaiter lorsqu'elles voient les besoins évidents de leur enfant et la reconnaissance toute spontanée qu'il leur manifeste pour s'être rendues disponibles avec autant d'affection.

Si vous devenez enceinte et que vous voyez la nécessité de continuer à allaiter votre enfant, évitez d'établir des plans à l'avance en ce qui concerne le déroulement de votre relation d'allaitement au cours des prochains mois. Comme je l'ai déjà mentionné, il est impossible de prévoir vos sentiments et vos seuils de tolérance pendant la grossesse. Les réactions des enfants à la grossesse et à la venue d'un nouveau-né différent grandement, elles aussi. Alors que certains d'entre eux ne semblent montrer aucune modification du comportement lorsque maman devient enceinte, d'autres tendent à se sevrer très tôt au début de la grossesse, sans doute à cause d'un changement dans le goût du lait ou parce que la quantité de lait fabriqué par l'organisme maternel diminue. D'autres se sèvreront lorsque, vers la fin de la grossesse, la sécrétion lactée subit des modifications. Quelques-uns par contre, comme ce petit bonhomme que je connais, un enfant qui adorait téter, se plaignent du «lait pas bon», mais n'en continuent pas moins de téter. Parfois également, votre abdomen, à la fin de la grossesse, peut devenir si volumineux que votre enfant peut tout simplement trouver trop difficile d'atteindre le mamelon lorsque vous allaitez en position assise.

Comme si le tableau n'était déjà pas assez compliqué, ajoutons qu'il n'y a aucun moyen de savoir si un enfant qui se sèvre durant la grossesse aura envie de téter de nouveau à la naissance du bébé, maintenant que votre sécrétion lactée est redevenue abondante et que votre lait a repris son goût d'avant.

Il y a un aspect que je n'aime pas aborder car j'estime que nous agissons mieux lorsque nous sommes motivées par des sentiments positifs plutôt que par des idées négatives en ce qui concerne le futur; il s'agit du fait qu'une grossesse ne se déroule pas toujours sans incident.

Des mères m'ont confié leur déception d'avoir sevré leur enfant à cause d'une grossesse qui s'est terminée en fausse-couche. D'autre part, des mères ayant perdu leur bébé à un stade quelconque de la grossesse m'ont expliqué que c'était pour elles une grande consolation de pouvoir allaiter leur enfant pendant qu'elles surmontaient cette déception, qu'elles vivaient ce malheur. Dans les cas où le bébé est prématuré ou trop malade pour téter, l'enfant plus grand qui tète encore peut être d'un précieux secours pour aider maman à établir et maintenir une bonne sécrétion lactée, ce qui, en retour, sera bénéfique pour le tout petit bébé qui a si désespérément besoin de ce lait. Vous prendrez soin, dans ce cas, d'extraire votre colostrum à la main ou à l'aide d'un tire-lait, à l'intention du dernier-né avant que votre autre enfant ne se mette au sein. Le bambin pourra alors se servir, mais c'est un prix fort raisonnable à payer pour déclencher le réflexe d'éjection du lait et le faire jaillir mieux qu'aucun tire-lait ne réussirait à le faire.

Certains se demandent, et c'est fort compréhensible, si les contractions utérines déclenchées par l'allaitement pendant la grossesse sont responsables du travail prématuré conduisant à une fausse-couche. Cependant, des années d'expérience auprès de mères qui ont allaité pendant leur grossesse, y compris celles avec des antécédents de fausses-couches et d'accouchements prématurés, nous permettent d'affirmer que, selon toute apparence, il n'existerait pas de lien entre ces problèmes et l'allaitement pendant la grossesse.

On craint parfois, également, que les hormones de la grossesse soient nocives pour l'enfant allaité. Autant que je sache, aucune étude n'a été réalisée sur cette question, à savoir quelles hormones, s'il y en a, sont présentes dans le lait maternel pendant la grossesse et en quelle quantité. Il y a peu de raisons de s'inquiéter, toutefois, au sujet des hormones naturelles présentes dans le lait selon des quantités prévues par la nature, surtout s'il s'agit d'hormones qui tendent à réduire la quantité de lait que l'enfant reçoit. De plus, le foetus en croissance est exposé aux mêmes hormones. Il me semble qu'on ne devrait pas davantage redouter la présence de progestérone naturelle dans le lait pendant la grossesse que celle d'oestrogène naturel dans le lait pendant les menstruations, une fois que celles-ci ont repris.

L'ALLAITEMENT DE NON-JUMEAUX

Si votre enfant continue de téter pendant toute la durée de votre grossesse, vous vivrez sans doute l'expérience unique d'allaiter deux enfant à la fois.

La majorité des mères ayant tenté cette expérience l'ont trouvée satisfaisante; seulement six pour cent des mères ayant allaité des non-jumeaux ont indiqué à Newton et à Theotokatos qu'elles ne recommenceraient pas si l'occasion se présentait à nouveau.

Je n'ai pu m'empêcher de rire lorsqu'une mère m'a écrit: «Je suppose que nous allons vivre l'allaitement de non-jumeaux puisque mon fils a tété pendant les premières phases du travail à l'accouchement.» Même à ce point, vous ne pouvez encore être sûre car les réactions des enfants, au retour de la sécrétion lactée, sont parfois inattendues. Ainsi, certains d'entre eux, juste comme maman s'est adaptée à la perspective d'allaiter deux enfants, n'aiment pas le lait qui jaillit, ce qui se produit peu après la naissance du bébé. L'enfant pourra alors refuser de téter, quoi que fasse sa mère. D'autres, par contre, se réjouiront de voir tout ce bon lait, alors que quelques-uns se comportent comme s'ils n'avaient remarqué aucun changement (bien qu'en fait, ils ont sûrement dû en constater un).

Il doit être très réconfortant pour l'avant-dernier-né, après la naissance de ce précieux bébé (précieux certes, mais peut-être un peu menaçant pour lui), de se faire prendre dans les bras de sa mère pour cet échange d'amour si familier. Votre enfant l'appréciera encore davantage si vous avez dû séjourner à l'hôpital pour quelque temps. «Nous redoutions un peu», écrivait une mère, «la réaction de notre fils vis-à-vis l'allaitement du nouveau-né à l'heure du coucher, qui était son moment à lui. Mon mari et moi, nous nous sommes glissés sous les couvertures, avec le bébé à mon sein. Notre fils se tenait près du lit, se balançant d'un pied sur l'autre. Je lui dis: "Eh bien, viens, voilà ta place!" Il émit un énorme soupir, son visage s'éclaira, il s'élança dans le lit et se mit à téter, lui aussi. Cet épisode reste un de mes meilleurs souvenirs.»

Lorsque vous continuez d'allaiter votre avant-dernier, après la naissance du bébé, vous lui montrez ainsi que vous aimez encore le bébé qui demeure en lui. L'enfant qui peut se comporter en bébé, lorsqu'il en a besoin, pourra plus facilement grandir et devenir le grand frère ou la grande soeur sans éprouver autant de conflits intérieurs. Il ne se sentira pas obligé de se comporter en grand tout le temps, avant d'y être prêt, et il n'aura pas à renoncer entièrement à vous, au profit du bébé.

Il est possible (et nous le faisons presque tous) d'aider nos enfants à vivre le passage du rang de bébé de la famille à celui de grand frère ou grande soeur, sans pour autant recourir à la tétée. Ce qu'il faut retenir ici, c'est le concept évoqué par le docteur Herbert Ratner, c'est-à-dire qu'il faut traiter en bébé le côté bébé de l'enfant; l'allaitement, si cette possibilité existe pour vous et si vous le désirez, constitue un moyen privilégié d'appliquer ce concept.

Lorsqu'une mère décide d'allaiter ses deux enfants non jumeaux avec une motivation aussi noble, elle peut ressentir tout un choc de se voir éprouver subitement (comme c'est le cas pour tant d'entre nous) des sentiments négatifs face à son GRAND qui veut encore téter. En fait, les mères ont souvent les mêmes sentiments à l'égard des autres exigences de leurs enfants à la venue d'un nouveau bébé, même si ces enfants ne sont pas allaités. Lorsqu'existe une relation d'allaitement, les sentiments négatifs ont tendance à se cristalliser autour de cette relation.

Ces sentiments font partie de tout le processus de réorganisation et de redéfinition de notre maternage qui doit inclure le nouveau bébé dans notre vie. Au cours de la grossesse, nous craignons que le futur bébé ne prive le dernier-né actuel de l'amour que nous lui donnons déjà. Nous craignons également de ne jamais pouvoir aimer le nouveau bébé autant que l'enfant que nous serrons dans nos bras.

Une fois le bébé arrivé, cependant, nous constatons que la balance pèse fortement en faveur de ce nouveau venu, surtout si nous avons la possibilité de vivre un vrai bon départ avec notre nouveau-né, au cours des premières heures et des premiers jours. En l'espace de quelques courtes heures en effet, la plupart d'entre nous passons de l'état d'ange gardien déterminé à ne jamais laisser un intrus modifier notre relation parent-enfant actuelle à celui de mère primitive vouée aveuglément à la défense à tout prix des prérogatives du nouveau-né.

Un tel décalage dans les sentiments ne se rencontre pas chez toutes les mères, mais plusieurs de celles qui vivent cette situation souffrent inutilement d'anxiété et de culpabilité. Une fois que nos sentiments ont fini de rebondir d'un extrême à l'autre, ils atteignent une position plus modérée. Notre amour pour chaque enfant se développera alors distinctement, riche et stimulant. Nous donnons notre amour comme une bougie donne sa flamme à une autre. Nous avons beau donner tout notre amour à notre enfant, il nous en reste encore autant, comme par magie, à donner à l'enfant suivant, puis à l'autre (Zilberg).

Les mères qui hésitent à allaiter l'enfant plus grand, parce qu'elles craignent que cela soit préjudiciable au nouveau-né, seront rassurées d'apprendre que beaucoup d'autres mères vivant une situation similaire ressentent la même chose. Le fait d'éprouver ces sentiments ne signifie pas que vous n'aimerez plus jamais allaiter cet enfant de nouveau.

Comme votre enfant peut également, dans le même temps, éprouver une certaine ambivalence lui aussi, ce n'est sans doute pas le moment approprié pour lui parler de vos sentiments négatifs. Votre enfant et vous profiterez de quelques semaines d'allaitement ponctuées le moins possible de conflits pendant que vous vous ajustez au nouveau cadre familial.

Une mère qui allaite des non-jumeaux peut craindre de manquer de lait pour le nouveau-né. Vous aurez donc probablement l'intention de restreindre les tétées de votre bambin, à certains moments de la journée ou uniquement lorsque le nouveau-né aura terminé son repas. Si de telles restrictions sont facilement applicables avec vos enfants, vous pourrez y aller, mais avec précaution. Il est parfois nécessaire de limiter les tétées du bambin s'il demande toujours le sein avant que le nouveau-né se réveille. Après tout, c'est le bébé qui a besoin du lait, pas le bambin. Mais, de telles situations sont rares. La plupart des mamans qui allaitent deux enfants non jumeaux constatent qu'elles peuvent produire du lait en abondance tant pour le bébé que pour le bambin, et qu'elles peuvent les allaiter tous les deux autant qu'ils le désirent. Il est bien plus facile, pour la mère, de se concentrer uniquement sur le maternage de ces deux petits êtres sans se soucier de savoir si elle aura assez de lait. Après tout, les mères sont parfaitement capables d'allaiter des jumeaux sur demande.

L'allaitement de non-jumeaux a pour avantage de réduire la rivalité entre ces deux enfants. Si la tétée devient un des nombreux plaisirs de la vie où vos enfants doivent entrer en compétition l'un contre l'autre, où ils doivent attendre chacun leur tour, etc., l'allaitement fera alors partie de leur lutte pour obtenir une place dans votre coeur. «Oh non, il n'y en aura plus», rouspétait un enfant de deux ans à qui la mère demandait d'attendre que le bébé ait fini. C'est dans les familles où on laisse le bébé et le bambin téter sur demande que la rivalité entre ces deux enfants se trouve à son niveau le plus bas.

Sur le plan nutritif, il semble préférable de ne pas toujours offrir le sein au même enfant en premier, car la composition du lait diffère du début à la fin de la tétée. Si votre bambin tète fréquemment et toujours à la fin, le bébé aura beaucoup moins de chance d'obtenir le dernier lait, riche en matière grasses. Le bébé a autant besoin des éléments nutritifs solubles dans l'eau, qui se trouvent principalement dans le lait du début de chaque tétée, que des matières grasses et des éléments nutritifs solubles dans le gras contenus dans le lait de la fin de la tétée. Si vous allaitez vos deux enfants selon un mode très souple, le bébé obtiendra tous les éléments nutritifs dont il a besoin dans le courant d'une journée. Le bébé, étant celui qui tète le plus souvent, devrait pouvoir obtenir les «premières bouchées» plus souvent qu'autrement, mais il devrait également avoir l'occasion de «vider les plats». Sachez vous détendre et essayez de ne pas réglementer les tétées; vos enfants trouveront eux-mêmes le rythme qui leur conviendra et ceci, sans les problèmes qui risquent parfois de surgir lorsque nous nous en mêlons.

Vous avez toutefois intérêt à surveiller quelque peu la fréquence des tétées de votre bambin et à ne pas le laisser dépasser un certain seuil de variation dans le nombre de tétées d'une journée à l'autre, sous peine d'avoir les seins engorgés parfois, surtout si vous êtes sujette aux infections du sein. Les fluctuations considérables dans la fréquence des tétées, une caractéristique commune aux bambins et aux enfants plus grands, ne représentent pas un problème sérieux lorsque votre sécrétion lactée est à la baisse. Mais, lorsque vous allaitez entièrement un jeune bébé, vous devrez peut-être encourager votre enfant plus grand à suivre un rythme plus régulier de sorte que vos seins ne deviennent jamais trop pleins. Il se peut, bien sûr, que cela ne vous dérange aucunement que votre enfant tète plusieurs fois une journée et pas du tout le lendemain. Mais si ce n'est pas le cas, n'hésitez pas à encourager votre enfant à téter lorsqu'il a oublié de demander le sein pendant une période trop prolongée.

Le porte-bébé* — le modèle de tissu sans armature rigide qui permet de porter le bébé tout contre notre corps — est d'un précieux secours lorsqu'il s'agit de prendre soin de notre tout-petit. C'est un article que je considère indispensable lorsque deux enfants ont besoin de votre temps et de votre attention. Vous pouvez blottir le tout-petit contre vous dans le porte-bébé, tout en vous occupant de l'autre enfant, qui demeure encore un bébé sous certains aspects. Votre enfant appréciera probablement que vous appreniez à porter le bébé dans votre dos une partie du temps plutôt qu'en avant, de sorte que vous n'aurez pas à passer par-dessus lui ou à le contourner pour atteindre votre enfant plus grand. Le bambin qui obtient l'attention de sa mère, sous cette forme, sera moins porté à utiliser la tétée dans ce but.

En cas de problème (tout difficulté susceptible de survenir lorsque vous n'allaitez qu'un seul enfant) avec l'un ou l'autre des enfants allaités, vous serez peut-être appelée à faire preuve d'une dose accrue de créativité pour répondre aux besoins des deux enfants sans pour autant négliger les vôtres. Une erreur que nous commettons souvent, à ce sujet, consiste à considérer la relation d'allaitement que nous avons avec ces deux enfants comme une réalité unique, alors que, dans les faits, il s'agit de deux relations différentes avec deux personnes distinctes. Il est vrai que vous êtes la même maman dans les deux cas, et que ces deux petits êtres interagissent, mais la relation d'allaitement est spécifique à chaque individu qui la vit.

Il est peu probable que le bébé souffre de coliques parce que l'avant-dernier-né tète encore, et il est également peu probable que le bambin en

---

* On peut se procurer différents modèles de porte-bébé à la Ligue La Leche, C.P. 874, St-Laurent, Québec, H4L 4W3 question ne parte en fringale d'allaitement uniquement parce que le bébé est nourri au sein; l'enfant plus grand qui augmente la fréquence des tétées, dans ces circonstances, a sans doute besoin d'attention. Il veut peut-être de la nourriture ou bien il réagit avec anxiété face à la quantité de temps et d'énergie que le nouveau-né réclame de sa mère. Parce que l'allaitement de non-jumeaux n'est pas fréquent dans notre société, il est relativement facile de lui imputer les réactions des enfants impliqués. En réalité, le bébé peut souffrir de coliques pour une raison qui n'a rien à voir avec le fait que son grand frère ou sa grande soeur soit allaité, et l'enfant plus grand peut vouloir téter tout le temps pour les mêmes raisons que tout enfant de son âge. Chaque enfant doit être considéré comme un individu unique et aidé de notre mieux lorsque nécessaire.

La naissance d'un bébé, comme tout autre événement survenant dans la vie de votre enfant, peut faire en sorte que ce dernier aura besoin de téter plus souvent. Cette situation représentera tout un défi pour vous pendant un certain temps, mais la meilleure solution à long terme sera de prendre soin de votre enfant plus grand du mieux que vous pourrez. Il est évident que papa peut être d'un grand secours pour répondre aux besoins des enfants, surtout le bambin, en leur donnant plus d'amour à cette occasion. Il peut le transmettre directement aux enfants mais aussi d'une manière indirecte, par exemple lorsqu'il vous manifeste son amour et vous appuie pendant une période aussi exigeante.

Vous n'aurez pas souvent à allaiter vos deux enfants devant d'autres personnes, car l'enfant plus grand est habituellement affairé ou facile à distraire lorsque vous êtes ailleurs qu'à la maison. Il peut toutefois arriver que ni l'un ni l'autre des enfants ne puisse attendre et qu'il vous soit impossible de trouver un petit coin discret; il est alors préférable que vous plongiez dans ces situations avec une bonne dose de confiance en vous et un brin d'humour. Voici ce qu'a écrit la mère d'un bébé de trois mois et d'un bambin de deux ans et demi à propos d'un tel incident:

> Sur l'avion, ils ont voulu téter tous les deux en même temps, mais mon enfant de deux ans et demi devait téter debout (il n'y avait aucun autre moyen), au grand étonnement de deux vieilles dames assises à côté de nous. C'est tout ce que nous pouvions faire pour nous empêcher de rire, et mon mari fit comme s'il ne nous connaissait pas. Mais les deux enfant étaient heureux!

Plus d'une maman, redoutant de devoir allaiter ses deux enfants en même temps, ailleurs qu'à la maison, fut soulagée de trouver un lieu où elle pouvait donner le sein en toute tranquillité ou fut récompensée de la bonne collaboration de ses deux enfants qui se montrèrent étonnamment discrets. Au bout du compte, l'allaitement de deux enfants en public» est généralement plus inquiétant à imaginer qu'à vivre dans la réalité.

Parfois, les mères s'inquiètent du risque de contagion en allaitant deux enfants, un peu comme si on les laissait utiliser la même brosse à dents. En fait, les deux enfants vivent déjà dans un environnement où ils sont en contact si étroit qu'il est virtuellement impossible d'éviter la contagion. De plus, les propriétés bactéricides du lait maternel contribuent probablement à prévenir la contagion.

Ce n'est que lorsqu'un des enfants attrape le muguet qu'il est préférable de confiner l'enfant au même sein. Votre pédiatre vous aidera à appliquer le traitement le plus efficace contre cette infection à champignon chez votre bébé ou votre enfant. Il peut être nécessaire de traiter vos seins également afin de prévenir ou de soulager la douleur susceptible d'être causée par l'infection et de contrôler celle-ci. Votre médecin pourra recommander une analyse de vos sécrétions vaginales afin de déterminer si l'agent infectieux cause une vaginite. Vous aurez à décider, avec l'avis du médecin, s'il faut traiter les deux enfants ou s'il suffit d'observer celui qui n'est pas affecté, quitte à commencer le traitement à l'apparition des symptômes.

Règle générale, le seul moyen de prévenir la contagion consiste à empêcher les gens de vivre ensemble dans une entité aussi «antihygiénique» que la famille et de poser des gestes tels que manger et respirer ensemble. Je ne peux me résoudre à croire que le fait pour les enfants de téter ensemble ou non augmentera beaucoup (si, toutefois, il y a augmentation) le degré de l'infection dont ils sont atteints.

La mère qui allaite deux enfants non jumeaux peut se demander, et c'est très compréhensible, s'ils finiront par se sevrer un jour s'ils voient toujours l'autre téter. Nous avons été élevés avec la notion que téter était une mauvaise habitude qui ne cesse jamais, à moins d'intervenir pour éliminer les occasions où l'enfant peut téter et lui faire oublier ce désir. La tétée n'est pas un moyen détourné qu'utilise l'enfant pour dominer sa mère, mais la manifestation d'un besoin infantile chez l'enfant en croissance. Lorsque les enfants se sèvrent spontanément, ce n'est pas parce qu'ils ne pensent plus à venir téter mais parce qu'ils n'ont plus besoin de téter.

Nous devons nous rappeler que nous allaitons deux personnes distinctes lorsque nous allaitons deux enfants en même temps. Les manifestations de rivalité entre les enfants, en ce qui concerne l'allaitement et uniquement l'allaitement parce que l'autre tête aussi, seront rares, à condition que les deux enfants se sentent libres, la plupart du temps, de venir téter lorsqu'ils en ressentent le besoin.

Le moment de leur sevrage naturel sera déterminé par leur propre schéma de développement et le fait de voir l'autre téter n'y modifiera pas grand-chose. Il est probable que des changements surviennent et que certains ajustements soient nécessaires pendant l'allaitement à cause d'une grossesse et de la venue d'un nouveau bébé, mais, une fois ces périodes critiques passées, chaque enfant devrait adopter un style d'allaitement propre à lui-même tout comme s'il était le seul à téter. Habituellement, l'enfant plus grand retrouvera son rythme d'allaitement et se désintéressera graduellement de la tétée, au cours des mois ou des années, jusqu'au moment où il cessera complètement de demander le sein. Pendant ce temps, le bébé poursuivra son cheminement personnel.

Il n'est pas rare que la mère se retrouve en train d'allaiter deux bambins à la fois (ce n'est pas si difficile que cela en a l'air, car l'aîné demande habituellement beaucoup moins souvent le sein). Il arrive, en outre, que les deux enfants se sèvrent en même temps ou que l'enfant plus jeune se sèvre le premier, mais ces deux situations sont inusitées.

Dans quelques familles où l'enfant plus grand avait besoin de téter pendant plusieurs années, il est arrivé qu'un troisième enfant ait eu le temps de naître pendant que les deux aînés tétaient encore; et il a certainement dû se trouver des mamans assez dévouées et aimantes pour en allaiter quatre. En citant ces cas très rares, je crains de susciter une certaine rivalité entre mères, à savoir laquelle serait capable d'allaiter le plus grand nombre d'enfants à la fois. Une telle compétition serait évidemment ridicule et, de toute façon, l'enfant qui a dépassé ce besoin dans son développement ne se mettra pas à téter uniquement pour faire plaisir à maman. Je cite plutôt ces cas dans le seul but d'aider les mères à comprendre qu'il est possible de considérer les besoins de chaque enfant sur une base individuelle, tout en lui accordant la place qui lui revient au sein de la famille. On fait preuve de bonté à l'égard de l'enfant lorsqu'on lui permet de délaisser son comportement de bébé à son propre rythme, même lorsque d'autres enfants se joignent à la famille. L'enfant ne grandit pas d'un seul coup, simplement parce qu'un bébé vient de naître; ce sont nos yeux d'adultes qui le voient alors plus grand!

CHAPITRE 10

Aux papas: vous aussi avez votre mot à dire

Comme père, vous désirez élever vos enfants de la meilleure façon qui soit, pour en faire des individus en bonne santé et autonomes. Vous voulez également que vos enfants vous aiment et qu'ils soient heureux d'avoir un père tel que vous. Quel réconfort pour vous et vos enfants de savoir que les méthodes d'éducation qui les aident à vous aimer, c'est-à-dire la gentillesse et la tendresse, les aideront aussi à devenir forts. L'amour que vous donnerez à vos enfants leur fournira une base solide d'où ils pourront surmonter les défis éventuels.

On ne voit pas toujours s'épanouir l'amour du jeune enfant pour son père. Il y a bien sûr de nombreux enfants dont les réactions sont transparentes et qui montrent leur affection pour papa dès le début; ces bébés sont vraiment charmants. Mais d'autres ne semblent avoir d'yeux que pour maman et ce, pendant une période douloureusement longue pour papa. Il est possible alors que celui-ci se sente délaissé et rejeté, surtout à son premier enfant.

Il ne faudrait pas que vous laissiez ces sentiments désagréables prendre une place prépondérante dans votre vie car ils sont une réaction à un problème (si vous tenez à qualifier cette situation de problème) qui s'atténue avec le temps. Songez à l'immaturité de votre enfant, à quel point il a beaucoup à apprendre. Il doit apprendre à aimer un seul être et à lui faire confiance avant de pouvoir en aimer d'autres et leur faire confiance. Si, après sa mère, vous êtes la personne que le bébé voit le plus souvent et avec qui il a le plus d'échanges affectueux, vous serez probablement celui à qui il s'ouvrira dès qu'il y sera prêt.

Pour hâter le moment où votre enfant vous fera confiance et aimera jouer avec vous, efforcez-vous délibérément de pénétrer dans son univers. Par exemple, le psychiatre et père de famille Hugh Riordan, conférencier bien connu des groupes de parents, suggère aux pères d'un enfant timide de prendre contact avec eux en s'étendant calmement sur le plancher. Selon lui, une fois que votre enfant peut se déplacer par ses propres moyens, à l'instar du petit chiot, il ne peut résister à l'envie de grimper sur vous à condition que vous demeuriez suffisamment tranquille pour ne pas l'effaroucher. Bien sûr, à mesure que votre enfant grandit, de tels jeux peuvent évoluer en bagarres dans la mesure où votre enfant et vous-même le désirez. Il peut être nécessaire de débuter le processus très calmement toutefois.

Vous pouvez aussi attirer l'attention de votre enfant en vous assoyant à terre et en jouant avec ses jouets, mais pas avec ceux qui l'occupent à ce moment-là évidemment. À vous voir agir de la sorte, il peut soit continuer à jouer à vos côtés, vous joindre ou vous arracher le jouet que vous avez en main; tous ces jeux seront amusants pour tous les deux. Certains pères obtiennent l'attention de leur enfant encore plus tôt, en se mettant à leur portée pendant la tétée. Lorsque bébé vous offre une menotte ou un pied, embrassez-le ou chatouillez-le légèrement; vous amorcerez alors les jeux de tendresse qui vous occuperont de plus en plus tous les deux au cours des mois et des années qui viendront.

Le moyen le plus efficace et permanent de hâter le moment où votre enfant deviendra le compagnon de jeux dont vous rêviez est peut-être très différent de ce que vous auriez cru à prime abord: faites de votre mieux pour aider votre femme à materner votre enfant. Encouragez-la à l'allaiter et aidez-la à traiter en bébé cet aspect de votre enfant en croissance aussi longtemps que nécessaire. Votre femme, comme tant d'autres, se réjouira de pouvoir compter sur votre appui. «Je me souviens de la fierté qu'éprouvait mon mari à me voir allaiter,» écrivait une mère; c'est la trame familiale tout entière qui se trouve renforcée lorsque le père offre un tel appui chaleureux.

Vous avez le pouvoir de faciliter la vie à votre femme afin qu'elle soit mieux en mesure de materner votre enfant. Grâce à votre aide, celui-ci connaîtra le meilleur départ possible et deviendra pour vous un compagnon de vie charmant et plein de ressources.

Vous et votre femme avez besoin de discuter de vos objectifs parentaux, non pas une fois mais régulièrement. Vous ne vous entendrez pas toujours sur les détails, mais l'existence sera plus facile si vous oeuvrez essentiellement vers les mêmes objectifs et que vous vous appuyez mutuellement. Lorsque vous et votre femme avez des points de vue différents, soyez au moins conscient de ces divergences afin de ne pas saboter vos efforts mutuels. Il n'est pas nécessaire, lors de vos discussions, de tomber entièrement d'accord sur tout ce qui a trait aux enfants (ou sur toute autre question, d'ailleurs). Les enfants vivant dans un foyer de deux parents ont le privilège de côtoyer deux personnes ayant des opinions différentes et qui ne suivent pas toujours la même ligne de pensée, ce qui constitue un trait inévitable de la vie en société. Vos discussions vous aideront à garder votre attention fixée sur l'éducation des enfants, de sorte que vous saurez comment vous entraider quand surviendront les difficultés.

Vous devrez vous aider mutuellement à demeurer sur la voie que vous vous êtes tracée, surtout lorsque vous ne suivez pas les mêmes principes d'éducation que les gens de votre entourage. Votre enfant se développera harmonieusement si vous appuyez votre femme à propos de questions telles que l'entraînement à la propreté et l'heure du coucher (ou le manque de règlements en ce qui concerne l'heure du coucher), particulièrement lorsqu'il est allaité. Vous pouvez être son meilleur appui et sa meilleure source d'encouragement; vous pouvez également apporter un jugement éclairé qui lui rendra l'allaitement aussi facile que possible durant tout le temps que votre enfant en aura besoin.

Les mères qui allaitent au-delà de la petite enfance affirment que le problème le plus difficile auquel elles font face est celui des critiques de l'entourage: famille, amis, personnel médical. Parfois ces pressions, presque toujours issues de personnes aussi bien intentionnées que mal informées, sont suffisamment fortes pour briser la résolution que la mère avait prise de procurer le meilleur départ à son enfant en l'allaitant. Vous avez le pouvoir de protéger votre femme et, par le fait même, de protéger le droit de naissance de votre enfant, en l'appuyant dans ce qu'elle fait. Vous pourrez également mettre un terme aux conversations qui l'ennuient, en expliquant ce qu'elle fait et pourquoi.

Il n'est pas toujours nécessaire d'essayer de rallier les gens de votre entourage à vos principes d'éducation; la plupart du temps, il est préférable de changer fermement le sujet de conversation. Certains parents dont les amis persistent à émettre des critiques désagréables à propos de leurs décisions parentales se contentent d'établir de nouvelles relations avec des personnes dont les opinions sont plus compatibles avec les leurs ou du moins qui ont de meilleurs manières.

C'est lorsque les pressions viendront de membres de votre famille que votre femme aura sans doute le plus besoin de vous. Dans sa famille, à mesure qu'elle grandissait, elle a appris à faire face aux critiques; mais, elle peut se sentir mal à l'aise vis-à-vis votre parenté et, de plus, elle ne veut pas vous embarrasser ni vous blesser. Elle vous sera sûrement reconnaissante de ce que vous la présentiez comme une mère bonne et compétente aux membres de votre famille.

Il y aura également des occasions où vous devrez faire preuve d'un jugement éclairé pour aider votre femme et votre enfant à tirer le meilleur parti de leur relation. La plupart d'entre nous avons tendance à nous plonger jusqu'au cou dans des activités traditionnelles (comme préparer d'immenses repas des Fêtes), les affaires de famille (comme héberger les amis ou la parenté de passage en ville) ou l'amélioration du niveau de vie (comme déménager d'une extrémité du pays à l'autre). Toutes ces activités peuvent être agréables et satisfaisantes lorsque nous sommes capables de leur consacrer de l'énergie sans nous sentir déchirées parce que d'autres tâches importantes nous réclament.

Vous serez parfois influencé par la notion selon laquelle votre union conjugale ne peut s'épanouir à moins de passer un week-end à deux, de temps à autre, quand ce n'est pas toute une semaine. En réalité, si vous et votre femme vous vous êtes assez aimés pour procréer cet enfant, vous êtes probablement tout à fait capables de trouver toutes sortes de moyens de passer d'agréables moments ensemble, sans avoir à laisser un enfant encore trop immature pour se passer de votre amour et de votre protection. Vous pourrez probablement faire honneur à vos obligations sociales et financières sans priver votre jeune enfant, et par conséquent ni vous ni votre épouse, de liens familiaux intimes et solides dont vous avez tous trois besoin en cette période de la vie de votre enfant.

Vous devrez planifier avec objectivité et créativité votre emploi du temps, notamment vos sorties en soirée. Vous pourrez parfois emmener votre enfant avec vous; en d'autres circonstances, vous devrez sortir après qu'il sera endormi, ou encore vous trouverez des moyens de vous distraire en restant à la maison. En aucun cas, votre femme et vous ne devez vous sentir privés d'agrément ensemble; vous devez simplement apprendre à être plus souples et imaginatifs lorsque les moyens de distraction traditionnels ne satisfont plus, pour un certain temps, les intérêts de la famille.

La vie sera plus facile, également, si vous reconsidérez les activités auxquelles vous et votre femme aviez coutume de vous adonner ou celles «dont vous avez toujours rêvé». Quand le foyer s'enrichit d'un enfant, il est parfois préférable, pour la famille en croissance, de mettre certains rêves et traditions de côté pendant un an ou deux. Il y a gros à parier qu'en agissant de la sorte vous ne perdrez pas grand-chose que vous ne pourrez reprendre plus tard. Cela vaut la peine d'investir toutes vos énergies dans votre famille, car vous tenez à ce que ces personnes en restent membres pour la vie.

Vous pouvez aussi donner le meilleur à votre enfant en aidant sa mère durant les périodes où la pratique du bon maternage lui est diffi-

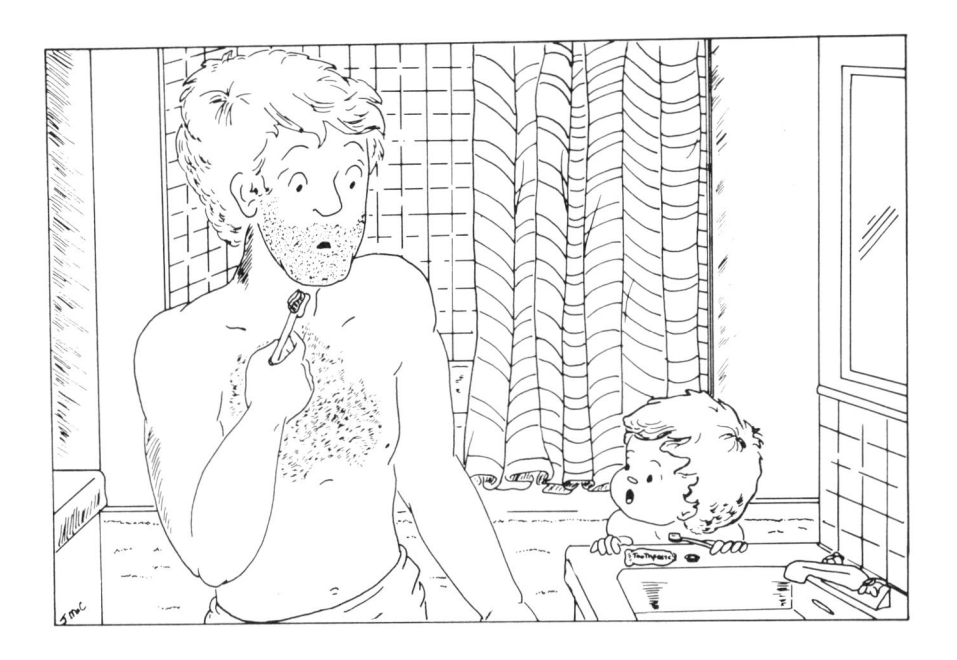

Papa a du poil sur ses nam-nam!

cile. Elle se comportera sûrement de la même façon envers vous lorsque vous serez fatigué et exaspéré par un aspect quelconque de votre tâche de père. Il arrive souvent qu'une mère se sente fatiguée et ennuyée devant l'insistance de son enfant pour téter. Combien sommes-nous reconnaissantes alors envers nos maris qui nous calment et prennent gentiment la défense de nos enfants lorsque nous ne sommes pas au meilleur de notre forme. Combien de fois mon mari m'a-t-il remise sur la bonne voie en me grondant gentiment: «Elle a besoin de téter!»

Lorsque votre femme se plaint parce qu'elle allaite, comme cela lui arrivera sans aucun doute de temps à autre, elle a besoin de vous pour l'aider à ralentir son rythme d'activités et la soulager d'une partie de la pression qui la stresse. (A-t-elle brusquement décidé, cette semaine, de nettoyer tous les garde-robes, de faire des projets de vacances ou de commencer à écrire un livre?) Rappelez-lui les objectifs familiaux que vous vous êtes fixés tous les deux et pourquoi vous voulez satisfaire les besoins de votre enfant aussi pleinement que possible. Aidez-la à remettre en ordre sa liste de priorités.

Le mari peut avoir tendance, lorsque sa femme se plaint parce qu'elle allaite, à considérer cette question comme étant «son problème à elle»; il l'incitera alors à interrompre cette relation pour reprendre le même rythme de vie qu'auparavant. Vous constaterez, après avoir évalué cette impulsion, qu'elle constitue une façon compréhensible mais immature de penser commune à tous ceux qui vivent des difficultés. Dans les circonstances actuelles, il s'agit d'une impulsion à éliminer parce qu'inapplicable. Maintenant qu'un enfant fait partie de votre vie de parents, il n'est plus possible de reprendre le train de vie que vous meniez avant, et vous ne le souhaiteriez pas vraiment non plus.

L'allaitement n'est pas simplement «son affaire à elle»; cette forme de relation mère-enfant affecte le tableau familial tout entier. L'allaitement est une relation que votre femme vit pour un grand nombre de raisons et non pas uniquement pour son plaisir personnel; il ne faut donc pas s'étonner qu'elle puisse réagir aussi négativement lorsque vous répondez à ses plaintes en suggérant qu'elle sèvre l'enfant. Ses plaintes sont un appel au secours: elle vous demande de l'aider à prendre soin de votre enfant, de lui rendre la vie plus facile avec lui. Vous pouvez être sûr que par ses plaintes, elle vous demande de la rassurer et de l'appuyer dans la décision de continuer à allaiter.

De plus, le sevrage n'est pas une solution facile aux difficultés qui traversent la vie des parents. En fait, non seulement elle n'est pas facile mais ce n'est même pas une solution. Qu'il soit allaité ou non, un enfant a besoin que sa mère lui consacre beaucoup d'attention et de temps; maman se fatiguera de la peinture au doigt et de pousser la balançoire comme elle se fatiguera d'allaiter. Sevrer un enfant qui refuse de collaborer en ce sens n'est pas une sinécure non plus: l'entreprise est parfois épuisante pour les deux parents et ne peut toujours être menée à bon terme sans qu'il en résulte quelque séquelle émotive pour l'enfant ou même pour les parents.

Il peut paraître étrange à première vue que le meilleur moyen de vous rapprocher de votre femme soit de l'aider de votre mieux à s'occuper de votre enfant. Si vous vous laissez entrer en compétition avec votre enfant pour obtenir l'attention de votre femme, vous dressez des barrières entre elle et vous qui seront difficiles à briser. Au lieu de chercher à capter son attention en vous mettant entre elle et votre enfant, tenez-vous à leurs côtés et entretenez l'amour qu'ils ressentent l'un pour l'autre. Il y a de grands avantages à être un père comme celui dont la femme disait: «Mon mari a appris à identifier les besoins du bébé et les miens, à me demander moins d'attention pour le bien du bébé; mais il a également appris que cette générosité lui vaut une relation intime et profonde avec mon bébé et moi. Nous lui sommes vraiment dévoués». En favorisant l'intimité entre les membres de votre famille, vous serez récompensé par une femme plus aimante et affectueuse et par des enfants émotivement sains, c'est-à-dire capables de vous aimer comme l'une des personnes les plus importantes de leur vie pour le reste de leurs jours.

TROISIÈME PARTIE

L'allaitement du bambin d'une année à l'autre

CHAPITRE 11

De un à deux ans

LE BAMBIN ALLAITÉ — UN BÉBÉ SUR ROUES

À partir d'un certain point de l'évolution de notre société a surgi le concept bizarre selon lequel la petite enfance se termine lorsque le bébé commence à marcher et à parler; on a cru aussi qu'une gestion parentale appropriée pouvait mettre un terme, plutôt brusquement, à cette période au moment du premier anniversaire de l'enfant. Au lieu de nous contenter d'admirer les prouesses que commence à accomplir le bébé au début de sa deuxième année, nous en exigeons davantage. Non satisfaits des grands changements qui se sont opérés en lui lorsqu'il fit ses premiers pas, lorsqu'il prononça ses premiers mots alors qu'il ne pouvait communiquer que par pleurs et mouvements corporels auparavant, vous tenons maintenant à l'entraîner à la propreté, à ce qu'il dorme toute la nuit sans interruption et qu'il apprenne à ne pas toucher aux bibelots du salon.

Quand nous essayons de vraiment comprendre l'enfant d'un an, l'absurdité de ces exigences à son égard nous saute aux yeux. Il est ce que quelqu'un a appelé un «bébé sur roues», c'est-à-dire encore un nourrisson, mais mobile et par conséquent relativement vulnérable. Son petit front demeure encore haut et large comme celui du bébé; ses jambes sont courtes et souvent encore arquées; et il arbore cette petite bedaine ronde caractéristique du bébé. La couche ou la culotte qui tenait bien en place lorsqu'il ne se déplaçait qu'à plat ventre a tendance à subir l'influence de la gravité maintenant qu'il peut déambuler en position verticale. Le bambin a l'air d'un bébé et il se comporte en bébé. Il faudra attendre qu'il atteigne l'âge de trois ou quatre ans avant que son corps et son visage s'allongent et prennent les proportions et les allures caractéristiques de l'enfance. L'apparence de ces petits êtres mobiles nous incite à les considérer comme des bébés et, à moins d'être convaincues du contraire par des «experts», nous répondrons à leurs besoins comme si c'était encore des bébés pour aussi longtemps qu'ils en auront l'air et se comporteront comme tels.

Il semble raisonnable d'allaiter un enfant pendant sa seconde année pour l'aider à satisfaire certains de ses besoins de bébé. On ne peut rien dire sur l'évolution de cette relation, notamment pendant combien de temps il continuera de téter et à quelle fréquence. Certains petits de cet âge sont trop affairés à explorer leur environnement pour avoir envie de téter. Certains autres sont bien contents de partager la même nourriture que les membres de la famille et de ne téter qu'au moment d'aller au lit ou lorsqu'ils se sont fait mal. D'autres encore se sèvreront pendant cette deuxième année.

Toutefois, le cas que l'on rencontre le plus fréquemment à cet âge, et de loin, est celui de l'enfant qui tète souvent. Selon une étude réalisée en Nouvelle-Guinée où l'allaitement prolongé était la norme, les mères allaitaient à un rythme suffisamment fréquent durant la troisième année pour être capables de produire 550 ml de lait par jour (Becroft). Une mère peut parfois être surprise par l'augmentation de la fréquence des tétées à certaines périodes de la deuxième année de son enfant, où il redemandera le sein aussi souvent qu'un nouveau-né alors qu'il avait ralenti le rythme vers la fin de sa première année. Il est important de comprendre à quel point il est fréquent et normal pour l'enfant de téter souvent à cette époque de sa vie. Je suis sûre que bien des mères seraient moins troublées par le besoin de téter apparemment constant de leur bambin si elles comprenaient les raisons profondes sous-jacentes à ce besoin et savaient qu'il est normal et temporaire.

À mesure que l'enfant commence à marcher et explorer son environnement, il rencontre toutes sortes de situations nouvelles et étranges. Il est effrayé par des objets dont le potentiel menaçant n'apparaît aucunement à nos yeux d'adultes. Il déploie d'énormes efforts en vue de maîtriser de nouvelles habiletés et nous n'avons pas conscience d'une telle dépense d'énergie. Tout ce temps passé à babiller, tapoter, creuser ou courir en tous sens est la marque d'un travail très sérieux pour le tout-petit en croissance.

Certains enfants accomplissent leur «travail» avec facilité, se trouvent un rythme confortable et s'ajustent bien, dès le départ, aux inévitables frustrations. Par contre, la plupart sont facilement bouleversés et désorientés, surtout lorsqu'ils apprennent une nouvelle habileté comme la marche et tendent à s'aventurer trop loin et se font mal.

Cette époque trépidante de la vie de l'enfant est épuisante pour la mère autant que pour le principal intéressé. Une mère décrit en ces termes le temps que son bambin actif passait à son sein: «La tétée me procure une pause me permettant de relâcher ma surveillance de ses moindres activités, généralement plus téméraires qu'il ne le réalise.» Les bambins qui apprennent rapidement ont habituellement un besoin urgent et fréquent de se faire rassurer et encourager, ce qui leur fera comprendre que c'est bien et valable de s'aventurer à nouveau.

L'enfant qui a besoin de téter souvent pour affronter l'univers qui l'entoure aura tout autant de chances de grandir et de devenir une personne émotivement stable et capable que celui dont les besoins sont moins intenses. Chaque enfant croît à un rythme qui lui est propre, tant sur les plans émotif et physique qu'intellectuel; et nous, les parents, avons une influence réduite sur l'évolution de sa personnalité. Nous pouvons abaisser son niveau d'anxiété en répondant à ses besoins aussi totalement que possible et ce, dès la naissance. Mais la quantité de soins parentaux intenses dont il aura besoin (et ceci peut comprendre les tétées fréquentes) au cours de sa deuxième année dépend en majeure partie de la facette émotive de son horloge biologique interne. Comme parents, nous pouvons ralentir sa croissance émotive en ne répondant pas à certains besoins dans ce domaine; mais nous ne pouvons rien ajouter pour accélérer ce développement.

Même s'il paraît difficile de répondre aux besoins d'un bambin facilement bouleversé, nous devons avoir comme objectif de l'aider à devenir une enfant sûr de lui qui s'ajustera adéquatement au monde des enfants d'âge scolaire et d'apprentissages qu'il intégrera vers cinq ou six ans. Nos enfants n'ont pas besoin de cette confiance en soi à l'âge d'un an, ni même à trois ou quatre ans. Nous avons plusieurs années devant nous pour les aider à grandir. Il est inutile de brûler les étapes et les efforts que vous investissez actuellement à l'égard de votre bambin qui semble toujours «accroché» vous donneront des dividendes lorsqu'il deviendra indépendant.

UN MOT DE PASSE

Il est généralement temps, si vous le désirez, de songer à utiliser un mot de passe pendant la seconde année d'allaitement pour désigner les tétées. Quel que soit le mot sur lequel votre choix s'arrêtera, il faudrait que vous l'employiez régulièrement avec votre enfant durant le cours de cette année ou de la suivante, dès qu'il commence à parler. Ainsi, c'est vous et non votre enfant qui aurez l'initiative de la désignation de la tétée dans votre famille, et votre enfant appréciera que vous désigniez par un terme précis un acte aussi important pour lui.

L'ENFANT QUI TÈTE A UNE MAIN LIBRE

Au cours de la première année sinon après leur premier anniversaire, la plupart des enfants adoptent une activité favorite pour occuper leur main libre pendant la tétée. (Ils ont généralement besoin de leur autre main pour s'appuyer jusqu'à ce qu'ils soient capables de téter dans des positions «acrobatiques».) Ils peuvent soit caresser le visage ou le cou de leur mère, introduire leurs doigts dans sa bouche, jouer dans ses cheveux, tripoter l'autre mamelon, s'amuser avec son nombril, la bourrer de menus coups de poing, etc. Durant ces deux années, surtout la deuxième, vous devez surveiller les activités que développe votre enfant avec cette main libre et analyser vos réactions face à ces activités. Ce qu'il fait avec cette main fera partie intégrante de la tétée avec le temps, et il deviendra passablement difficile de modifier cette activité plus tard (quoique ce ne soit pas impossible). Il arrive même — mais c'est rare — que l'enfant poursuive, longtemps après le sevrage, ces petits jeux lorsqu'il est sur les genoux de sa mère.

Le passe-temps le plus courant auquel s'adonnera l'enfant pendant la tétée sera de jouer avec l'autre mamelon. Bien des mères réagissent négativement à cette stimulation de leur autre mamelon, particulièrement à mesure que l'enfant grandit, et il y a des bébés qui pincent assez fort pour faire mal. Vous pouvez facilement détourner votre bébé d'un jeu que vous n'appréciez pas si vous savez que ce petit jeu deviendra éventuellement une partie permanente de la tétée. Ayant moi-même vécu cette expérience avec un bambin qui jouait avec mon autre mamelon pendant la tétée et qui, par la suite, s'était mis à me gratter le nombril de ses petits ongles, j'appris rapidement, avec mes bébés suivants, à diriger les menottes (et petits pieds!) loin des endroits de mon corps où je ne voulais pas les voir s'ébattre au cours des prochaines années.

Avec l'enfant pour qui j'ai découvert trop tard la nécessité de créer une «diversion», j'ai dû porter des vêtements qui rendaient la plupart des parties de mon corps inaccessibles à ses petits doigts et ongles. Ce fut relativement facile le jour mais la solution fut plus longue à trouver pour la nuit. Je parvins enfin à acquérir une chemise de nuit à encolure dégagée munie d'un élastique, à la base du cou, suffisamment serré pour qu'elle ait besoin de ses deux mains pour le tenir éloigné pendant qu'elle tétait. Quel soulagement pour moi!

Certains enfants se limitent rarement à une main dans leurs jeux, et remueront tout le corps pendant la tétée sans pour autant perdre le mamelon. «C'était un vrai petit singe» disait une mère à propos de son fils; «il a essayé et probablement inventé une vingtaine de positions différentes pour téter.» Rien ne vous empêche, cependant, de freiner quelque peu les initiatives acrobatiques de votre bambin si elles vous semblent dangereuses ou vous mettent mal à l'aise.

Plutôt que de voir négativement ces jeux de mains au sein, vous pouvez faire preuve d'astuce et encourager votre enfant à acquérir des habitudes qui seront agréables, tant pour vous que pour lui. Il peut, par exemple, tapoter l'autre sein ou caresser votre joue, des passe-temps que bien des mères apprécient. Vous devez également vous demander si les jeux qu'adopte votre enfant seront acceptables à vos yeux lorsque d'autres personnes seront présentes pendant la tétée, car ce sont ces jeux, bien plus que la tétée elle-même, qui sont susceptibles de vous mettre dans l'embarras quand vous allaitez devant d'autres personnes.

Certaines mères aiment que le bébé joue avec leur autre mamelon pendant la tétée. S'il en est ainsi pour vous, profitez-en pleinement! Il existe sûrement une bonne raison pour que tant de bébés agissent ainsi, et c'est sans aucun doute parce que tant la mère que l'enfant en tirent de l'agrément. Il en va de même des fameux examens dentaires que nous font subir les bambins pendant la tétée. Certaines mères les détestent tandis que d'autres les trouvent bien de leur goût. En conclusion, dès que votre enfant commence ses explorations, il importe que vous lui appreniez ce que vous voulez qu'il adopte comme jeu avec cette main libre pendant la tétée.

LA PÉRIODE MAXIMALE DE CRITIQUES

La deuxième année d'allaitement est la période où vous serez le plus susceptible de recevoir commentaires et critiques parce que vous allaitez votre enfant. Celui-ci est encore un bébé sous bien des aspects et il peut donc avoir besoin de téter n'importe où, sans considération pour les sentiments que vous éprouvez à l'égard des personnes présentes à ce moment-là. Il en est ainsi pour la plupart des enfants allaités de cet âge. Peu d'enfants d'un an sont suffisamment capables de comprendre les messages verbaux ou le comportement social qu'on attend d'eux pour qu'on puisse leur donner des explications et leur demander d'attendre un peu. À cet âge, il est souvent plus facile pour la mère et sûrement préférable pour l'enfant de l'allaiter où et quand il en a besoin, et de répondre aussi aimablement que possible aux questions ou critiques lorsqu'il est impossible de jouir d'un peu d'intimité.

Il est malheureux d'avoir à surmonter un obstacle aussi peu naturel que la croyance fort répandue selon laquelle nous ne devrions pas allaiter nos bébés, et que nos enfants d'un an ne sont plus des bébés de toute façon. Avec leur exubérance et leur confiance sans bornes, les petits d'un an sont une si grande source de joies pour leurs parents! Si nous réussissons à passer outre aux critiques, nous pouvons profiter de l'aspect bébé chez nos enfants pendant bien plus longtemps qu'on le croit généralement possible ou recommandable. Qu'importe ce qu'en disent les autres: il est nettement préférable pour le bébé — et ses parents — de ne pas le brusquer pendant la petite enfance.

CHAPITRE 12

À deux ans: l'enfant terrible

L'ENFANT TERRIBLE — PAS SI TERRIBLE QUE CELA

On a tendance dans notre société, depuis un certain temps, à baptiser l'enfant terrible de nouveaux noms: «enfant désespérant», «enfant épouvantable», comme certains parents appellent maintenant leur bambin de deux ans. Une bonne proportion, de ceux qui ont incité leurs parents à qualifier ainsi leur stade de croissance, est encore allaitées.

L'enfant de deux ans s'est acquis la réputation d'être un explorateur et un penseur indépendant pendant presque chaque minute de son existence à l'état de veille. Ses ambitions dépassent de loin ses capacités et on le reconnaît à ses coups de pieds et cris de frustration culminant en crises de colère. En dépit des efforts déployés pour le maintenir dans un environnement sécuritaire, il s'arrange pour se blesser et accourir ensuite à maman avec doigts et genoux meurtris, avide de baisers et de cérémonials interminables de bandage de bobos. Il s'irrite des horaires des adultes, de leur rythme de vie. Son besoin impulsif d'explorer est sans cesse en alerte et il proteste chaque fois qu'on le pousse à ignorer ce qui accroche son regard, que ce soit le chien du voisin ou un de ces étalages tentants de friandises et de gomme à mâcher placés bien en évidence à la caisse du supermarché.

Tous ces comportements inhérents au bambin de deux ans sont normaux et sont la conséquence de la croissance galopante de son intellect de bébé entrant dans l'enfance. Nous rendrons un très mauvais service à notre enfant de deux ans si nous nous formalisons de ces comportements et tentons de les modifier. Pour pouvoir se développer harmonieusement, il faut qu'il soit curieux et désireux d'expérimenter tout ce qui est nouveau, selon son choix et non le nôtre comme nous le souhaiterions certains jours où nous sommes particulièrement occupées. À cet âge, l'enfant devrait avoir la possibilité de s'affirmer, de faire connaître ses désirs et opinions. À mesure qu'il acquiert de la maturité, il apprendra que, s'il ne réussit pas à faire valoir ses idées instantanément, cela ne veut pas dire qu'il n'y parviendra jamais. Mais pour l'heure, son pouvoir nouvellement acquis de prendre ses propres décisions est fort précieux et il se battra contre tous ceux qui, selon lui, menacent de le lui faire perdre.

Les parents avisés apprennent à canaliser cette nouvelle force d'affirmation chez leur enfant et non à la freiner. Il ne faut pas considérer ce type de comportement comme une mauvaise habitude qui risque de durer toute la vie si on ne l'étouffe pas dès maintenant dans l'oeuf. Vous êtes plutôt les témoins d'une étape essentielle dans le développement d'un caractère fort et sain. Votre enfant adoptera un comportement plus raisonné et raisonnable au cours des années qui viennent.

Durant cette deuxième année, fascinante, frustrante, toujours explosive, les mères estiment que la tétée constitue une excellente pause modératrice. Les enfants ont besoin de la tétée pour se calmer lorsque les tensions montantes (traumatismes ou triomphes) commencent à les submerger et à les mettre mal dans leur peau; les mères recourent à la tétée pour calmer leurs enfants lorsqu'ils sont bouleversés.

De nombreux enfants, à cet âge, sont sevrés et en sont heureux. D'autres ne tètent que pour s'endormir ou au réveil. D'autres encore ont besoin de la tétée pour traverser des passes difficiles durant la journée. Un bon nombre d'enfants de cet âge ont encore besoin de téter assez souvent. Des mères de bambins de deux ans se sentent parfois dépassées par les besoins intenses de leur enfant à cet égard. D'autres parlent de la joie qu'elles éprouvent à les allaiter. On entend souvent le commentaire suivant au sujet de ces enfants: «Ce n'est que pendant la tétée que je peux le serrer dans mes bras ou le voir tranquille».

LES CRISES DE COLÈRE

La tétée est un moyen particulièrement utile d'éviter les crises de colère chez l'enfant. Vous êtes généralement capable de percevoir le moment où une situation devient trop chargée de tension pour que l'enfant soit capable d'y faire face; il est alors pertinent d'offrir le sein comme exutoire. Il serait intéressant de connaître le nombre de crises de colère qui furent *évitées* grâce à cette forme d'intervention; mais on ne connaîtra malheureusement jamais cette statistique, tout comme on ignorera toujours le nombre de caries dentaires évitées lorsqu'on ne consomme pas de sucreries, ou encore le nombre de rhumes évités lorsqu'on dose de façon appropriée consommation de vitamines, repos et exercice. Si toutefois vous avez devant vous un enfant qui explose de colère, la tétée l'aidera, probablement mieux que tout autre moyen, à écourter la crise et à en sortir paisiblement.

Chaque fois que votre enfant pleure et se trouve près de perdre son contrôle, vous pouvez l'aider à se sortir de cet état par des grimaces, des plaisanteries, des chatouilles, ou en le prenant dans vos bras pour l'allaiter. Lorsque votre enfant pique une véritable crise de colère, ce que certaines mères qui allaitent n'ont jamais vécu, il ne se laissera probablement pas approcher et acceptera encore moins de téter. Dans ce cas, asseyez-vous aussi près de lui qu'il vous le permettra. Dites-lui que vous êtes là, disponible, et qu'il pourra téter dès qu'il le voudra. Vous pouvez tenter de lui caresser un membre ou de lui masser le dos; s'il vous laisse faire, c'est que la fin de la crise approche.

Si ce n'est pas le cas, trouvez-vous alors une occupation qui vous empêchera de vous ennuyer et qui vous ôtera l'envie de vous éloigner de votre enfant malheureux et très effrayé. (Oui, je sais: la crise qu'il pique en ce moment a probablement une cause très futile, par exemple le chat ne veut pas rester sur le canapé, ou encore, il ne peut aller travailler avec papa; cependant ces petites contrariétés peuvent prendre des proportions gigantesques dans la tête d'un bambin.) Essayez de lire un livre, reprenez votre tricot, écrivez cet article que vous aviez promis à une revue ou adonnez-vous calmement à une activité quelconque, en restant immobile et sans le regarder. (La plupart des enfants en pleine crise sont suffisamment embarrassés par leurs propres sentiments d'exaspération pour préférer qu'on ne les regarde pas.)

Après un certain temps, votre enfant viendra probablement vers vous en petit agneau. Cette étape lui est pénible et il a besoin de vos bras ouverts et de réconfort immédiat, et non d'un sermon au sujet de sa crise et des événements qu'il l'ont déclenchée. S'il est encore allaité, prenez-le et laissez-le téter. Une petite séance de chatouilles et de rigolade sera sans doute bientôt de bon aloi. Si, au lieu de venir à vous pour téter et se faire consoler, il s'endort à l'endroit où il était, vous pouvez en déduire que la fatigue était en partie responsable de sa crise. Laissez-le dormir sur place et vaquez à vos occupations; vous pourrez le prendre tendrement et l'allaiter au réveil si c'est ce qu'il semble désirer.

Évidemment, les crises de colère tendent à éclater en des moments d'activité intense et mouvementée, lorsque l'enfant est affamé et qu'il est difficile de vous arrêter pour demeurer près de votre petit être malheureux. En fait, c'est sans doute justement pour cette raison que les événements ont pris des proportions incontrôlables. Quand le souper est près de brûler sur la cuisinière ou que vous devez aller chercher les aînés à l'école, vous vous trouvez dans une de ces situations courantes, dans la carrière de mère, où les besoins des divers membres de la famille vous tirent dans des directions opposées.

Le mieux à faire sera de traverser cette passe avec l'énergie dont vous disposez ce jour-là (retirez les casseroles du feu avant de vous installer près de votre enfant, ou emmenez votre enfant en pleurs dans l'auto et faites de votre mieux pour le réconforter pendant que vous l'installez dans son siège ou que vous l'attachez à sa ceinture de sécurité). Ces conflits de besoins représentent, de temps à autre, un défi pour chacune d'entre nous et nous réussissons apparemment à y survivre.

Lorsque les crises de colère de votre enfant éclatent à des moments prévisibles de la journée ou dans certaines circonstances, prenez le temps d'analyser la situation en profondeur et utilisez un peu d'astuce parentale pour faciliter la vie à votre enfant. Est-il possible d'éliminer l'activité à laquelle vous vous adonnez à ce moment-là, de la pratiquer ailleurs ou à un autre moment? Pourquoi ne pas lire une histoire à votre enfant ou l'allaiter un peu avant le moment critique? Depuis combien de temps votre enfant a-t-il mangé? Un peu de nourriture ou d'attention de votre part lui suffiront peut-être pour traverser cette passe difficile.

CE QU'EN PENSENT LES BAMBINS

Les commentaires qu'émettent les enfants de deux ans sur la tétée sont une des joies de l'allaitement pour leurs mères. Certains d'entre eux vous diront non seulement quand ils veulent téter, mais exactement où et comment: «Pas dans le lit, sur le canapé!» «Ne lève pas ta blouse, détache les boutons.» Un tout-petit préférait dégrafer lui-même le soutien-gorge de sa mère et se mettait à crier «moi-même! moi-même!» dès que sa mère prenait l'initiative de se dégrafer elle-même. À une réunion de la Ligue La Leche où les mamans allaitaient leur bébé, un bambin courut à sa mère et dit avec ingénuité: «Oh! beaucoup de bébés téter; moi aussi!» Parfois, un enfant de deux ans parvient à une conclusion remplie d'une profonde sagesse: «Du lait dans maman!» Combien sont touchants les premiers balbutiements que nous révèlent ces petits bouts de chou dans leur compréhension naissante de l'anthropologie culturelle et de la physiologie fondamentale! C'est également au cours de la troisième année que la plupart des enfants ont suffisamment développé la communication verbale pour comprendre un peu mieux ce que maman a à dire au sujet de l'allaitement, et commencer à adapter leurs demandes de téter aux périodes et aux lieux les plus appropriés pour toute la famille. Ceci ne signifie pas qu'il ne sert à rien de parler de l'allaitement à votre enfant avant son deuxième anniversaire ou que tout

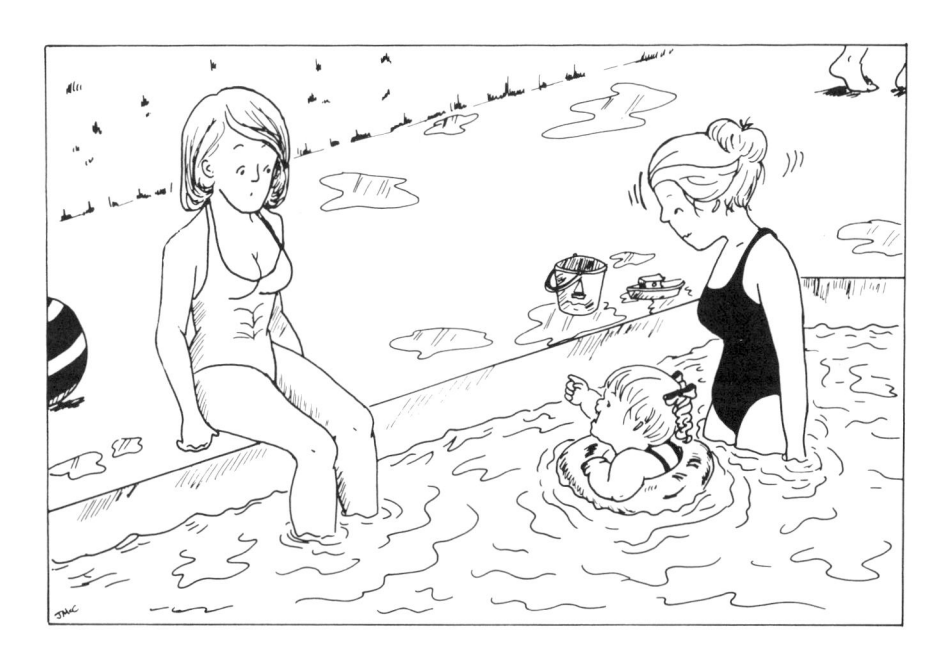

Regarde, maman, la dame aussi a des doudous!

se déroulera sans heurts lorsqu'il aura trois ans. Dans cet intervalle vague et incertain auquel nous nous référons lorsque nous discutons d'individus qui se développent à des rythmes si différents, la troisième année est la période où nous sommes en mesure d'obtenir des résultats lorsque nous tentons de poser des limites et d'aider l'enfant à les comprendre.

C'était à peu près lorsque son enfant eut cet âge qu'une mère lui fit comprendre que lire son journal à terre ne signifiait pas automatiquement qu'elle voulait l'allaiter. Une autre mère, après que son enfant eut deux ans, n'a plus voulu que la tétée lui tienne lieu de souper. Elle instaura ce changement en s'asseyant à table après que l'enfant eut commencé à manger. Lorsqu'il voulait quand même interrompre son repas, elle insistait gentiment sur son droit de terminer sans être dérangée.

Nous pouvons modifier les «règlements» concernant l'allaitement de la même façon que nous effectuons d'autres changements. Nous devons expliquer à l'enfant de deux ans, par exemple, qu'il faut rester derrière la porte avant de la maison et non s'élancer dans la rue; il faudra toutefois attendre qu'il ait trois ou quatre ans avant qu'il soit capable de toujours suivre cette consigne. Les enfants de deux ans sont à un stade où ils entreprennent toutes sortes de nouvelles activités et non à un stade où tout est dit et réglé une fois pour toutes.

Lorsque votre enfant a deux ans, vous pouvez commencer à obtenir des résultats concrets quand vous lui expliquez qu'allaiter dans certaines circonstances vous met mal à l'aise; mais ceci ne se fait pas d'un coup et le résultat n'est pas fiable à cent pour cent. Il est préférable de ne pas essayer de lui faire comprendre plusieurs changements à la fois ou d'imposer, du jour au lendemain, des restrictions aux tétées, mais plutôt de parler de l'allaitement dès le début, dans la petite enfance. Vous pouvez dès lors saisir les occasions qui se présentent pour modifier tel ou tel aspect des tétées, d'une fois à l'autre, jusqu'à la concrétisation de vos souhaits.

Par exemple, viendra bientôt un temps où vous pourrez dire: «Je n'aime pas te donner le sein chez grand-maman; attends plutôt que nous soyons dans l'auto», et où votre enfant acquiescera à votre suggestion avec un sourire complice, ou du moins vous laissera le distraire facilement, chez grand-maman, avec un jouet ou un verre de jus. À votre enfant qui tète pendant la nuit, vous pouvez dire qu'il se hâte de terminer «parce que maman est fatiguée et veut dormir». À votre enfant qui veut téter aussitôt après le souper alors que vous préféreriez nettement vous asseoir tranquille en sirotant un café et avancer quelque peu votre travail à l'aiguille, vous pouvez dire: «Papa va jouer avec toi un peu, et ensuite je te donnerai... (utilisez ici le terme qui vous sert à désigner le sein ou la tétée)». Il est possible que vous ayez à persévérer quelque peu avant que ces suggestions soient efficaces.

Lorsque votre enfant acquiesce à une de vos demandes relatives aux tétées, ne manquez pas de le complimenter et de le remercier: il vient de franchir une étape importante dans l'art d'apprendre à ajuster ses besoins à ceux des autres. Apprendre à satisfaire ses propres besoins sans nuire à ceux des autres est l'affaire de toute une vie. Votre enfant en est à ses débuts, et c'est un événement digne de mention.

Vous pouvez parfois estimer nécessaire d'imposer des limites aux tétées sans attendre que votre enfant approuve le changement. Ainsi, si vous devez vous séparer de votre enfant pendant un certain temps, il n'aura alors pas l'occasion de téter comme il le voudrait, quels que soient ses besoins. Ou encore, pour le bien des autres membres de la famille, vous êtes occupée au moment où votre enfant peut avoir envie de téter. En pareil cas, vous utilisez votre jugement pour faire ce qu'il y a de mieux et vous l'expliquez à l'enfant. Vous serez probablement surprise de constater à quel point un enfant de cet âge est capable d'attendre lorsque par nécessité votre attention est réclamée ailleurs. Ces enfants semblent remarquablement en mesure de comprendre les situations urgentes pourvu que vous les abordiez avec grande sincérité. Vous devez, bien sûr, voir à ce que les besoins de votre enfant soient satisfaits; ils peuvent l'être à un autre moment et par d'autres personnes que vous, par exemple, papa ou un aîné, mais ces besoins doivent être satisfaits entièrement.

Pour savoir si vous répondez adéquatement aux besoins de votre bambin, observez-le et donnez-lui la possibilité de vous montrer comment il se sent. S'il continue à se développer et à apprendre et est heureux la plupart du temps, vous pouvez vous fier aux limites que vous avez établies. Si par contre votre bambin semble malheureux ou manifeste un comportement régressif, vous devrez le traiter comme un bébé, à l'occasion, ou vous efforcer de retourner à l'ancienne routine pendant un certain temps si possible.

Chaque fois que vous introduisez une nouvelle «loi», soit par persuasion, soit par décret, vous devez réaliser qu'elle est peut-être prématurée. Ne désespérez pas si votre enfant est incapable de s'adapter aux nouvelles limites que vous suggérez ou imposez. Il n'est pas nécessaire de révoquer cette loi; retardez simplement son entrée en vigueur de quelques semaines, puis revenez à la charge. Votre enfant continuera de croître et, après un certain temps, atteindra la maturité suffisante pour vivre à l'aise à l'intérieur du cadre familial qui est le vôtre.

LES TÉTÉES FRÉQUENTES

La troisième année est généralement une période où les enfants se trouvent de nombreuses occupations en dehors des tétées, même ceux qui semblaient téter autant que des nouveaux-nés pendant leur deuxième année; et il y en a qui se sèvrent pour de bon. D'autres bambins manifesteront leur besoin de téter aussi intensément qu'auparavant, mais ce besoin les envahit moins fréquemment.

Une mère peut parfois s'interroger au sujet de son enfant de deux ans qui semble vouloir téter tout le temps. Dans un tel cas, la mère doit d'abord se demander si le calendrier de croissance qu'elle a établi pour son enfant s'harmonise réellement avec la personnalité de celui-ci.

Nous devons nous rappeler, en outre, que les enfants de deux ans sont des personnes exigeantes. Ils ont besoin d'une grande quantité d'attention maternelle et la tétée constitue un moyen d'obtenir cette attention. L'enfant qui veut capter ainsi votre attention ne complote pas contre vous mais exprime un besoin, et ce besoin est très intense. L'enfant de cet âge peut également avoir besoin de téter plus souvent parce qu'il s'ennuie (selon son point de vue, pas le nôtre: les intérêts du petit enfant varient autant que ceux des autres catégories d'individus). Ou encore, certains enfants peuvent avoir besoin de téter souvent car ils sont surexcités ou vivent des situations qui les dépassent.

Si votre enfant de deux ans a besoin de téter plus souvent que la plupart des autres du même âge (c'est-à-dire, plus souvent qu'aux périodes suivantes: au réveil, au coucher, une ou deux fois durant la nuit, pour la sieste, et chaque fois que vous vous asseyez ou que vous vous étendez), il serait utile que vous examiniez sérieusement ce qui se passe dans votre foyer. Quelle forme d'attention votre enfant obtient-il de vous? Avoir maman à proximité, prête à dorloter et à serrer tendrement son enfant, c'est fort bien, tout comme cela l'était lorsqu'il était bébé, mais votre génie en herbe en réclame davantage maintenant. Il fait clairement connaître ses nouvelles ambitions: «Faire moi-même!» Son petit intellect affamé dévorera les activités et les matériaux mis à sa disposition dans une pré-maternelle de qualité; par contre, peu d'enfants de cet âge se sentent suffisamment à l'aise loin de maman pour profiter avantageusement des services d'une pré-maternelle, quand bien même elle offrirait les installations et les programmes les meilleurs du monde.

Donc pendant un certain temps, la famille doit offrir les services d'une «pré-maternelle». Vous recourrez sans doute à tous les moyens intelligents utilisés depuis toujours par les mères pour distraire leurs bambins de deux ans, la plupart du temps en vaquant à vos occupations dans la maison mais en le faisant assez lentement pour que votre enfant puisse vous suivre et en lui montrant comment vous donner un coup de main. Certains enfants adorent s'occuper avec des crayons et des pots de couleur; d'autres préfèrent les petites autos ou jouer au ballon. Pour ma part, je me souviens d'avoir exécuté maints pas de danse avec ma petite ballerine alors qu'elle se promenait encore en couches. Il y a des enfants de cet âge qui aiment se concentrer sur des casse-tête ou qui essaient d'apprendre à compter, alors que pour d'autres, ces activités ne conviennent pas encore. Les enfants de deux ans n'aiment pas tellement se contenter d'écouter pendant que maman parle au téléphone ou de regarder en restant au pied de l'échelle pendant que papa peint la maison.

C'est une bonne idée de rendre visite, de temps à autre, à une famille où il y a de jeunes enfants du même âge que les vôtres. Aller jouer au parc ou pratiquer des sports en famille tels que la natation ou le patinage peuvent représenter des passe-temps agréables tant pour les parents que pour les petits. Des parents qui trouvaient difficile d'offrir dans leur foyer des activités suffisamment intéressantes à leurs petits toujours à l'affût de quelque nouvelle aventure, se sont réunis pour former des garderies coopératives ou de quartier où ils travaillent bénévolement à amuser leurs enfants tout en échangeant entre eux. D'autres parents acceptent un emploi — rémunéré ou bénévole — dans une pré-maternelle ou une garderie où ils emmènent leur enfant afin qu'il puisse profiter de la compagnie de ses semblables et des installations de la garderie en toute sécurité, sachant que l'un des parents est présent. Ce système comporte également des avantages pour les parents puisqu'ils peuvent profiter de la compagnie des autres adultes pendant qu'ils s'occupent de leurs enfants.

Évidemment, un tel engagement loin du foyer exige des efforts et je ne voudrais pas donner l'impression que c'est l'idéal pour tous les enfants ou même la majorité d'entre eux. La plupart du temps, ils sont fort heureux de suivre maman un peu partout dans la maison et de manipuler les articles ménagers usuels. En fait, ce ne sont pas les activités de votre enfant que vous aurez besoin de planifier, mais plutôt son environnement.

Beaucoup de mères se demandent si c'est bien de materner son enfant avec l'esprit ailleurs, c'est-à-dire de vaquer à leurs propres affaires et d'allaiter machinalement leur enfant lorsqu'il le demande. Pourvu que l'environnement dans lequel évolue l'enfant soit riche en stimulations de toutes sortes (stimulations humaines comme voisins ou parenté, stimulations matérielles comme poêlons, boîtes de céréales, bigoudis, pots de couleur et papier, et autres «jouets éducatifs»), materner en ayant l'esprit ailleurs, ce qui signifie en réalité materner «sans manipuler», peut être la meilleure recette. «De la bonne et saine négligence», selon le mot de Mary White. Les enfants apprennent beaucoup en marge des activités intéressantes des adultes, et les mères sont plus heureuses lorsqu'elles peuvent se consacrer à quelques activités qu'elles aiment.

Pour materner son enfant sans le manipuler, il faut modifier son environnement (qui n'est pas sans exercer une influence subtile sur l'esprit créateur de l'enfant) et maintenir une grande souplesse dans notre emploi du temps. Ce que vous choisissez de faire doit être facile à mettre de côté et à reprendre plus tard. Vous devriez être capable d'interrompre vos activités sans être trop contrariée (ne prévoyez jamais de délai précis pour terminer), d'allaiter votre enfant ou de l'aider à réaliser son projet, ou simplement de marcher et jaser pendant quelques instants. Offrez-lui de nombreuses occasions variées et il vous fera savoir clairement quelle forme d'attention il peut vous réclamer.

Les mères non manipulatrices apprennent à écouter leurs enfants, à les aider lorsqu'ils s'ennuient et sont maussades, et à ne pas se mêler de leurs activités lorsqu'ils sont occupés.

La timidité sous toutes ses formes peut être un trait caractéristique de certains enfants de deux ans et représenter tout un défi pour leurs parents. Plusieurs enfants, à cet âge, ne sont en effet pas encore prêts à se plaire en compagnie des autres usagers d'une garderie de quartier, par exemple, ou même des personnes rencontrées lors d'une visite à une autre famille. Quand ils se sentent intimidés, ces enfants recourront fréquemment à la tétée pour soulager leur tension résultant du contact avec les autres. Ils ont besoin d'une stimulation mentale et physique similaire à celle des autres enfants plus mûrs sur le plan social, mais il leur faut un environnement familial plus intime.

Ainsi, la petite fille d'à côté peut adorer se balancer et faire des pâtés dans le carré de sable du parc, au bout de la rue, mais votre petit bonhomme préférera peut-être que vous le balanciez et jouiez avec lui dans le sable de votre cour ou dans la cuisine s'il n'est pas encore prêt à s'aventurer dans le monde extérieur. Il n'est peut-être pas encore prêt à monter sur le beau cheval à bascule ou à utiliser le jeu de cubes magnifique de la garderie de quartier ou de la pré-maternelle, mais vous aurez autant de plaisir à enjamber le seuil de la maison en sautant avec lui ou à bâtir des échafaudages toujours plus hauts de berlingots vides que vous collectionnez exprès.

Permettez-moi d'insister: la timidité chez votre enfant finira par disparaître, et c'est une caractéristique de la plupart des enfants de deux ans d'éprouver de la gêne dans de nouvelles situations. En forçant un enfant timide à vivre et à s'ajuster à des situations qui dépassent ses capacités d'adaptation sociale, on risque de le vouer à une timidité permanente.

Par contre, il y a des circonstances où votre enfant aura davantage besoin de téter: durant une maladie, lors d'un déménagement, lorsqu'un des parents ou un aîné s'absente pendant une période plus longue que d'habitude, durant des périodes d'activité plus grande telles que les Fêtes ou les vacances, etc., bref en toute circonstance que votre enfant trouve stressante.

Dans certains cas, la mère et son enfant doivent être séparés pour une raison quelconque ou le tout-petit doit accepter la compagnie d'un nombre de personnes trop grand pour ses capacités d'adaptation sociale. Le léger stress que provoqueront ces situations ou d'autres du même type n'entravera pas en soi le développement d'une émotivité saine chez votre enfant. C'est lorsqu'il sera forcé à vivre dans le stress pendant une période trop prolongée et sans source de réconfort et de sécurité qu'il souffrira de séquelles.

Observez votre enfant et soutenez-le avec les moyens dont vous disposez. S'il choisit de surmonter son stress en demandant fréquemment à téter, bravo! La tétée est sûrement un moyen commode et fort sain d'aider un petit bout de chou à traverser une passe difficile. S'il ne peut téter, il n'y aura alors qu'à observer l'enfant avec attention et perspicacité pour saisir les indices qu'il émettra et lui offrir sécurité et réconfort sous d'autres formes en cas de besoin.

Si vous constatez, après avoir passé en revue tous les aspects de la vie de votre enfant de deux ans, qu'il a un environnement aussi stimulant et qu'il reçoit autant de sécurité qu'avant, qu'il est en bonne santé et bien nourri, mais qu'il veut téter «tout le temps» malgré tout, je vous suggérerais de cesser de vous en faire. Certains enfants s'adaptent plus lentement que d'autres à notre mode de vie et ont besoin de demeurer à la phase de bébé pendant une période plus longue que ce que nous serions portés à considérer comme la norme.

Ces petits individus qui tètent-tout-le-temps sont, je le sais, très épuisants pour leur mère; ils font penser aux bébés merles, plus gros que leur mère mais volant encore maladroitement et piaillant pour être nourris. Les mamans merles deviennent, je présume, véritablement à bout de nerfs et épuisées à force de nourrir leurs oisillons. Mais leur instinct est suffisamment développé pour qu'elles n'abandonnent pas leurs petits avant qu'ils ne soient prêts à voler de leurs propres ailes. À l'instar du jeune merle, votre enfant diminuera, dès qu'il le pourra, ses demandes fréquentes et urgentes si vous lui offrez régulièrement des occasions où il peut se développer et s'adonner à un nombre croissant d'activités intéressantes et attrayantes «pour les grands». Quand il trouvera plus amusant de manger un hambourgeois et de jouer avec les autres enfants que de téter, ce ne sera pas long avant qu'il préfère la compagnie des enfants de son âge à la vôtre et sa propre place à la table familiale plutôt que vos genoux. Alors, tout comme la maman merle se lisse les plumes dans un moment de répit, vous recommencerez à avoir du temps rien que pour vous.

L'ALLAITEMENT À CONTRECOEUR

Beaucoup de mères, durant les périodes où leurs petits nécessitent autant d'attention, se sentent manipulées et pensent que leur vie entière est dominée par les besoins de leurs enfants. Les jeunes enfants semblent si déraisonnables parfois, refusant (en fait ils en sont incapables, mais ce n'est pas ainsi qu'on le voit lorsque nous sommes dans le creux de la vague) de comprendre que nous devons préparer le souper ou nous laver la tête, ou que nous voulons simplement jouir d'un peu de tranquillité. La mère d'un bambin de deux ans mit le doigt sur ce qui constitue sans doute la plus grande difficulté dans notre vie de mères lorsqu'elle dit: «J'ai l'impression que le bébé dépend trop de moi». Une autre se plaignait ainsi: «Chaque fois que je m'asseyais, la voilà qui arrivait; je me sentais comme la chienne avec sa portée de chiots qui n'attendent que le moment où leur mère se mettra en position pour se jeter sur ses mamelles.»

Il ne fait aucun doute que la chienne, à qui ne s'offre aucune alternative au maternage naturel à la mode canine et qui ne songe sûrement pas à recourir au biberon ou à la sucette pour se soulager de ses charges maternelles, doit se sentir parfois débordée devant les besoins de ses chiots. Elle ne peut pas non plus songer au futur, au moment où elle exercera un meilleur contrôle sur sa vie. Les mères humaines, toutefois, ont d'autres facteurs à considérer.

Peu de mères ont eu la possibilité, dans leur jeunesse, d'observer et d'apprendre comment les individus réagissent devant le maternage naturel, surtout en ce qui concerne les enfants d'un et de deux ans. Les mères des familles de notre entourage croyaient habituellement qu'elles devaient éviter autant que possible de se rendre disponibles auprès de leurs jeunes enfants, sur une base personnelle et intime. Étant privées de modèles à imiter dans notre entourage, nous avons la double tâche de répondre d'abord aux besoins de l'enfant puis aux nôtres, et d'apprendre comme le faire. Prendre soin d'un enfant de deux ans constitue une tâche suffisamment exigeante en soi; avoir à débroussailler et à aplanir le chemin au fur et à mesure rend les deuxième et troisième années de vie de notre enfant particulièrement difficiles à vivre parfois. Nos filles auront heureusement la voie toute tracée lorsqu'elles materneront leurs enfants.

Si nous examinons attentivement nos sentiments à propos de l'allaitement, nous remarquerons que nous ne sommes pas toujours débordées par les besoins de nos enfants; ils nous accaparent une partie du temps seulement. Comme je l'ai expliqué déjà, nos moments les plus difficiles sont susceptibles de survenir lorsque l'ordre de nos priorités a été déplacé. Notre impatience vis-à-vis de l'allaitement peut également avoir des causes physiques. Juste avant une menstruation, par exemple, plusieurs femmes verront l'allaitement d'une manière négative, et souvent, en fait, protesteront contre à peu près tout ce qu'on leur demandera. Une mère sera plus portée à réagir négativement face à l'allaitement si ses mamelons sont sensibles au moment de l'ovulation ou avant les menstruations. La plupart des mères qui ont de telles réactions à ce moment-là sont grandement soulagées lorsqu'elles en connaissent la cause et savent que cet état émotif disparaîtra au bout de quelques jours. Il peut également être utile de réduire la consommation de sel et d'augmenter celle de liquides pour soulager l'irritabilité prémenstruelle.

Tout ne marche pas toujours comme sur des roulettes lorsque nous apprenons notre métier de mères, particulièrement la première fois (quoiqu'en vérité nous ne cessons jamais d'apprendre) car nous aussi progressons dans notre maturité. «Certains jours, au moment du souper, lui et moi sommes tendus en même temps» écrivait une mère, «et je ne veux pas m'asseoir et l'allaiter. Et il y a aussi de ces jours vraiment affreux où je crie pour rien. Ces jours-là, je remercie le ciel d'être capable de m'asseoir *avec* mon enfant et de l'allaiter tendrement après m'être calmée un peu; la tétée nous détend alors tous les deux.» Il n'existe pas de meilleur moyen pour nous aider, ainsi que nos enfants, à nous sentir à nouveau bien dans notre peau et vis-à-vis de notre entourage après que nous nous sommes laissées aller.

Les facteurs qui rendent l'allaitement difficile pendant les années exigeantes ne dépendent pas toujours de nous; certains enfants sont simplement plus difficiles à élever que d'autres. Une maman décrivait un de ses enfants comme étant «très exigeant», «égoïste», aucunement ému par les sentiments qu'elle éprouvait. «Il me rebutait.» disait-elle, et ceci l'inquiétait. Nous ne pouvons que nous réjouir du fait que ces petits individus provocateurs aient eu assez de chance pour être nés de mères comme celle qui m'a écrit, c'est-à-dire de mères qui résistent à leur impulsion de rejeter leur enfant lorsqu'elles sont dans leurs mauvais jours et qui s'efforcent de demeurer ouvertes à ses besoins. Elles pourront ainsi profiter agréablement de leur compagnie quand elles seront en meilleure condition. L'allaitement est une méthode privilégiée, apaisant les sentiments négatifs inévitables qui animent chaque jour le coeur de certains enfants — ainsi que celui de leur mère.

On peut affirmer qu'il est normal, pour la plupart des mères, de réagir négativement contre l'intensité avec laquelle leurs enfants ont besoin d'elles. Il n'y a pas de quoi en avoir honte et un bon moyen de soulager les tensions occasionnées par ces émotions consiste à les partager avec d'autres mères.

CHAPITRE 13

L'allaitement d'un enfant de trois ans

LES VESTIGES DE LA PETITE ENFANCE

À leur troisième anniversaire, la plupart des enfants qui tétaient jusque-là se sont maintenant sevrés. Dans diverses sociétés, un grand nombre d'enfants se sèvrent spontanément vers trois ans. Selon l'opinion qui prévaut dans la nôtre (même chez ceux qui acceptent la notion d'allaitement prolongé), c'est-à-dire que les enfants de cet âge ne devraient pas téter, nous sommes influencées à sevrer nos enfants vers l'âge de trois ans, sinon avant. Pour cette raison, on peut difficilement affirmer que trois ans est l'âge naturel du sevrage chez la majorité des enfants, ou que cet âge n'est qu'un autre repère culturel du développement de l'enfant, comme l'âge d'un an par exemple. La vérité réside sans doute quelque part entre ces deux hypothèses: il n'existe pas d'âge «naturel» où la petite enfance et l'allaitement doivent cesser. D'autre part, il y a suffisamment de modifications chez l'enfant, au cours de la quatrième année, tant au niveau du comportement que de l'apparence physique, pour qu'on ait l'impression que la petite enfance se résorbe pour laisser une place prépondérante à l'enfance aux environs de trois ans.

Chaque jour qui passe dans la vie de votre enfant le rapproche du moment où le sevrage sera un processus facile; ce moment se situera peut-être autour de deux ans et demi, ou encore de quatre ans et demi; quelque part dans cet intervalle, viendra un temps où votre enfant se sèvrera sans déchirements. L'allaitement deviendra de plus en plus aisé pour la mère à mesure que l'éventualité du sevrage sera moins bouleversante pour l'enfant. Un enfant de trois ans avec qui vous avez parlé d'allaitement depuis sa plus tendre enfance adhérera, la plupart du temps, à vos préférences et réglementations en ce qui concerne les tétées. Il demandera rarement à téter dans des situations embarrassantes: vous ne devriez pas non plus avoir de problème majeur quant au fait de vous sentir obligée d'allaiter à des moments ou dans des lieux qui vous déplaisent.

Un enfant de trois ans peut être encore incapable de comprendre la complexité des sentiments de sa mère sur l'allaitement (ou sur ses graffiti sur les murs), mais la plupart collaborent lorsque leur mère leur présente des limites raisonnables basées sur ses opinions. Évidemment, il est possible que ces limites n'aient encore aucun sens pour l'enfant; il ne peut comprendre d'emblée les raisons qui vous motivent à préférer qu'il ne tète pas, par exemple, à un concert au parc. Votre enfant ne sera pas nécessairement de votre avis non plus en ce qui concerne votre papier peint qui, selon vous, paraissait mieux avant qu'il n'y ajoute sa touche personnelle à la craie de cire. Mais il apprend à faire des compromis, à s'ajuster à la vie avec vous, une autre personne, tout comme vous vous ajustez à la vie avec lui.

Les mères d'enfants de trois ans constatent qu'il est généralement agréable d'allaiter un enfant de cet âge. Ceci est dû au développement progressif de sa capacité de coopérer. La tétée est presque toujours un événement privé, intime et plaisant, et souvent épicée de conversations vivantes et profondes. Il est vraiment charmant d'avoir un enfant de trois ans dans une famille; il n'est donc pas surprenant que, si la tétée fait encore partie des interactions familiales pour l'enfant de cet âge, l'allaitement soit une source de joie lui aussi.

Les situations qui se retournent contre l'enfant de trois ans qui est allaité sont généralement dues à des facteurs qui ne dépendent ni de celui-ci ni de sa mère. Les événements apparents les plus courants, susceptibles d'inciter une mère à décider de terminer la relation d'allaitement sont une nouvelle grossesse ou la naissance d'un bébé. Il n'est, bien sûr, pas nécessaire de sevrer automatiquement un enfant à la venue d'un nouveau bébé, mais dans plusieurs cas, la mère ne peut continuer d'allaiter l'avant-dernier-né, que ce soit à cause de facteurs physiques et/ou émotifs; elle prend donc l'initiative du sevrage.

La plupart du temps, un enfant de trois ans sera sevré parce que l'un des parents ou les deux ont de plus en plus l'impression qu'allaiter pendant plus de trois ans est bien trop long. Les enfants de trois ans marchent, parlent et sont souvent propres depuis belle lurette. Ils n'ont plus cette apparence de bébé et n'agissent plus comme des bébés. Ils n'ont plus cette apparence de bébés et n'agissent plus comme des bébés. De plus, les auteurs qui acceptent le concept de l'allaitement prolongé suggèrent généralement que la plupart des enfants de trois ans devraient être très faciles à sevrer.

Il y a, bien sûr, beaucoup de ces enfants qui sucent encore leur pouce, qui dorment avec un ourson, qui piquent une crise de colère de temps à autre ou qui manifestent quelque autre comportement de bébé. Heureusement pour eux et pour leurs parents, ces derniers apprennent à s'inquiéter de moins en moins de la nécessité de faire disparaître ces traces de la petite enfance qui demeurent enracinées dans la personnalité de leurs enfants en croissance. Tout comme les premières feuilles qui émergent du jeune plant de haricot, votre enfant grandira et s'épanouira jusqu'à un point où on ne pourra plus reconnaître en lui les traits et comportements qu'il avait lorsqu'il était bébé. Il nous est, bien sûr, impossible de prédire lesquels de ces traits ou comportements seront les derniers à disparaître.

Si les experts en soins aux enfants conseillent, comme la plupart doivent certainement le faire, aux parents d'être patients en ce qui concerne des comportements infantiles troublants tels l'énurésie nocturne et la succion du pouce chez les enfants de plus de trois ans, il y a toute raison de croire que ces experts devraient comprendre encore mieux un comportement aussi sain chez l'enfant que celui de téter sa mère. Personne n'a encore réussi à démontrer que l'allaitement peut causer du tort à un enfant de cet âge; au contraire, dans bien des familles, ce fut un grand bienfait.

PARLER DES TÉTÉES ET DU SEVRAGE

À mesure que votre enfant développe une meilleure compréhension de lui-même et du monde qui l'entoure, vous lui ferez savoir que la tétée est un besoin dont il arrivera à se passer et que vous ne vous attendez pas à ce qu'il tête sa vie durant. Un enfant de trois ans avec qui vous discuterez de ceci réagira avec incrédulité s'il adore téter; il lui est probablement aussi difficile d'imaginer qu'il sera heureux, un jour, sans cette intimité affectueuse qu'il l'est pour vous de penser qu'il ne tétera plus lorsqu'il sera en troisième année. L'enfant qui n'est pas encore capable de saisir la notion de sevrage ignorera généralement toutes vos tentatives pour commencer une conversation sur le sujet, ou bien détournera la conversation d'une manière non équivoque. Ce n'est pas parce que le sevrage est un sujet menaçant mais parce qu'il est inconcevable et irréel; donc il ne vaut pas la peine d'être discuté. Si votre enfant se sentait menacé, toutefois, vous vous en rendriez compte facilement car il demanderait probablement plus souvent à téter pendant un jour ou deux.

La mère d'un enfant de trois ans raconte qu'elle avait annoncé à son entourage qu'elle laisserait son enfant se sevrer lui-même. «Pourquoi veux-tu que je me sèvre moi-même?» lui dit-il. «Je ne veux pas me sevrer moi-même!» Elle dut lui expliquer alors ce qu'elle entendait par là. La notion de sevrage dont il prendrait l'initiative ne revêtait pas plus de sens, aux yeux de ce petit bonhomme, que toute autre forme de sevrage.

Si votre enfant ne veut pas entendre parler de sevrage, ne lui en parlez plus et évitez le sujet pendant quelques semaines. À la fin de cette période, il se sera peut-être sevré tout doucement sans que vous ayez eu un seul mot à prononcer sur le sujet, ou bien il peut être prêt à en discuter, ou encore il peut repousser à nouveau vos tentatives d'amorcer la discussion là-dessus.

On peut avoir toutes sortes de raisons pour discuter de l'allaitement et du sevrage avec son enfant. Une mère disait: «Je crois qu'un des grands avantages à allaiter un enfant plus grand est qu'on peut lui parler; ceci ajoute une autre dimension à la relation.»

Certains des commentaires qu'émettent ces enfants sur l'allaitement et le sevrage sont des perles qui embelliront votre vie; vous devriez rechercher de tels trésors sans aucune honte ou hésitation. Un petit garçon de trois ans, par exemple, gérait sa journée à la façon d'un homme d'affaires actif: «Ne t'en va pas», dit-il à sa mère, «parce que je veux téter quand j'aurai fini mon château.» Lorsqu'un père dit à son fils de près de trois ans: «Les grands garçons n'ont plus besoin du lait de leur maman.», celui-ci lui répliqua: «Ils en ont besoin parfois avant d'aller se coucher!» Un autre, lorsque le réflexe d'éjection du lait se fit attendre, s'impatienta et dit à sa mère: «Ouvre-le, maman!» Et lorsqu'une maman demanda à sa petite fille: «Veux-tu téter maintenant?», sa fillette s'exclama toute heureuse: «T'as les meilleures idées du monde!» L'enfant peut aussi y aller de son petit mot à mi-tétée: «Y en a plus ici; l'autre côté», et lorsqu'il a terminé son repas, de conclure poliment: «Tout vidé. Ferme la porte s'il te plaît.»

Pour en revenir à un aspect plus pratique (loin des perles) de l'allaitement, mentionnons que les mères ne considèrent pas ce comportement de bébé au même titre que ceux où l'enfant s'attache à un ourson ou suce son pouce. D'une part, la mère qui allaite a la conscience plus tranquille car elle est plus sûre que tous les besoins affectifs de son enfant sont comblés. D'autre part, l'attachement à un objet favori est une affaire privée pour l'enfant; la succion du pouce dépend également presqu'entièrement de lui, à moins qu'il continue pendant les années scolaires et que vous n'anticipiez avec inquiétude les factures de l'orthodontiste. Par contre, l'allaitement demande la participation de deux personnes et la mère qui allaite ne sera pas très enthousiaste si elle commence à craindre que l'allaitement puisse durer aussi longtemps que le nombre d'années que prennent certains enfants à se sevrer de leur pouce ou à dormir sans jouet en peluche. Certains d'entre eux ont encore besoin de ces objets de réconfort au dortoir du collège!

Une fois que votre enfant est intellectuellement capable d'accepter la notion de sevrage, vous pouvez lui faire comprendre, pour votre propre tranquillité d'esprit, que cela viendra un jour, que vous vous attendez à cette étape, que vous vous aimerez encore et serez tout près l'un de l'autre, même s'il n'a plus besoin de téter. Vous pouvez attirer son attention sur d'autres enfants, surtout ceux qui sont un peu plus âgés et qui ne tètent plus, non pas dans le but de les citer en exemple («Sophie ne tète plus, et elle n'a que deux ans!»), mais plutôt pour montrer que la vie sans les tétées peut apporter autant de sécurité et de plaisir («Sophie aimait téter autant que toi. Mais maintenant, elle et sa maman préfèrent lire des histoires. Et nous aussi, un jour, on fera pareil.»). Vous donnez ainsi à votre enfant de l'information qu'il utilisera lorsqu'il sera prêt, c'est-à-dire dans quelques semaines ou quelques années, selon ses besoins et son schéma individuel de maturation.

La quatrième année est une période où la croissance extrêmement rapide de l'enfant semble porter ses fruits. C'est pour cette raison que plusieurs chercheurs étudiant le développement de l'enfant considèrent que cet âge marque la fin de la petite enfance. Les enfants de cet âge, même s'ils ne sont pas encore tout à fait prêts à laisser derrière eux tous leurs comportements de bébé, envisagent habituellement avec hâte l'avenir qui s'offre à eux.

CHAPITRE 14

L'enfant de quatre ans et plus

LE SPECTRE DE L'ALLAITEMENT PERPÉTUEL

Les enfants qui ne sont pas déjà sevrés à quatre ans montrent presque toujours des signes indiquant un sevrage ou en manifesteront au cours des mois qui viennent. Il est impossible de prévoir pendant combien de temps votre enfant aura besoin de téter. Mais, vous serez rassurée de voir votre enfant utiliser d'autres moyens de communiquer avec vous, de se sentir aimé et en sécurité, si vous êtes arrivée au point où vous commencez à penser qu'il ne pourra aller au collège parce que la compagnie de téléphone n'a pas encore inventé un système permettant l'allaitement à distance.

À moins de l'avoir vécu soi-même, la seule pensée d'allaiter un enfant de quatre ans ou plus peut faire peur; à quatre ans, il est si grand! Il faut dire aussi qu'un bon nombre de mères ont subi un choc la première fois qu'elles ont vu un enfant de deux ans encore allaité, pensant qu'un jour elles pourraient vivre une relation similaire avec leur propre enfant.

La perspective de voir se poursuivre, au-delà du quatrième anniversaire de votre enfant, la relation d'allaitement que vous vivez avec lui pendant ces deuxième et troisième années particulièrement exigeantes peut suffire à vous donner envie de déserter le foyer. Vous seriez justifiée de penser ainsi si les enfants de deux ou de trois ans restaient toujours au même stade de développement, avec les mêmes besoins, les mêmes exigences. En réalité, la relation d'allaitement, tout comme le maternage en général, se modifie pour mieux s'adapter aux besoins changeants de l'enfant en croissance.

Ainsi, à quatre ans, l'enfant qui tète encore comprend fort bien ce qu'on lui dit. La plupart des enfants de cet âge qui sont encore allaités pourraient être sevrés beaucoup plus facilement qu'ils ne l'auraient été à deux ou trois ans. Par contre, les raisons pour les sevrer n'existent sans doute plus. Il est très plaisant pour une mère de satisfaire ainsi un enfant d'âge préscolaire qui a encore besoin de cette forme particulière de maternage. Cet enfant a appris à ne pas mettre sa mère dans des situations embarrassantes; il a du tact. Il tète beaucoup moins souvent ou moins longtemps, ou les deux. Sauf de rares exceptions, une relation d'allaitement avec l'enfant de quatre ans ou plus ne constitue pas un fardeau pour la mère.

Vous devrez peut-être vous préparer à répondre à certaines remarques laissant entendre que votre enfant continuera de téter après son entrée à l'école. «À quoi servent les récréations?» répliquent alors de nombreux parents. La vérité nous apprendrait sans doute que certains petits individus aiment bien téter encore un peu, de temps à autre, même s'ils en sont à leurs premières années scolaires et qu'il y a des écoliers bien adaptés qui ne sont pas entièrement sevrés.

Une enfant fréquentant la maternelle avait l'habitude, au moment du coucher, de demander avec une timidité feinte à sa mère: «Est-ce que je peut t-é-t-e-r?» Sa mère écrit: «Je pouffais de rire en imaginant la réaction des gens s'ils savaient qu'une enfant capable d'épeler des mots est encore allaitée!» Et pourtant, mis à part le secret dont nos coutumes sociales les poussent à entourer la relation d'allaitement avec un enfant de plus de quatre ans, peu de mères trouvent de raisons pour justifier le sevrage à tout prix à cet âge. Allaiter un enfant de plus de quatre ans peut devenir un problème (tout comme cela peut être le cas à un, deux ou trois ans) à cause de facteurs externes tels qu'une grossesse ou la crainte de causer du tort à l'enfant si on l'allaite aussi longtemps. La relation d'allaitement en soi constitue rarement une source de difficultés; la tétée est plutôt une étreinte agréable.

UN SOUVENIR DE PLUS

Les enfants commencent à avoir une mémoire consciente des événements de leur vie après l'âge de trois ou quatre ans chez les filles et généralement un peu plus tard chez les garçons, et la tétée fait partie des nombreux souvenirs qu'ils se remémoreront. Vous pouvez vous sentir mal à l'aise à l'idée que votre enfant, quand il sera devenu adulte et, disons, fonctionnaire à la ville de Chicago, puisse se rappeler quand vous l'allaitiez. Seriez-vous embarrassée de partager avec votre fils ou votre fille de tels souvenirs intimes, au cours des années à venir? Probablement pas.

Les souvenirs d'allaitement sont imprégnés de tendresse et d'affection; ce sont des souvenirs de ce type qui ont amené la création de traditions comme la Fête des Mères. Ce sont également ces sentiments qu'exprimait ce fonctionnaire de la ville de Chicago à un congrès de la Ligue internationale La Leche lorsqu'il évoqua ses souvenirs d'allaitement. Ce qu'il avait à dire n'aurait pas mis sa mère mal à l'aise; il ne fait aucun doute, si elle avait été présente, qu'elle aurait été très émue d'entendre ainsi son fils. L'allaitement conduit à une relation saine, et les souvenirs qu'en gardera votre enfant seront sains.

L'INFLUENCE DES AUTRES ENFANTS

Longtemps avant que votre enfant atteigne l'âge de quatre ans, vous avez sans aucun doute devisé des systèmes pour vous protéger contre les commentaires ou pressions qui dépassent votre seuil de tolérance. Le seul problème que vous aurez à rencontrer sera peut-être d'empêcher les aînés de la famille de transmettre votre «mot de passe» aux non-initiés. À mesure, toutefois, que votre enfant grandit, peut-être même avant qu'il ait quatre ans, il deviendra nécessaire que vous sachiez ce qui se passe parmi ses aînés ou ses amis. On y parlera sûrement de l'allaitement et il se peut que les autres enfants taquinent le vôtre à ce sujet; c'est là que vous interviendrez.

Je n'irais pas jusqu'à vous suggérer de faire cesser toutes les taquineries sur l'allaitement ou tout autre sujet parmi les enfants du même âge. Tout d'abord, c'est impossible et ensuite, ce n'est probablement pas la meilleure méthode pour les aider à entretenir de bonnes relations avec votre enfant. La taquinerie est une composante importante des interactions enfantines, et également des jeux des adultes. Vous devrez toutefois observer votre enfant allaité afin de voir comment il réagit à ces taquineries sur l'allaitement.

Les taquineries des plus grands à l'endroit des plus jeunes doivent être traitées autrement car les opinions des aînés ont plus de poids que celles d'enfants du même âge. Nous devons, lorsqu'un enfant en taquine un autre de trois ou quatre ans son cadet, lui montrer à limiter ses taquineries à des sujets qui sont drôles et à un degré suffisamment modéré pour que cela reste drôle. Les enfants plus grands ont besoin de lignes directrices en ce qui concerne les jeux de taquineries avec les petits, non seulement dans le but de protéger leurs relations avec les plus jeunes mais également parce que cette orientation fait partie de l'éducation qui les préparera à leur futur rôle de parents.

Vous devrez faire de votre mieux pour aider votre enfant s'il commence à montrer, par son comportement, qu'il ne peut plus supporter les taquineries des autres enfants. Il pourra, par exemple, manifester le désir de téter plus souvent, être agressif ou se replier sur lui-même, avoir un sommeil plus difficile, mouiller son lit ou sucer son pouce plus souvent, ou adopter tout autre comportement indiquant que quelque chose ne va pas.

Vous donnerez un répit à votre enfant en informant ceux qui le taquinent sur l'allaitement afin que ce sujet ne soit plus aussi brûlant lors de leurs joutes verbales. Votre enfant et vous pouvez également décider des mesures à prendre pour donner aux tétées un caractère plus privé. Un enfant d'âge préscolaire est sûrement assez grand pour planifier quelque peu ses périodes de tétée, surtout si c'est dans son propre intérêt.

Votre enfant se sentira probablement mieux du simple fait que vous aborderez avec lui le sujet des taquineries si cela l'ennuie. Il sera grandement soulagé de savoir que vous êtes au courant et que vous voulez l'aider.

Même si on peut le faire, on ne doit pas empêcher les enfants de se taquiner, quel que soit le sujet qu'ils choisissent. Cette forme de jeu est valable à condition qu'elle demeure à un niveau acceptable et ne dégénère pas en désir de couvrir l'enfant taquiné de ridicule. Il faut une expérience assez considérable avant de manier les taquineries avec art, que ce soit pour les lancer ou les recevoir. Par les taquineries, les enfants apprennent certaines facettes du comportement en société. Plusieurs aspects de la vie en commun seront acquis sous forme de taquineries, non pas au contact d'adultes qui fixent des règles, mais avec des individus qui, en même temps que nous, ont à vivre à peu près les mêmes situations.

Le rôle difficile des adultes, dans ce processus, consiste à veiller à ce que les jeux demeurent justes et relativement exempts de souffrance; les enfants, en effet, ne savent pas jusqu'où ils peuvent aller sans blesser leurs compagnons. Nous avons donc la tâche de leur montrer ce qui est franc jeu et ce qui ne l'est pas. Cet aspect de notre tâche de parents débute lorsque nos enfants commencent à interagir avec leurs camarades et se poursuit jusqu'à ce qu'ils soient grands. La tâche semble énorme, parce qu'elle l'est effectivement; mais elle en vaut la peine, car apprendre à vos enfants à taquiner selon les règles de l'art et à aimer se faire taquiner de la même manière leur permettra d'avoir accès à une source intéressante de divertissement pour le reste de leur vie.

À quatre ans ou plus, l'enfant allaité a l'occasion d'appliquer son intelligence à ce type de relation qu'il entretient avec sa mère et à la façon dont ceci affecte ses interactions avec les enfants qui le taquinent. Il doit surmonter des émotions changeantes et contradictoires en lui, chez sa mère et chez les autres qui l'entourent. Les parents perspicaces sont habituellement conscients du cheminement de leur enfant à travers les diverses péripéties de la petite enfance et de l'enfance.

L'enfant allaité a le bonheur de compter sur un havre de sécurité lorsque les voies de la petite enfance deviennent trop semées d'embûches. Certains enfants en croissance téteront pour se soulager du stress émotif résultant de leur lutte pour tracer leur propre voie à travers la jungle de la vie. Se sentant détendus et en sécurité, ils sont capables de se consacrer entièrement à la tâche méritoire de s'accepter en tant qu'individus et membres de la société. Les enfants qui sont allaités, passé l'âge de quatre ans, ne sont pas handicapés par cette relation à mesure qu'ils grandissent, bien au contraire; ils miseront plutôt sur l'allaitement lorsqu'ils traverseront leur «première adolescence», qu'ils vivront peut-être mieux qu'ils en auraient été capables s'ils n'avaient pas été allaités.

QUATRIÈME PARTIE

Le sevrage

CHAPITRE 15

Le sevrage naturel

CHEZ L'ENFANT DE MOINS DE DEUX ANS

Devant les bons résultats obtenus, tant pour leurs enfants que pour eux-mêmes, les parents préfèrent de plus en plus laisser l'allaitement suivre son cours jusqu'au sevrage naturel. Certains choisissent cette approche parce qu'elle leur semble la plus sensée, comme cette mère qui écrivait: «Ma fille n'a encore montré aucun signe indiquant qu'elle était prête à se sevrer, et je n'ai pas l'intention de la pousser. Pourquoi exercer des pressions sur une relation qui a été vécue sans contrainte jusqu'ici? Je pense qu'elle devrait se terminer comme elle a débuté: spontanément.» D'autres, telle cette mère de six enfants, ont des considérations d'ordre plus pratique: «Elle devra se sevrer elle-même; je n'ai pas le temps de m'inquiéter à ce sujet, et cela n'a pas d'importance.» Pour ces raisons et d'autres, de plus en plus d'enfants, chaque année, ont la chance d'être nés dans des familles où ils n'auront pas à se sevrer selon un rythme autre que le leur.

Quelques enfants, bien sûr, se sèvrent d'eux-mêmes d'une manière tout à fait naturelle avant leur deuxième anniversaire. Les enfants qui laissent aussi tôt derrière eux cette portion de leur petite enfance manifesteront, pendant un certain temps, leur immaturité en continuant à avoir besoin d'être traités en bébés, mais d'une autre manière.

En cette seconde partie du vingtième siècle, un plus grand nombre d'enfants qu'on n'aurait cru se sèvrent au cours de leur première ou deuxième année, même lorsqu'il n'y a aucun effort conscient de la part des parents pour encourager le sevrage. Une mère, déçue à la suite du sevrage spontané de son enfant de quatorze mois, explique que c'est sa façon de considérer l'allaitement et non une incitation délibérée de sa part qui fut responsable de la tournure des événements. Elle offrit à son bébé des aliments solides avant la tétée lorsqu'il fut prêt à en consommer et ne recourait pas à la tétée pour le réconforter. Comme elle a pu le constater, les bébés qui commencent à consommer des aliments et des liquides autres que le lait maternel avant l'âge de quatre à six mois peuvent atteindre un point où ils dépendent de ces aliments pour combler la plus grande partie de leurs besoins alimentaires au cours de la seconde partie de leur première année. Par contre, la plupart des bébés allaités comptent en majeure partie sur le lait de leur mère pour se développer pendant cette période. Souvent, les enfants qui consomment une grande quantité d'aliments et de liquides autres que le lait maternel; à six ou douze mois tendent à se désintéresser des tétées plus tôt qu'ils ne l'auraient fait s'ils n'avaient pas été alimentés de cette façon. Il arrive souvent qu'ils se sèvrent du sein pour s'accrocher à d'autres sources de réconfort pendant des mois ou des années.

Certains bébés manifestent moins d'intérêt et se laissent distraire facilement pendant la tétée entre l'âge de neuf et quatorze mois. Comme vous trouverez sans doute plus facile de prendre soin de votre enfant s'il poursuit la relation d'allaitement, n'hésitez pas à lui offrir le sein de temps en temps jusqu'à ce qu'il dépasse cette baisse d'intérêt pour la tétée. Aux mères ayant un bébé qui traverse une telle période, on conseillera le plus souvent d'en profiter pour prendre l'initiative du sevrage. Si toutefois vous ne voulez pas sevrer votre enfant à ce moment-là, vous voudrez vous assurer que votre relation d'allaitement ne soit pas interrompue ou perturbée pendant cette période critique. La plupart des bébés traverseront cette période sans modifier le rythme des tétées, mais un très petit nombre d'entre eux se sèvreront en dépit des efforts déployés pour maintenir la relation d'allaitement. Vous pouvez éliminer presque complètement le risque que votre enfant se sèvre prématurément en étant simplement sur vos gardes, à cette période approchant la fin de sa première année d'existence et en veillant à le garder intéressé à l'allaitement durant ces mois critiques.

La majorité des bébés, aux alentours de leur premier anniversaire, aiment encore se remplir l'estomac de lait maternel pendant la tétée, et lorsque celle-ci est remplacée trop tôt par d'autres formes d'alimentation et de succion, il en résultera une diminution de la sécrétion de ce bon lait tant apprécié. De plus, si la mère dispose de biberons et de tétines tout prêts à offrir à son enfant, elle aura tendance à les utiliser de temps à autre pour retarder une tétée pendant qu'elle termine une tâche quelconque; ce qui est une méthode de sevrage efficace, qu'elle soit intentionnelle ou non. Un tel schéma constitue, pour beaucoup de ces enfants, un sevrage satisfaisant initié par les parents. Ce n'est cependant pas une forme de sevrage entièrement naturel.

Pour réaliser un sevrage naturel, si tel est votre but, vous devez allaiter votre enfant et en prendre soin sans interférences artificielles. Allaitez sur demande dès la naissance; n'offrez à votre enfant aucun aliment autre que votre lait avant qu'il n'en demande; puis, offrez judicieusement des aliments à votre enfant, car avant l'âge d'un an les aliments qu'il consommera serviront davantage à l'amuser qu'à le nourrir. Sauf par temps très chaud, un bébé qui a commencé à manger n'a pas besoin de d'autres liquides, à part votre lait, que ceux qu'il réussira à boire de votre verre. Un bon moyen d'éviter de suralimenter votre enfant ou de lui donner trop de liquides consiste à le laisser se servir lui-même, à sa manière et à son rythme.

À moins d'une situation inusitée telle qu'un tout petit bébé qui ne se sent pas bien parce qu'il prend trop de lait pendant la tétée, la tétine ne vous sera d'aucun secours, pas plus qu'à votre bébé. Il s'agit là principalement d'un objet nuisible qui, contrairement à votre sein, est toujours sale ou perdu. Vous pouvez également fort bien vous passer du biberon. Les tétines et les biberons tendent à devenir des substituts maternels et ne sont pas aussi satisfaisants, sur le plan affectif, que la douce étreinte de la tétée.

Votre enfant pourra téter et se sevrer à son propre rythme s'il n'est pas distrait et mêlé par le biberon et la tétine et l'introduction prématurée d'aliments autres que votre lait. Il aura la possibilité de satisfaire ses besoins de bébé si complètement qu'il laissera ses comportements de bébé derrière lui, que ce soit durant sa seconde ou sa quatrième année ou à tout autre moment de sa vie.

ENTRE L'ÂGE DE DEUX ET QUATRE ANS

Le sevrage naturel survient le plus souvent entre l'âge de deux et quatre ans, mais un nombre significatif d'enfants se sèvreront aux deux extrémités de cet intervalle. Le sevrage peut s'opérer si rapidement que l'enfant lui-même s'en vantera, comme cette petite fille qui dit à sa grand-mère: «Quand j'aurai quatre ans, je serai une grande soeur; je suis sevrée maintenant!» Ou encore, il peut être si progressif que personne ne saura exactement quand il s'est terminé.

Pour la majorité des enfants de cet âge, le sevrage est une modification progressive et non structurée du comportement, si peu structurée qu'elle n'évolue pas toujours dans la même direction. Votre enfant peut se mettre à téter fréquemment et avidement pendant une période relativement longue; puis lorsque l'environnement changera, soit autour de lui ou comme résultat de sa propre croissance, il commencera à préférer d'autres activités à la tétée: jouer, manger, dormir, ou simplement se faire serrer dans vos bras. Tout ce cycle est susceptible de se modifier à nouveau, de sorte que votre enfant peut se remettre à téter presqu'aussi souvent qu'auparavant.

Mais à mesure que les semaines passent, se dessinera un mouvement de recul par rapport aux nombreuses périodes de tétées fréquentes. Chez certains enfants, ce mouvement est régulier et rapide; chez d'autres, il est si erratique et imprévisible qu'il est facile de comprendre comment on peut en venir à croire qu'ils ne se sèvreraient jamais si on ne les y poussait. Il est tout à fait courant, également, que des enfants se sèvrent d'un sein longtemps avant de se sevrer de l'autre.

Tel est le cours imprévisible du sevrage naturel. À un âge très tendre ou lorsqu'il sera plus grand («beaucoup trop grand pour téter encore»), votre enfant ne trouvera plus la tétée aussi absolument essentielle à son bien-être. Il ne demandera plus aussi souvent le sein, ou il sera distrait de la tétée par mille et un petits détails. Vous constaterez que votre enfant s'achemine vers le moment où il n'aura plus besoin de vous de cette façon bien précise, même s'il peut s'écouler encore plusieurs mois avant le sevrage total.

Vous apprendrez à répondre de la manière appropriée lorsque votre enfant se laissera distraire à mesure qu'il grandit. Il peut vous attirer dans votre coin favori pour la tétée, vous asseoir, s'installer au sein et vous laisser subitement pour poursuivre sa soeur ou regarder une annonce publicitaire à la télé. Lorsque ce manège se répète, vous répondrez, tout naturellement et sans même y penser, un peu moins rapidement à ses demandes, du moins lorsqu'il semble le faire d'une manière superficielle et que le monde autour de vous bourdonne d'activités intéressantes. Ainsi, vous commencerez à jouer un rôle dans le sevrage de votre enfant, et ce sans aucune planification.

Il viendra probablement un temps où vous-même anticiperez avec impatience le moment du sevrage de votre enfant. Vous serez peut-être surprise de votre changement d'attitude si vous avez aimé votre relation d'allaitement. Votre impatience fluctuera probablement en fonction de ce qui se passe dans les autres sphères de votre vie. Certains des sentiments que vous éprouvez, toutefois, font partie du processus du sevrage naturel et montrent que vous avez également moins besoin de cette relation. Si, par exemple, vous manifestez moins d'ardeur à l'approche de la tétée à mesure que le temps passe, et ce sans aucune raison identifiable, il n'y a nul besoin de vous en inquiéter ou de modifier votre relation avec votre enfant d'une manière spectaculaire. Cela signifie simplement que vous aussi cheminez vers le sevrage.

164 Le Bambin et l'allaitement

En son temps (personne ne peut prévoir quand), votre enfant abandonnera toutes les tétées sauf celles auxquelles il tient le plus, généralement celles du coucher et du lever. Votre sécrétion lactée diminuera en proportion du nombre de tétées qui resteront. Alors, certains enfants qui aimaient particulièrement le goût du lait maternel délaisseront les tétées en faveur d'un bon déjeuner ou d'une collation au moment du coucher. D'autres continueront de prendre plaisir à téter pour une période assez longue, délaissant les tétées à un rythme très lent jusqu'à ce que quelques jours, puis quelques semaines s'écoulent sans qu'ils demandent à téter.

On entend dire parfois que le lait peut devenir empoisonné ou se gâter si l'enfant cesse de téter pendant un certain intervalle. Ceci est un conte de bonne femme; le lait ne se gâte pas dans les seins, pas plus que le sang ne se gâte dans les veines. Votre enfant pourra donc téter en toute sécurité après un temps d'arrêt, quelle que soit la durée de celui-ci.

Ce ne sont pas tous les enfants qui délaissent progressivement les tétées; certains d'entre eux semblent atteindre tout d'un coup un nouveau plateau dans leur maturité et tourneront brusquement le dos à un comportement quelconque de bébé auquel ils semblaient pourtant tenir. Voici ce qu'écrivit à ce propos la mère d'un garçon de deux ans: «Mon fils avait l'habitude de téter avant de s'endormir, mais un après-midi, il reçut deux nouveaux camions et il craignit que son frère ne les lui prenne pendant son sommeil. Lorsque je m'assis pour l'allaiter, il me repoussa, prit un camion dans chaque main et se laissa tomber sur le lit. Il n'a plus jamais tété pour s'endormir à partir de ce jour, quoiqu'il mit plusieurs mois à se sevrer des autres tétées.»

Il arrive très souvent qu'un tout-petit devienne propre d'un seul coup. Quelques enfants se sèvrent également d'un coup, surtout lorsqu'ils ne tètent presque plus de toute façon. Les facteurs susceptibles de pousser au sevrage un enfant qui y est prêt peuvent être les mêmes qui auraient incité ce même enfant à téter plus souvent à un stade plus précoce de son développement. La venue d'un nouveau bébé, un déménagement ou une présence humaine plus importante, situations fréquemment menaçantes aux yeux des tout-petits, peuvent être des stimulations si agréables pour l'enfant plus grand qu'il délaissera volontiers les tétées pour se tourner vers ces nouveaux objets de distraction. Si votre enfant se sèvre rapidement parce que c'est simplement dans son style et si vos seins supportent bien ce rythme, vous n'aurez alors qu'à laisser aller les événements et adapter en conséquence votre relation avec votre enfant.

Chaque cas de sevrage naturel est unique de sorte qu'il est impossible de garantir quoi que ce soit à ce sujet, excepté qu'il surviendra un jour.

RETOUR À L'ALLAITEMENT APRÈS LE SEVRAGE

Dans la majorité des cas, on peut considérer comme sevré (naturellement ou non) l'enfant de moins de trois ans environ qui n'a pas demandé à téter depuis deux ou trois semaines. Après un tel intervalle, la plupart ne redemanderont plus à téter ou, s'ils le font, ils ne savent plus comment faire. «C'est brisé?» avait demandé à sa mère un petit garçon qui ne se rappelait plus comment téter après avoir cessé pendant un an.

Il peut arriver qu'un enfant redemande à téter après que vous l'ayez considéré comme totalement sevré. C'est à la naissance d'un bébé que l'enfant est le plus susceptible de redemander le sein, mais aussi parfois lorsqu'il découvre que sa mère est enceinte. Il peut également demander à nouveau le sein parce qu'il est bouleversé par un événement quelconque, et il est possible aussi que vous ne trouviez aucune cause apparente à ce comportement: vous l'attribuerez alors au cheminement tortueux de son intellect en croissance.

Ne craignez pas de laisser votre enfant téter à nouveau même si vous avez déjà annoncé à toute la parenté qu'il était sevré, car il y a de fortes chances qu'il le soit effectivement. L'enfant sevré (surtout si le sevrage a eu lieu de sa propre initiative) qui redemande à téter agit ainsi pour se faire rassurer et accepter. Il se sentira tout ragaillardi de savoir que vous seriez prête à l'accueillir à bras ouverts s'il avait à nouveau besoin de vous. À propos de ses jumeaux sevrés, une mère écrivit qu'ils ont essayé de téter à plusieurs reprises lors de la venue du nouveau bébé, mais qu'ils ont délaissé ce «retour aux sources» après quelques tentatives. Il est bien plus facile, pour un tout-petit, de se sevrer s'il sait que sa décision n'a pas à être absolue et finale.

Une mère n'a eu que des sentiments positifs lorsque son enfant voulut recommencer à téter après avoir cessé pendant plus d'un an: «Je n'avais jamais réalisé à quel point ces journées d'allaitement étaient importantes pour elle et qu'elle s'en rappellerait. C'était sa façon à elle de me dire "merci" pour l'énergie et le temps que je lui ai consacrés avec patience et amour quand elle en a eu besoin.» Un bref retour à cette forme quasi dépassée d'amour entre la mère et son enfant peut être une occasion pour eux de se remémorer de doux souvenirs.

Il arrive qu'un enfant apparemment sevré recommence à téter pendant un certain temps, dans la plupart des cas de concert avec un enfant plus jeune, mais parfois aussi sans raison apparente. Un tel changement de comportement peut vous faire paniquer surtout si vous êtes très satisfaite des autres formes de communication que vous avez développées avec votre enfant. Il en retirera pourtant des bienfaits si vous acquiescez à sa demande. Tout comme nous, adultes, pouvons nous tromper en décidant de sevrer nos enfants trop tôt, de même les petits bouts de chou en pleine croissance peuvent occasionnellement faire des erreurs en décidant de se sevrer trop tôt. Que nous la voyions ou non, il y a sans aucun doute une raison pour laquelle votre enfant a besoin de téter à nouveau pendant un certain temps.

Il ne faut pas croire, lorsque les tétées reprennent, que vous devrez recommencer tout le processus de sevrage depuis le début, même si cela semble ainsi les premiers temps. Après quelques jours d'ajustement, votre enfant ne tétera probablement pas plus souvent que tout autre enfant de son âge. Il ne retourne pas dans la petite enfance mais sélectionne tout bonnement un comportement approprié à son âge. Il tétera et se sèvrera également d'une manière convenant à son âge, peut-être au cours des jours qui suivent, ou peut-être dans quelques mois.

Il vous sera fort utile, vers la fin de votre relation d'allaitement, de comprendre que le processus de sevrage ne doit pas être plus dramatique et définitif que celui de l'entraînement à la propreté. Nous ne nous étonnons pas lorsqu'un enfant supposément propre s'oublie et «rechute». Il devrait en être de même avec l'enfant sevré qui se souvient et rechute s'il en ressent le besoin. Un tel retour à l'allaitement pour l'avant-dernier, surtout dans un foyer où il y a un nouveau-né, sera salutaire; il pourra probablement mieux surmonter son sentiment d'avoir perdu sa place et se sentira bienvenu au sein de sa mère s'il en ressent le besoin. Il n'y a pas de mal à retourner à des comportements de bébé dans certaines circonstances et l'enfant en profitera sans doute à long terme.

LE SEVRAGE NATUREL
CHEZ LES ENFANTS DE PLUS DE QUATRE ANS

On entend souvent dire, pour expliquer pourquoi la plupart des enfants plus jeunes ne redemandent pas à téter après qu'ils sont sevrés, qu'ils oublient tout ce qui concerne l'allaitement. C'est peut-être vrai mais je n'en suis pas sûre. Il est certain, en tout cas, que les enfants de plus de quatre ans (ou parfois même de plus de trois ans) n'oublient pas. Comme je l'ai expliqué, plusieurs d'entre eux se souviendront des tétées leur vie durant. On ne devrait donc pas être surpris de ce que les enfants de quatre ans aient la réputation de se sevrer selon un mode chaotique. Plusieurs d'entre eux semblent songer sérieusement au sevrage. Une petite fille, à qui l'on demandait quand elle allait se sevrer, devait sûrement y penser puisqu'elle répondit: «Oh! probablement quand j'aurai cinq ans, car tu ne peux venir à l'école, dis, maman?»

Les enfants se sèvrent généralement à une époque où ils sont stables. Il apparaît souvent, par leur comportement, qu'ils font un choix passablement rationnel pour des individus si jeunes. Certains enfants diront à leurs parents (et il est facile de constater la même chose chez d'autres par une simple observation) qu'ils se sèvrent parce qu'ils en ont décidé ainsi. Chez d'autres enfants, le processus de sevrage n'est pas aussi évident; ce n'est probablement pas qu'il est très différent chez eux mais parce que ce sont des enfants qui ne dévoilent pas leurs intentions.

Dans les mois suivant leur décision de se sevrer (ou du moins ce qui semble être une telle décision), de nombreux enfants traversent des passes difficiles qui les forcent à reconsidérer cette décision. Ces temps de réflexion peuvent causer du souci à la mère si, pour elle, le sevrage était déjà chose du passé, tout comme elle peut s'en faire si elle a un enfant plus jeune, sevré depuis longtemps, qui se remet à téter. Les progrès vers le sevrage n'ont néanmoins pas tous été perdus; un enfant de plus de quatre ans qui peut demeurer des semaines ou des mois sans téter progresse nettement sur la voie de la croissance. Lorsque votre enfant redemande à téter après un temps d'arrêt aussi prolongé, vous pouvez être sûre qu'il traverse une période de sa vie qu'il franchira mieux s'il peut téter de temps en temps. Une fois cette période passée, il évoluera à nouveau vers le sevrage.

Plusieurs mamans d'enfants de cet âge hésitent beaucoup à dire que leur enfant est sevré, même après des mois sans tétée; il arrive si souvent qu'un enfant manifeste le désir subit de téter, juste au moment où maman annonce qu'il est sevré!

Inutile donc d'insister sur le fait que le sevrage spontané, chez les enfants plus grands, peut se dérouler très progressivement!

CHAPITRE 16

Méthodes éprouvées (ou éprouvantes?) de sevrage

L'INITIATIVE DU SEVRAGE

Le sevrage est un concept que vous pouvez oublier dans votre intérêt et celui de votre enfant: tel est le message principal que veut transmettre le présent ouvrage. Il n'existe pas de circonstances précises où le sevrage serait recommandé, parce que personne ne connaît un substitut à l'allaitement, sûr à cent pour cent, tant sur le plan nutritif qu'émotif. Personne non plus ne possède de méthode garantissant un sevrage sans douleur ou qui se déroulera dans un intervalle défini.

Il existe de nombreuses raisons pour lesquelles les mères sentent le besoin de prendre l'initiative du sevrage; les plus courantes, et de loin, sont la désapprobation des autres et la gêne qu'elles éprouvent lorsque l'enfant insiste pour téter dans un endroit public. Parmi les autres raisons, moins fréquentes celles-là, citons l'administration de médicaments à la mère, les morsures répétées, les infections du sein à répétition, une gêne relativement à la poursuite de la relation d'allaitement, l'inquiétude que l'enfant ne mange pas assez d'autres aliments, une grossesse ou même la maladie chez la mère ou l'enfant. Aucun de ces facteurs (à l'exception peut-être d'une condition si grave chez la mère qu'il est impossible d'éviter ou de retarder l'administration de l'un de ces nouveaux médicaments connus pour être vraiment dangereux pour l'enfant allaité) ne devrait obliger la mère à sevrer irrévocablement son enfant. En fait, certains des facteurs cités, notamment la maladie, sont généralement considérés comme une nette incitation à poursuivre l'allaitement.

Chaque famille constitue cependant un cas unique et chaque relation d'allaitement est unique: ce qui motive une mère à allaiter peut être si écrasant pour une autre que cette dernière envisagera le sevrage comme une nécessité. Par ailleurs, la décision de continuer à allaiter ou de sevrer son enfant ne devrait pas servir à démarquer les mères en femmes supérieures ou pas. Chacune vit sa situation familiale selon sa personnalité et fait de son mieux pour assurer le bien-être des siens.

C'est tout de même une pratique délicate et pleine de risques pour l'enfant allaité ainsi que pour sa famille tout entière que de le sevrer avant qu'il n'y soit prêt. Certaines méthodes de sevrage encore recommandées de temps à autre sont si brutales qu'elles risquent de traumatiser l'enfant et de l'empêcher d'interagir chaleureusement avec les autres pour le reste de sa vie. Pour cette raison, toute méthode «rapide et facile» de sevrage devrait être considérée comme très suspecte.

LA MÉTHODE DE LA SEMAINE DE VACANCES, OU LE SEVRAGE PAR ABANDON

Demandez conseil sur la manière de sevrer votre enfant, et selon toute probabilité, vos interlocuteurs ne croiront pas que vous allaitez un enfant assez grand pour avoir besoin de recourir à d'autres moyens que simplement donner le biberon à votre enfant et recevoir des injections pour tarir votre sécrétion lactée (ce qui n'est ni recommandé, ni efficace, mais c'est ainsi à notre époque). Si vous insistez, vous avez toutes les chances de vous faire recommander (surtout par des gens de la génération de vos parents et grands-parents) de prendre une semaine de vacances en laissant votre enfant à la maison. À votre retour, il aura tout oublié de l'allaitement; du moins c'est ce qu'on vous dira.

Même aujourd'hui, la pratique de laisser son enfant aux soins d'une autre personne est une méthode courante, délibérée ou non, pour sevrer son enfant. Il n'est malheureusement pas rare que des familles planifient des séparations (sous forme de vacances, par exemple) dans l'espoir qu'au retour de la mère, l'enfant ne voudra plus téter. Parfois la mère participera à de tels préparatifs, ou bien ce sont les autres membres de la famille qui en sont responsables et qui contraignent la mère à les accompagner.

Cette méthode de sevrage comporte des inconvénients sérieux et ne doit certes pas être recommandée à la légère. La méthode de la séparation est tout à fait imprévisible quant aux résultats pour qui veut obtenir un sevrage sans pleurs et grincements de dents. Il est vrai que des enfants ne redemanderont pas à téter lorsque leur mère sera de retour mais d'autres le feront. Il est impossible de garantir que cette pratique terriblement hasardeuse mènera au sevrage, et même si l'enfant est effectivement sevré, le prix risque d'en être beaucoup trop élevé.

Les adultes que nous sommes qualifient de «séparation» le temps passé loin de nos enfants, mais pour ceux-ci il s'agit plutôt d'une «désertion». On ne peut faire comprendre à un enfant de moins de trois ans (plus ou moins un an, dépendant de l'enfant) ce que signifie l'absence de sa mère; il l'acceptera si elle dure peu longtemps: ce sera cinq minutes pour certains, toute la journée pour d'autres, tandis que pour des enfants plus grands, ce pourra être pendant tout un week-end.

Une fois que votre enfant aura dépassé son seuil de tolérance à la séparation et si vous n'êtes toujours pas revenue, il peut commencer à pleurer votre perte tout comme si vous étiez morte. Il aura peur d'affronter la vie, se demandant comment survivre sans vous. Il sera peut-être en colère contre vous pour l'avoir laissé sans protection. Il commencera à réarranger son univers afin de s'adapter à cette nouvelle vie sans vous, et cette adaptation semblera quelque peu bizarre puisqu'il n'a pas encore la maturité et n'est pas en état, étant donné sa frayeur et sa colère, d'entreprendre un tel projet. L'enfant risque alors de se fixer sur des comportements malheureux ou inappropriés pour compenser la perte de sa mère.

On ne peut donc recommander une telle séparation d'avec un enfant dépendant, que ce soit pour un sevrage ou pour toute autre raison. La mère d'un enfant de dix-neuf mois fut capable d'entrevoir les risques d'une séparation prolongée avant son départ. Elle écrivit: «J'avais prévu un voyage d'une semaine sans mon enfant (il serait resté à la maison avec son père). J'ai essayé de remplacer les tétées par des jouets, de la danse, un biberon (ha!), des livres, de la lecture, ou en le transportant dans mon dos. Je réussissais à détourner son attention, mais ce n'était que temporaire, Je me sentais très mal et il était frustré. J'ai annulé le voyage et ne regrettai pas cette décision.»

Comme l'a compris cette mère, c'est prendre un risque délibéré que de laisser un tout-petit pendant une période prolongée; c'est espérer que notre enfant réagira à l'instar de ceux qui ne sont pas traumatisées par une séparation brutale d'avec leur mère. Plus votre enfant est attaché à vous, plus il risque de souffrir de votre absence inexplicable.

Le risque de traumatismes à la suite d'une séparation prolongée est si grand pour un petit enfant que les parents déploieront tous les efforts pour pouvoir demeurer avec leurs enfants, même en situation d'urgence. Des groupes comme Children in Hospitals se sont multipliés à travers tous les États-Unis afin d'aider les parents à obtenir les meilleurs services de soins pour leurs enfants qui doivent être hospitalisés; ceci inclut les arrangements où les parents peuvent prendre eux-mêmes soin de leurs enfants vingt-quatre heures par jour. Ces organisations encouragent les parents hospitalisés à exercer des pressions afin d'obtenir des droits de visite pour leurs enfants.

Les enfants sont de plus en plus inclus lorsque les familles traversent des crises ou des conflits, pendant que la parenté se chamaille au sujet de l'héritage au chevet de l'agonisant ou au salon mortuaire, etc. Les enfants ne souffrent pas autant d'être présents en de telles occasions que lorsqu'ils sont exclus ou laissés ailleurs par leurs parents. En fait, les enfants comprendront et accepteront mieux la vie et la mort si on les fait participer le plus possible à ces événements. De plus, les petits enfants peuvent être une grande consolation et une joie pour les adultes dans les épreuves ou les événements tristes.

Il survient parfois des séparations inévitables. On pourra bien sûr trouver, plusieurs années plus tard, une solution dont l'application aurait résolu le problème (grâce à cette bonne vieille sagesse rétrospective), mais ce qui compte c'est le moment présent et les solutions que nous trouvons dans ce moment précis. Lorsque survient une telle séparation, nous devons en tirer le meilleur parti possible et nous efforcer de la rendre acceptable aux yeux de l'enfant, par exemple en le maintenant dans son environnement familier. Une fois réunie à son enfant, la mère doit se rappeler la tension qui a ébranlé sa relation; elle peut généralement adoucir relativement bien le traumatisme de la séparation en demeurant disponible à long terme auprès de son enfant. Il sera probablement utile que votre enfant puisse constater, par votre comportement, qu'il vous a manqué autant que vous lui avez manqué. À bien y penser, la tétée devrait être utilisée, lors du retour au foyer, pour faire oublier ses frayeurs à l'enfant et panser ses blessures émotives. C'est une période pour encourager l'enfant à téter et non pour essayer de le sevrer.

LA MÉTHODE DU BURRITO ÉPICÉ

Une technique utilisée couramment pour empêcher un enfant de sucer son pouce sert aussi malheureusement à sevrer l'enfant du sein maternel. Il existe sur le marché un liquide au goût infect dont on badigeonne le pouce de l'enfant ou le sein maternel, ce qui le décourage de sucer son pouce ou à téter. En certaines parties du monde, les mères ont recours à des substances facilement accessibles dans leur propre cuisine, par exemple un produit très épicé comme la sauce taco, pour obtenir ce résultat.

Comme toute autre méthode de sevrage rapide et facile, celle-ci comporte des risques considérables. Le jeune enfant apprend à faire confiance aux êtres qu'il aime le plus au monde. Avant de savoir comment faire preuve de discernement dans l'octroi de sa confiance aux autres, il doit d'abord développer cette confiance. La confiance est une caractéristique fragile que l'on apprend rarement et difficilement ailleurs que dans les bras maternels.

La perspective d'obtenir un sevrage rapide me semble une gageure trop risquée pour que l'on se hasarde à créer la moindre possibilité d'ébranler la confiance de l'enfant. On ne pourra jamais que deviner ce qui se passera dans l'esprit de l'enfant lorsqu'il constatera que le moment le plus savoureux et chaleureux de sa journée dégénère subitement en expérience amère ou même douloureuse.

On peut naturellement objecter que la nature elle-même recourt à cette technique pour initier le sevrage lorsque la mère redevient enceinte; du moins, c'est ce que nous pouvons croire à entendre certains tout-petits dire, du lait de leur mère enceinte, qu'il a mauvais goût. Ainsi, un enfant de trois ans et demi pouffa de rire un jour, dit à sa mère enceinte que son lait goûtait le jus de pomme et ne redemanda plus jamais le sein. D'autres enfants qualifieront en termes moins élégants le goût du lait de leur mère redevenue enceinte.

Pourtant, le lait d'une mère enceinte ne doit tout de même pas goûter si mauvais puisque de nombreux enfants continuent de téter pendant cette période. Le changement n'est pas brusque, ni dissimulé non plus (il serait fort malaisé de cacher à l'enfant la source du produit au goût infect si on se le badigeonnait sur le sein). De plus, une mère enceinte ne fait pas exprès de donner un mauvais goût à son lait; il s'agit ici d'un changement naturel, c'est un des aspects d'une condition réelle et naturelle: la grossesse. Les enfants s'adaptent fort bien aux situations réelles; c'est la tromperie dissimulée derrière une situation artificiellement provoquée qui la rend si menaçante et difficile à accepter à leurs yeux.

Ceci n'empêche pas certains enfants qui se sèvrent brusquement à cause d'une modification au goût du lait maternel de réagir comme s'ils avaient été sevrés par la méthode du burrito épicé; ils auront donc besoin d'un surcroît d'attention et de soins pendant un certain temps.

LE RETOUR DE FRANKENSTEIN

On pourra trouver, dans le livre *A Tree Grows in Brooklyn,* une variante à la méthode qui vient d'être décrite pour sevrer un enfant (le début de ce conte est cité dans l'introduction).

Les voisins s'informèrent sur Gussie et commencèrent à chuchoter au sujet de son état pathologique. Le père de Gussie s'arrangea pour ne plus coucher avec sa femme; il disait qu'elle n'engendrait que des monstres. La pauvre femme commença à chercher des moyens de sevrer Gussie. Il est bien trop grand pour téter, se disait-elle; il allait avoir quatre ans. Elle craignait que ses dents permanentes ne poussent pas droit.

Un jour donc, elle prit un pot de peinture à tuyau et un pinceau, s'enferma à double tour dans la salle de bains et s'enduisit copieusement le sein gauche de noir à poêle. Avec un bâton de rouge à lèvres, elle dessina une bouche hideuse hérissée de dents effrayantes autour du mamelon. Elle reboutonna sa robe, revint à la cuisine et s'assit dans la berceuse près de la fenêtre où elle avait coutume d'allaiter Gussie. Lorsqu'il la vit, il jeta les dés avec lesquels il jouait sous la bassine et accourut pour la tétée. Il croisa les pieds, planta son coude dans le genou de sa mère et attendit.

«Gussie veut téter?» demanda sa mère d'un ton câlin.
«Oui!»
«Très bien. Gussie aura une bonne tétée.»

Et déchirant brusquement sa robe, elle lui colla à la figure son sein horriblement maquillé. Gussie se tint coi pendant un moment, paralysé par la frayeur, puis se sauva à toutes jambes en hurlant et alla se cacher sous le lit, où il resta terré pendant vingt-quatre heures. Il finit par en sortir, encore tout tremblant. À partir de ce jour, il revint au café noir et frissonnait chaque fois que son regard se posait sur la poitrine de sa mère. Il était sevré.

Sa mère annonça sa victoire à tout le voisinage. Ce fut le début d'une nouvelle mode en matière de sevrage, qu'on appela «donner le Gussie au bébé.»

Compte tenu du degré d'expertise (fort variable, on s'en doute) des dons artistiques de la mère, il y a autant de chances que l'enfant rie ou soit effrayé à la vue d'un monstre peint sur le sein maternel. Mais si cette image remplit sa fonction et réussit à terrifier l'enfant, comme dans l'histoire ci-dessus, qu'aurons-nous accompli? Tout ce que j'ai expliqué précédemment au sujet de la confiance mérite qu'on s'y arrête à deux fois.

Le fait que ce soit la mère elle-même qui crée une telle frayeur chez son enfant (il ne s'agit pas ici d'un simple sursaut comme lorsqu'on surprend l'enfant en bondissant de derrière une porte, juste pour jouer, mais d'une frayeur suffisante pour provoquer un sevrage définitif) semble une pratique extrêmement dangereuse. L'harmonie de la vie psychique de l'enfant, la foi de l'enfant en ceux qui sont censés lui prodiguer amour et protection, sont trop précieux pour qu'ils soient mis en péril par des stratégies telles qu'un monstre lui surgissant au visage là où il n'attend que douceur et amour.

LAISSER PLEURER L'ENFANT

Un grand nombre de parents se font recommander d'ignorer les pleurs de leur enfant lorsque vient le «moment» du sevrage. Certains sont d'avis qu'il n'existe pas d'exemple plus convaincant de pleurs manipulateurs que lorsqu'un enfant veut téter. Si votre enfant pleure vraiment pour vous manipuler, vous devriez être en mesure de le déceler dans son comportement et être capable de le distraire par une activité plus intéressante, comme manipuler le chien par exemple. Il est rare qu'il s'agisse réellement de manipulation en l'occurence.

Quand votre enfant pleure pour téter, il manifeste un besoin; vous sentirez sa douleur si vous lui refusez délibérément le sein. Nous ne pouvons évidemment pas toujours donner à nos enfants ce qu'ils nous demandent en pleurant, mais nous ne pouvons ignorer leurs pleurs non plus. Vous vous sentirez misérable chaque fois que vous laisserez pleurer votre enfant et que vous vous contraindrez à l'ignorer. Les pleurs sont un langage servant à exprimer des besoins humains et nous ne pouvons les entendre sans être profondément émus.

Je ne voudrais pas donner l'impression que je vous encourage à vous tourmenter chaque fois que votre enfant pleure parce que vous refusez de lui acheter des friandises à la station service, par exemple, ou de blesser le chat. De telles situations surviennent tous les jours avec les enfants, que nous essayons de les sevrer ou non. Je me réfère à la pratique spécifique de laisser pleurer l'enfant plutôt que d'intervenir pour le réconforter ou le distraire.

On enseigne une leçon à l'enfant lorsqu'on ignore ses pleurs; il apprend que personne ne l'aidera, bien qu'il soit petit et misérable au point de ne savoir comment assumer une situation sinon en pleurant. Cette leçon, déjà pénible pour lui durant le jour, le sera encore plus pendant la nuit, période où on recommande le plus souvent de laisser pleurer l'enfant. Les frayeurs inhérentes à la nuit se combineront au sentiment de perte de la mère qui n'est pas là pour réconforter son enfant, pour provoquer des cauchemars comme ceux que nous voyons dans les films d'horreur.

Il est trop douloureux pour les parents et leur enfant de laisser pleurer celui-ci et cette méthode risque trop de laisser des séquelles de défiance qui entacheront pour toujours leurs relations. On risque d'y perdre trop, en empêchant catégoriquement un enfant d'exprimer son besoin d'avoir un parent consciencieux, pour s'aventurer dans une telle voie, que ce soit pour le sevrer ou pour tout autre résultat.

CHAPITRE 17

Des méthodes de sevrage moins draconiennes

UNE AFFAIRE SÉRIEUSE

Les méthodes de sevrage discutées jusqu'à présent visaient à l'obtention d'un sevrage immédiat et brusque avec tous les risques que cela comporte tant pour la mère que pour l'enfant. De plus, les conseils des tenants de telles approches dénotent généralement une attitude (modérée peut-être, mais néanmoins présente) sadique à l'égard de l'enfant ou même de la relation mère-enfant. De tels conseils montrent souvent, sinon toujours, un manque de considération pour l'intelligence et le potentiel de l'enfant en croissance.

Le sevrage est une affaire sérieuse qui risque de traumatiser mère et enfant si le travail est bâclé (ce qui ne signifie pas nécessairement que le traumatisme ruinera la vie entière de l'enfant et de sa mère). Le sevrage n'est pas une plaisanterie servant à s'amuser aux dépens de l'enfant ou qu'on impose à la mère. Si le sevrage doit être entrepris avant que l'un ou l'autre des membres du couple formé par la relation d'allaitement n'y soit prêt, les personnes qui leur sont les plus chères doivent alors être prêtes, non pas à les tourner en ridicule mais à les soutenir avec beaucoup d'amour.

Les parents doivent être disponibles pour aider l'enfant à se sevrer si les choses se gâtent. La famille et les amis doivent appuyer la mère lorsqu'elle délaisse l'intimité de la relation d'allaitement avant d'y être prête. Nous devrions aider une personne, grande ou petite, dont la relation d'allaitement est interrompue prématurément de la même manière que nous offrons des soins à une personne dont l'appendice a été enlevé.

Le sevrage est également une tâche ardue. Les mères qui ont pris une part active au sevrage de leur tout-petit qui tétait plus de deux ou trois fois par jour en parlent comme d'un processus très accaparant, leur laissant peu d'énergie pour d'autres activités. Elles diront: «J'ai été incapable de m'asseoir ou de m'étendre en présence de mon enfant pendant toute la durée du sevrage.»

N'OFFREZ PAS LE SEIN, NE LE REFUSEZ PAS NON PLUS

Après la publication, en 1963, du livre de la Ligue La Leche sur l'allaitement et le maternage, la méthode de sevrage recommandée dans *L'art de l'allaitement maternel* fut celle qu'adoptèrent un nombre toujours croissant de familles.

Ce manuel recommande aux mères de donner le sein lorsque l'enfant le demande, mais de ne pas l'offrir lorsqu'il ne le demande pas. À mesure que l'enfant s'intéresse à d'autres activités, le nombre de tétées décroît progressivement jusqu'au sevrage complet.

La méthode «ni offrir, ni refuser» est un moyen sûr et efficace de sevrer son enfant que des familles du monde entier ont appliquée avec succès. Elle n'est toutefois pas assortie d'une garantie sur la durée du processus; celui-ci peut s'échelonner sur des mois ou des années. Mais dès que vous vous êtes sérieusement engagée dans cette voie, vous pouvez, en toute honnêteté, affirmer à quiconque vous le demande que vous êtes en train de sevrer votre enfant.

La mère qui n'offre pas le sein doit être bien consciente qu'il s'agit là d'une méthode de sevrage et non d'une méthode d'allaitement.

Cette méthode, telle que présentée dans l'édition originale de *L'art de l'allaitement maternel,* prêtait parfois à confusion (on l'interprétait comme voulant dire qu'une mère ne doit jamais offrir le sein à son enfant sinon il ne se sèvrera jamais); la formulation en fut donc modifiée dans l'édition révisée de 1981 (1983 pour la version française). Après tout, il serait scandaleux que, toute satisfaite que vous soyez de votre relation d'allaitement et de laisser le sevrage se dérouler à son rythme, vous vous sentiez contrainte de ne pas offrir le sein à votre enfant chaque fois que vous estimeriez que cette forme de réconfort et d'affection s'impose. Car il y a des moments où la meilleure chose à faire, quand vous ne sentez pas la nécessité de hâter le sevrage, consiste à offrir le sein, par exemple lorsque vous pressentez que votre enfant couve une crise de colère.

À un moment donné de la relation d'allaitement cependant, surtout si elle dure longtemps, la mère n'offre plus spontanément le sein à son enfant; la plupart du temps, elle attend qu'il le demande. La plupart des mères adoptent tout naturellement cette méthode à mesure que grandit l'enfant, même si elles n'ont jamais lu *L'art de l'allaitement maternel,* ce que les fondatrices de la Ligue La Leche ont toujours affirmé.

Il peut paraître étonnant aux yeux de certains qu'un enfant puisse se désintéresser des tétées même si sa mère continue de lui offrir le sein de temps à autre. Des mères sont parfois fort tristes de voir la relation d'allaitement arriver à terme; c'est parce qu'elles n'étaient pas encore tout à fait prêtes au sevrage. Ces mères vous diront de quelle façon cavalière elles se font rebuter par leur bambin ou jeune enfant lorsqu'elles leur offrent le sein alors que ce dernier a décidé de se sevrer. Comme le dit l'une d'elles: «On peut allaiter un bébé qui veut téter, mais on ne peut allaiter de force un enfant qui ne veut pas téter. Si vous le forcez, vous risquez de vous faire mordre; pas trop fort, mais suffisamment pour que le message soit compris!» Je ne connais pas de moyen susceptible d'inciter un bébé ou un enfant à téter s'il ne veut pas.

Il convient donc d'offrir le sein à l'enfant. Vous devez faire preuve de discernement en ce qui concerne le moment et les raisons pour lesquelles vous l'offrez, mais il est inutile de vous tourmenter en tentant d'analyser à fond chaque situation. Vos sentiments à l'égard de votre enfant et votre relation avec lui devraient avoir plus de poids que vos lectures ou vos raisonnements à propos de ce que vous êtes «censée» faire.

LA DISTRACTION

Nous recourons toutes à la distraction pour aider nos enfants à passer outre aux distributrices de boissons gazeuses, pour faire cesser une querelle au sujet d'un jouet ou pour éviter une tétée à l'occasion. Avec certains enfants, on peut utiliser cette approche pour encourager le sevrage.

Pour sevrer votre enfant par des distractions, vous devez opérer des changements considérables dans votre style de vie. Il sera nécessaire d'éviter les situations familières où l'enfant tétait et créer un nouvel environnement qu'il saura apprécier. Ceci peut se traduire par une nette augmentation des compagnons de jeu, des activités stimulantes et des excursions en des lieux qu'il trouve intéressants. Un autre enfant préférera un ralentissement du rythme des activités afin de réduire le nombre de situations menaçantes qui auraient pu lui donner envie de téter.

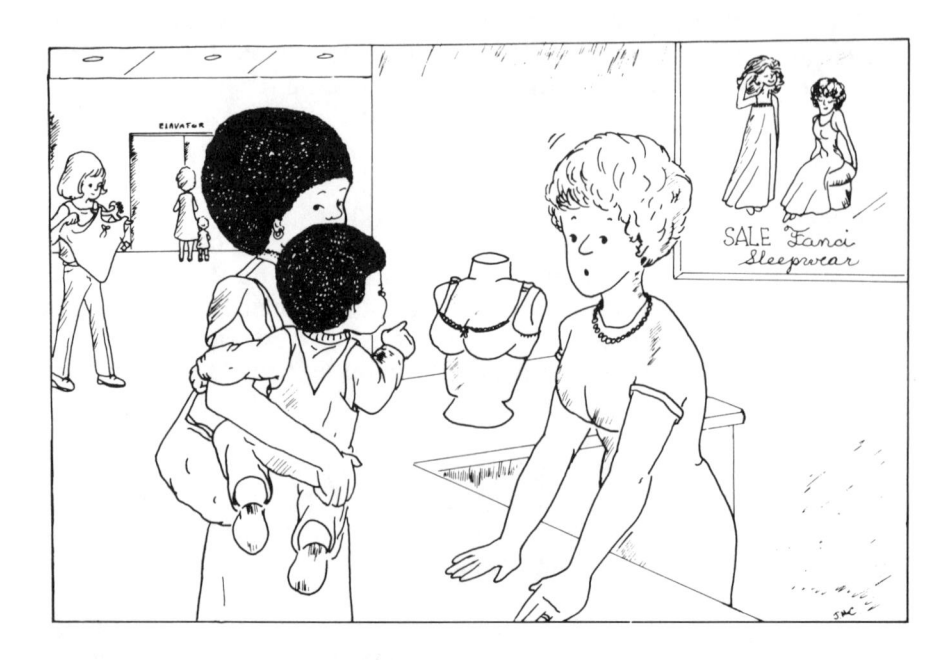

Ça, c'est pour mon lala.

 Maman jouera un peu le rôle d'une fée, prête à trouver, avec sa baguette magique, toutes sortes de trucs chaque fois qu'elle ne veut pas allaiter son enfant. Il lui faudra prévoir le moment où il lui demandera à téter et lui offrir la distraction avant qu'il pense à demander le sein. Si, par exemple, votre enfant vous voit nue alors que vous essayez de le sevrer, vous venez probablement de perdre, pour cette fois, toutes vos chances de le distraire. Sitôt que l'enfant a demandé à téter, l'emploi de la distraction est difficile, voire impossible.

 La mère peut promener son enfant dans ses bras, lui parler ou lui chanter des chansons; ce sont là des outils passe-partout faisant partie de la panoplie magique pour aider au sevrage. Les mères qui ont sevré leur enfant par la distraction ont l'air épuisées rien qu'à évoquer leurs pieds usés et leur dos endolori à force d'avoir arpenté la pièce avec leur petit dans leurs bras ou d'être restées debout la nuit à se balancer d'un pied sur l'autre. Elles ont au moins la satisfaction d'avoir joué un rôle actif pour soulager la détresse de leur enfant au cours d'un sevrage accéléré.

 Un changement de routine peut également servir de distraction; vous pouvez notamment vous asseoir au lieu de vous étendre à côté de votre enfant au moment du coucher, ou demeurer éloignée des lieux où vous l'allaitez habituellement. On peut aussi distraire un enfant par des histoires, des chansons, de nouveaux jouets (ce pourra être un jouet spécifiquement destiné à cette fin) ou de nouvelles manières de s'amuser avec d'anciens jouets, des sorties, des randonnées à bicyclette, des caresses, des chatouilles, des visites d'autres enfants, etc. Pour bien des enfants, c'est papa qui sera la meilleure distraction.

Les parents qui veulent sevrer leur enfant par la distraction auront intérêt à lui consacrer une bonne dose d'attention, «deux fois plus de temps que ce que j'aurais passé avec lui au sein», comme l'écrivait la mère d'un enfant d'un an; pour de nombreux tout-petits ce sera, et de loin, la méthode la plus efficace. Cette attention peut revêtir une forme relativement élaborée, ainsi que le décrit une mère: «Je sortais une petite table environ trente minutes avant un moment où il demandait souvent à téter. On s'asseyait à terre près de la table pour partager une collation (des lamelles de foie constituaient son mets de choix) et une boisson. Je m'efforçais de lui consacrer toute mon attention pendant ces quinze ou vingt minutes. Je ne me permettais même pas de penser à ce que je ferais ensuite. Ce fut efficace: à compter de ce jour, il attendait quelques heures après cette période de la journée pour demander à téter, à moins que ce ne fut pour une sieste.»

L'efficacité des distractions, y compris celles où l'enfant reçoit beaucoup d'amour, est limitée par la capacité d'acceptation de celui-ci. Elles peuvent parfois être plus intéressantes que la tétée; en d'autres circonstances, ce sera le contraire. Votre enfant sera seul juge en la matière.

LA SUBSTITUTION

La plupart des mères qui prennent l'initiative du sevrage par distraction remplacent également certaines tétées par des aliments. Il arrive que les enfants, même ceux qui tètent fréquemment, demandent le sein parce qu'ils ont faim. La mère qui veut sevrer son enfant tentera de devancer ces besoins en offrant un aliment approprié.

Par contre, cette forme de distraction ne sera pas très efficace si l'enfant a déjà demandé à téter. Les mères qui ont employé cette technique la préfèrent lorsqu'elle satisfait un enfant qui veut téter à un moment où elles veulent terminer une tâche, par exemple la préparation d'un repas. Elles l'aiment moins si cela les oblige à délaisser la tétée du matin, celle que la majorité d'entre elles aiment parce qu'elles peuvent se blottir contre le corps encore chaud de sommeil de leur enfant, tout en l'allaitant au lieu de se lever pour aller préparer un petit déjeuner.

On devrait utiliser avec modération et jugement la technique de substitution d'aliments à la tétée. Il n'est pas du meilleur intérêt de votre enfant de le contraindre continuellement, par de la nourriture, à agir selon votre volonté surtout lorsqu'on utilise à cette fin des aliments sucrés comme les raisins secs. Vous n'avez pas non plus intérêt, ni lui d'ailleurs, à le soudoyer (bien sûr, nous le faisons toutes de temps à autre) avec des aliments inappropriés comme des biscuits ou des bonbons, sauf en de rares occasions. Lorsque je me réfère à la substitution d'aliments, je fais allusion à des aliments entiers et naturels que vous êtes heureuse de voir votre enfant manger. Votre but est de prévenir sa faim de sorte qu'il ne demandera pas à téter pour cette raison; vous ne voudriez pas déformer son appétit pendant le processus et qu'il se mette à préférer des aliments sans valeur nutritive. La substitution d'aliments à la tétée sera peu efficace pour dissuader un enfant s'il n'est pas motivé par la faim.

Il est difficile de savoir pendant combien de temps durera le besoin de succion chez un enfant qu'on veut sevrer d'une manière accélérée (pour des raisons propres à la mère); ce besoin devra être satisfait d'une façon ou d'une autre. De nombreux enfants sevrés prématurément développeront l'habitude de sucer leur pouce ou leurs doigts. Il peut arriver que l'un d'eux préfère la tétine. Ces comportements sont certainement moins satisfaisants que l'allaitement, mais peuvent apporter une certaine compensation à votre enfant si ses besoins de succion ont été frustrés par le sevrage. Il n'est pas sage de décourager directement de tels comportements; il vaut mieux redoubler de tendresse et d'affection envers l'enfant afin que le recours au pouce ou à la tétine ne serve qu'à satisfaire le besoin de succion et non à devenir un substitut au maternage dont il a besoin.

Les mères qui allaitent leur bébé sont intensément conscientes de la richesse des interactions mère-enfant pendant la tétée. L'allaitement satisfait bien plus que les simples besoins de succion ou de nourriture chez l'enfant. Lorsqu'elles voient que leur enfant sevré ou en voie de l'être a besoin de sucer (un pouce, une tétine ou tout autre objet), elles s'efforcent de le garder dans leurs bras pendant qu'il satisfait ce besoin; elles le caressent, le bercent et lui chantent des chansons. D'autres, devant ce comportement de leur enfant, interrompent le sevrage pendant un certain temps. Il serait scandaleux que ces enfants, après avoir connu un si bon départ au sein maternel, transfèrent une partie de cette merveilleuse confiance à un objet inanimé tel qu'une tétine ou un biberon, ou qu'ils se replient sur eux-mêmes.

LA REMISE À PLUS TARD

Un des moyens les plus efficaces à long terme pour accélérer le sevrage consiste à faire patienter un peu l'enfant, quand il en est capable, avant de lui donner le sein. Une telle approche permet une flexibilité plus grande que lorsque vous tentez d'éliminer directement une tétée précise. Par ailleurs, nombreux sont les enfants qui ont un rythme de tétées si irrégulier qu'il serait presque impossible d'en repérer une en particulier pour l'éliminer.

Nous sevrons notre enfant petit à petit chaque fois que nous lui demandons d'attendre un peu avant de lui donner le sein. Contrairement aux petits délais que nous demandons presque chaque jour à notre enfant durant ce processus en douceur, un sevrage actif impliquerait la remise à plus tard systématique de plusieurs tétées et ce, jour et nuit.

Les tactiques utilisées pour remettre la tétée à plus tard, soit la distraction ou la substitution, ont déjà été discutées dans le présent chapitre. Certains enfants capables de communiquer verbalement accepteront d'attendre un peu. Votre enfant et vous aimerez cette méthode à condition qu'il accepte de patienter, et que vous soyez capable de lui suggérer une activité qui l'empêchera de se morfondre à attendre. Le maintenir à bout de bras en lui disant «Attends», comme nous l'avons toutes fait à un moment ou à un autre, ancrera votre enfant dans son désir de téter encore plus que lorsqu'il l'a demandé la première fois.

La remise à plus tard, employée avec imagination et en observant attentivement les réactions de l'enfant, peut contribuer au sevrage actif. Elle n'est utile, bien sûr, que dans les cas où la tétée peut être remise à plus tard. Les tétées au moment du coucher ou du lever sont liées à des moments précis dans le temps et on ne peut véritablement les modifier par cette méthode. Durant le jour cependant, la remise à plus tard peut être une manière aimable d'orienter un enfant vers d'autres activités. C'est en outre une méthode de sevrage très facile à adapter aux besoins émotifs de votre enfant, qui varieront selon les jours; jours difficiles où il aura besoin de téter souvent, jours faciles où il trouvera autre chose à faire.

Cette méthode peut accélérer considérablement le sevrage même s'il n'existe aucun moyen de connaître le temps nécessaire pour sevrer un enfant ainsi. Il arrive souvent, lorsque les tétées sont réduites à une par jour ou moins, que les mères désireuses de sevrer rapidement leur enfant lui disent qu'il n'y a plus de lait. Bien des enfants accepteront cette explication mais ce n'est pas le cas pour tous. Ceux que cette suggestion n'impressionne guère finiront par se sevrer, même si ce n'est pas pour tout de suite.

ÉCOURTER LES TÉTÉES

Un bon nombre de mères ont remarqué qu'en allaitant leur enfant aussi souvent qu'il le désirait, mais moins longtemps à chaque fois, le sevrage s'opérait efficacement et relativement sans douleur. Vous pouvez donc allaiter quelques minutes puis utiliser la distraction ou la substitution. Il en est de cette méthode comme de toutes les autres; certains enfants l'accepteront facilement et d'autres pas.

Écourter la tétée semble parfois accélérer le sevrage, peut-être parce que cela élimine les tétées que certains enfants utilisent pour meubler leur ennui. Maman et son enfant s'engagent plutôt dans des activités plus intéressantes jusqu'à ce que, petit à petit, les tétées perdent de leur importance.

Certaines mères sont soulagées d'écourter les tétées, car ce sont souvent ces longues périodes passées à allaiter qui les laissent agitées et pleines de ressentiment. On peut naturellement se divertir de diverses manières pendant ces longues tétées, mais il n'y a pas de mal à essayer de persuader un enfant de téter moins longtemps s'il le peut.

Les enfants plus grands, en fait, accepteront éventuellement de téter «juste un petit peu» ou «de finir plus vite» simplement parce que vous le leur avez demandé, et parce que vous n'oublierez pas de les remercier chaleureusement et poliment .lorsqu'ils acquiescent à votre requête.

LE SEVRAGE PAR CONTRAT

Une mère dira parfois à son enfant: «Après Noël, il n'y aura plus de tétée. Tu auras alors beaucoup de jouets et on jouera ensemble plutôt», ou encore: «Tu deviens très grand(e) maintenant: après ton anniversaire, je crois que tu aimeras mieux que je te lise une histoire avant de t'endormir au lieu de téter.» Beaucoup d'enfants réduisent la fréquence des tétées ou se sèvrent complètement lorsque maman leur dit (pas toujours en toute honnêteté) qu'elle doit conserver le lait pour le futur bébé. Quelques-uns accepteront un contrat d'une forme quelconque, quoiqu'en vérité, la plupart l'ignoreront lorsqu'on leur proposera de cesser de téter, quelles qu'en soient les raisons.

Certains enfants adhéreront au contrat, trouvant amusant de planifier à l'avance, mais batteront en retraite à l'échéance. Il est bon que les enfants apprennent à respecter les ententes qui les lient, mais il me semble qu'on devrait utiliser d'autres motifs pour leur enseigner ces leçons, comme ramasser les blocs éparpillés ou partager leur gomme à mâcher. Les tétées sont si importantes pour l'enfant qui n'est pas encore prêt à se sevrer que ses sentiments sur la question peuvent être assez intenses pour éclipser tout désir de comprendre la signification d'une promesse.

On peut parfois soudoyer un enfant dans le sevrage par contrat; il acceptera d'échanger les tétées pour un nouveau jouet ou un animal favori accompagné d'une grande quantité d'attention maternelle. Un enfant doit faire preuve de beaucoup de maturité et être vraiment prêt à se sevrer avant d'être capable de délaisser les tétées, sans en être lésé, au profit de quelque chose d'autre qu'il désire beaucoup; ce fut notamment le cas d'une fillette de trois ans qui accepta de se sevrer pour que la famille puisse avoir un autre bébé. (Sa mère est l'une des rares femmes qui ne peuvent ovuler tant qu'elles allaitent, ne serait-ce qu'un peu.)

Le sevrage par contrat est efficace à l'occasion, mais il est fort probable que ce soit avec des enfants qui étaient prêts à se sevrer de toute façon.

LE PÈRE ET LE SEVRAGE

Toutes les méthodes de sevrage discutées jusqu'à présent s'appliquent durant le jour, lorsque vous êtes réveillée et au meilleur de votre forme. Elles peuvent être épuisantes si la mère les entreprend seule et sans aide; il est souvent presque impossible de les appliquer durant la nuit. Tout père poussant sa femme à sevrer leur enfant, surtout un jeune bambin, doit savoir qu'il peut avoir à jouer un rôle difficile dans le processus. La majorité des pères affectueux y renoncent lorsqu'ils réalisent à quel point il est malaisé de sevrer un enfant.

Dans la plupart des cas de sevrage actif dont j'ai eu connaissance, le père a joué un rôle important. Un enfant assez immature pour que ses besoins émotifs soient satisfaits par l'allaitement est encore très dépendant. Par la tétée, la mère et son enfant emploient un système relativement simple pour combler la plupart de ces besoins.

Lorsqu'une mère décide, par le sevrage, de ne plus recourir à ce que j'appelle le meilleur et le plus simple moyen de satisfaire les besoins de dépendance de l'enfant, la tâche de trouver des substituts aux tétées constitue souvent un fardeau trop grand pour ses seules capacités. Le père peut donc remplir un rôle actif pendant une partie du temps et donner à l'enfant un peu de cette affection et de ces caresses dont il a tant besoin. Il faut en outre espérer, si on veut que le sevrage progresse sans difficulté majeure, que l'enfant est arrivé assez loin sur le chemin de la maturation sociale pour être capable de transférer à son père une partie de l'affection qu'il réservait préalablement à sa mère. Il serait préférable pour toutes les personnes concernées de ne pas brûler les étapes en pareille occurrence.

La mère trouvera particulièrement difficile de sevrer son enfant avec affection durant la nuit si elle ne reçoit aucune aide. Lorsqu'il est dans ses bras, surtout la nuit, le tout-petit s'attend à téter et ne peut donc comprendre le refus de sa mère. En outre, ni la mère ni l'enfant ne sont particulièrement enclins à faire preuve de rationalité durant la nuit. Une mère qui dort debout ne pourra recourir à la distraction ou à la substitution avec un grand raffinement, et les petits à moitié endormis ne sont pas très réceptifs aux suggestions qui dépassent leurs besoins les plus élémentaires. C'est alors que le père peut intervenir pour rendre plus confortable et humain le sevrage nocturne. Dans bien des familles, le père a promené l'enfant dans ses bras, l'a bercé, nourri, et s'en est occupé pendant la nuit pour toute la durée du sevrage. Il est préférable que maman soit hors de vue tandis que papa voit ainsi aux soins du tout-petit. Le père a alors plus de chances de réussir à ce que le sevrage nocturne soit une expérience exempte de traumatismes émotifs.

De nombreux petits enfants ont de la difficulté à concevoir qu'un contact physique avec leur mère n'implique pas nécessairement une tétée, même durant le jour. Une mère sevrant son enfant peut parvenir à l'orienter vers d'autres activités avec un succès considérable, mais elle sera heureuse que son mari prenne la relève de temps en temps. Au moment du coucher par exemple, papa peut jouer un rôle actif pour permettre à l'enfant de se sevrer de la tétée qui accompagnait jusque-là cette période de la journée.

Si l'enfant n'est pas prêt à se sevrer, le père aura beaucoup de difficulté à distraire l'enfant, surtout la nuit; il ne faut pas oublier non plus que la plupart d'entre eux doivent se lever tôt le lendemain pour aller travailler. Pour tenir compte de ces facteurs, je suggérerais qu'à moins de circonstances très graves, personne — le père moins que quiconque — ne devrait pousser au sevrage, surtout chez un enfant de moins de deux ans.

Le père devrait également soutenir sa femme dans son rôle de mère au cours du sevrage. Ceci peut impliquer un changement d'attitude pour certains d'entre eux; dans les cas où la mère et/ou l'enfant acceptent mal le sevrage, il peut notamment les encourager à le remettre à plus tard. Ou encore, il peut se montrer compréhensif vis-à-vis le sentiment de perte que plus d'une mère éprouvera lorsque la relation physique intime qu'elle avait avec son enfant se modifie. Il devra peut-être aussi la soutenir si elle devient l'objet de critiques à la suite des décisions qu'elle aura prises relativement aux tétées ou au sevrage. Les femmes apprécient toutes ces formes de soutien lorsqu'elles sont appropriées. Sans de telles preuves d'amour, leur tâche devient quasi impossible.

LE SEVRAGE PARTIEL

Il arrive souvent, lorsque l'allaitement semble trop difficile à vivre, que la mère oublie qu'il existe une alternative au sevrage total. En général, ce n'est pas la relation d'allaitement dans sa totalité que la mère trouvera pénible, mais une ou deux tétées en particulier. Ou encore, elle sera ennuyée non par la tétée elle-même, mais par la longueur interminable de certaines d'entre elles. Dans ces circonstances, il n'est pas nécessaire de sevrer complètement l'enfant; on peut recourir plutôt au «sevrage partiel».

Par le sevrage partiel, la mère tentera d'éliminer une tétée en particulier, tout comme si elle entreprenait un sevrage total. Ou bien, elle préférera déplacer une tétée précise à un moment plus opportun pour elle. Dans le cas des tétées trop longues, la mère peut tenter de persuader l'enfant de s'adonner à une autre activité après qu'il ait passé une bonne période au sein. Ou encore, elle peut offrir le sein plus souvent mais moins longtemps chaque fois et observer les effets d'un tel arrangement.

La réorganisation des tétées, ou le sevrage partiel comme je l'appelle, se fait toujours sur une base expérimentale et, par conséquent, elle est sujette à des modifications ultérieures; un sevrage partiel n'est donc pas nécessairement permanent. Souvent, les enfants accepteront volontiers les restrictions imposées pendant un certain temps, puis ils auront besoin de retourner à l'ancienne routine. Viendra ensuite une période où le sevrage partiel sera à nouveau praticable, et ainsi de suite. Je n'ai rien inventé en abordant cette question; je me suis simplement limitée à identifier une procédure que nous appliquons toutes, à mesure que nos enfants grandissent, afin de pouvoir continuer à les allaiter sans stress.

LE SEVRAGE PAR CAPITULATION

Le fait que bien des enfants se soient sevrés plus rapidement parce que leurs parents les ont laissés faire ne doit pas nous étonner. Car des enfants qui, par ailleurs, sont prêts à se sevrer peuvent devenir si peu sûrs d'eux, rien qu'en les brusquant, qu'ils ne seront plus capables de se sevrer. Une mère écrivit qu'elle en avait assez des demandes intenses de son fils de trois ans et demi qui voulait toujours téter, même si elle était convaincue qu'il en avait besoin. En désespoir de cause, elle cessa tous ses efforts pour le sevrer et lui annonça qu'il pourrait téter tant qu'il voudrait; et elle était sincère. Il la testa immédiatement en lui demandant le sein chaque fois qu'il y pensait. «Deux mois après ma décision de le laisser faire et de ne pas m'inquiéter de ses fringales de tétées le jour comme la nuit, il s'est sevré, et ce fut entièrement de sa propre initiative!»

La capitulation ou le laisser-faire n'aboutissent pas toujours à un résultat aussi spectaculaire, mais c'est souvent l'un des «remèdes» les plus efficaces aux tétées fréquentes ou presque continuelles, surtout chez l'enfant de deux ans ou plus. De toutes les méthodes possibles de sevrage, la capitulation demeure, toutes proportions gardées, la plus sûre et la plus agréable pour votre enfant, quoique même celle-là n'aboutira pas au sevrage si l'enfant n'y est pas prêt.

CHAPITRE 18

Comment tirer le meilleur parti de l'allaitement ou du sevrage

LA DÉCISION DE SEVRER

Il est fréquent qu'une mère ressente le besoin de sevrer son enfant et se sente déchirée entre l'espoir que sa vie en sera améliorée et la crainte que son enfant soit traumatisé du sevrage. Tout d'abord, elle doit évaluer de son mieux le besoin de téter chez son enfant et décider si elle est vraiment en mesure de lui procurer des substituts adéquats. Elle doit ensuite évaluer avec objectivité le surcroît d'énergie qu'exigera d'elle un sevrage dont elle prendra l'initiative, et en discuter avec les membres de la famille susceptibles de «materner» l'enfant et de la soutenir pendant et après le sevrage.

Si après avoir bien pesé le pour et le contre, vous avez toujours l'intention de sevrer votre enfant, alors allez-y avec douceur mais fermeté. Éliminez les tétées (par le moyen qui vous conviendra le mieux ainsi qu'à votre enfant) aussi progressivement que possible, soit une tétée par semaine tout au plus.

Pendant le processus, laissez reposer sur vos épaules la responsabilité de cette décision; n'essayez pas d'en transférer une partie à votre enfant par vos hésitations ou en vous énervant lorsque votre enfant est bouleversé par les conséquences de votre nouvelle décision. Une attitude ambivalente de votre part face à votre décision de sevrer risque de faire tourner tout le processus en épreuve inutile et déroutante pour tous les deux. Si vous prenez une décision d'adulte telle que celle de sevrer votre enfant, vous devez agir en adulte durant tout le déroulement du sevrage. Votre enfant n'a pas la capacité de vous réconforter et de vous assurer que votre décision était la bonne; c'est à l'inverse qu'il faut s'attendre, c'est-à-dire que c'est à vous de réconforter votre enfant.

Le type de relation que vous avez avec votre enfant ainsi que les aspects imperceptibles de votre tempérament et du sien, et bien sûr son propre rythme de croissance émotive sont les facteurs qui détermineront la manière dont l'allaitement ou le sevrage seront vécus. L'amour et la chaleur humaine que vous donnez à votre enfant exerceront une influence sur la relation d'allaitement ou le processus de sevrage. Si vous vous sentez coupable de sevrer votre enfant ou de le faire en exerçant trop de pressions, vous serez en colère contre vous-même et vous ne pourrez probablement lui démontrer autant d'affection. De son côté, celui-ci peut devenir anxieux devant votre comportement; il demandera alors le sein plus souvent. Votre enfant risque d'éprouver des difficultés à se sevrer si votre décision vous met mal à l'aise et vous empêche d'offrir un maternage de première qualité durant le processus.

Vous avez toujours la possibilité de prendre une autre décision, à moins d'urgence, lorsque vous remarquez que votre enfant n'est pas heureux la plupart du temps pendant le sevrage. Essayez fermement d'oublier tout le processus pour un certain temps, ou du moins réduisez le rythme d'élimination des tétées. Il en va du sevrage comme de nombreuses autres décisions dans la vie; il n'y a pas de mal à essayer, pourvu que vous suiviez le déroulement des événements de près et que vous acceptiez d'abandonner une entreprise quand vous voyez qu'elle s'en va à la déroute.

SAVOIR QUAND ABANDONNER L'INTENTION DE SEVRER

Lors du sevrage, il est généralement très facile d'identifier la méthode à laquelle votre enfant ne s'adaptera pas bien ou qui sera trop rapide. Lorsque vous essayez de sevrer votre enfant et qu'il devient bouleversé, pleure et insiste pour téter, même si vous faites tout pour le distraire ou le réconforter, il est facile de voir où se situe le problème; vous devez évidemment ralentir le rythme du sevrage, modifier votre stratégie pour en adopter une qu'il trouvera plus supportable, ou remettre toute l'entreprise à plus tard. Le sevrage peut également se ponctuer d'anecdotes amusantes, comme dans le cas du tout-petit qui, après avoir tendrement enlacé le cou de sa mère, lui dit: «Je t'ai fait un câlin; maintenant donne le sein, maman.»

Votre enfant peut manifester d'une manière plus subtile ses réactions au sevrage, notamment par des modifications du comportement ou des régressions; cela se produira surtout quand vous êtes très adroite pour le distraire ou lui offrir des substituts. Le bégaiement, très courant chez les jeunes enfants, n'est pas toujours un signe de stress. Votre enfant se réveillera peut-être plus souvent la nuit ou il s'accrochera plus fréquemment à vous durant le jour. Il peut commencer à s'attacher à un objet, comme un ourson ou une couverture. Il peut avoir peur, ou une peur plus grande, d'être séparé de vous. Il arrive très souvent aussi que les enfants sevrés trop rapidement mettent des objets ou leurs doigts dans leur bouche ou sucent leur pouce. Certains enfants sevrés trop rapidement se mettront parfois à mordre les autres alors qu'ils ne l'ont jamais fait auparavant.

Par contre, il se peut que les modifications du comportement de votre enfant ne soient pas imputables au sevrage. Les enfants sont des personnes, des êtres complexes capables d'actes bien plus élaborés que ceux nécessaires à la tétée et au sevrage. Vous pouvez procurer à votre enfant une quantité plus grande d'attention, d'amour et d'encouragement lorsqu'il manifeste ces comportements et, par conséquent, les voir disparaître sans jamais en connaître la cause, quelle qu'elle soit. Il est facile de vérifier si le sevrage est en cause lorsque votre enfant devient maussade, qu'il s'accroche à vous ou qu'il se réveille plus souvent la nuit. Il vous suffira de l'interrompre pendant un certain temps, de laisser téter votre enfant autant qu'il voudra et d'observer la suite. Il se peut que vous deviez attendre quelques semaines avant de remarquer des changements, le temps que l'anxiété de votre enfant disparaisse, surtout quand le sevrage l'a fortement perturbé.

SAVOIR LIMITER SES EFFORTS

Un autre moyen de savoir si le sevrage se déroule à une cadence trop rapide consiste à examiner l'effet qu'il a sur vous. La première conséquence d'un sevrage trop rapide pour la mère sera un engorgement des seins, ce qui la rendra inconfortable ou même malade.

Il se peut également que vous soyez obligée de consacrer une grande quantité de temps et d'énergie, le jour et la nuit, pour garder votre enfant heureux sans tétées. Vous risquez de vous épuiser et d'éprouver de véritables ressentiments à propos du sevrage, de ce qu'il exige trop de vous. Votre état physique et émotif enlèvera alors à votre enfant la capacité de l'accepter.

Quand le sevrage atteint un point où il vous tient occupée pendant plus d'une ou deux heures chaque jour ou chaque nuit, il est grand temps de réévaluer votre décision. Qu'espérez-vous obtenir d'un tel sevrage? Vaudra-t-il tous les efforts que vous y investissez? Quelle ambiance règne dans votre foyer pendant le déroulement de ce sevrage?

Personne ne peut répondre à ces questions sauf vous, bien sûr. C'est vous, avec votre mari, qui devez vous imposer des limites aux efforts que vous déploierez pour sevrer votre enfant. Nous avons parfois l'impression, lorsque nous nous engageons dans le processus du sevrage, qu'il faut réussir à tout prix. Il ne devrait pourtant pas en être ainsi; nous devrions nous garder la possibilité de faire fréquemment le point afin de déterminer si nous progressons à un rythme acceptable vers le but que nous nous sommes fixé, ou bien si le sevrage commence à tourner en projet d'une envergure trop grande pour être réalisable au moment où nous l'avons entrepris.

Le sevrage, comme je l'ai expliqué, est en effet une affaire sérieuse; il ne devrait pas exiger de trop grands efforts de la part de l'enfant non plus que de ses parents.

LORSQUE LE SEVRAGE EST INEFFICACE

Il se peut, bien sûr, que vous soyez découragée devant un enfant qui a grand besoin de téter lorsque vous avez vraiment la ferme intention de le sevrer. Vous vous sentirez submergée par l'intensité des besoins de votre tout-petit si vous en avez assez d'allaiter. Il faut dire que la majorité d'entre nous devenons parents sans la moindre idée de la quantité de temps et d'énergie qu'il faudra consacrer à cette tâche pour satisfaire les besoins de nos enfants.

Le comportement d'un enfant qui n'est pas prêt à se sevrer poussera sa mère à se requestionner sur les raisons qui motivent son choix. Avec votre imagination créatrice et possiblement grâce à l'encouragement d'autres mères nourrices qui ont vécu des expériences similaires, vous serez capable d'estimer jusqu'à quel point vous pouvez allaiter pendant un certain temps encore. Le fait de savoir que la relation d'allaitement telle que vous la vivez actuellement ne durera pas éternellement peut suffire à vous rassurer quelque peu. À propos du sevrage de son fils qui eut lieu après qu'elle eut cessé d'en prendre l'initiative, une mère écrivit: «Je ne sais s'il s'est finalement sevré parce que j'ai cessé de l'y pousser, ou s'il s'agissait d'une simple coïncidence. J'ai parfois l'impression que rien de ce que nous avons fait ou omis de faire n'aurait pu modifier son horloge interne et qu'il s'est sevré à ce moment-là, simplement parce que le temps était propice pour lui. Par contre, il n'a pas eu la possibilité d'agir à son rythme tant que j'ai exercé des pressions sur lui.»

Votre enfant, comme celui qui vient d'être cité, cessera de téter un jour quoi que vous fassiez. Si vous ressentez le besoin de sevrer votre enfant, vous avez toujours le loisir de renouveler l'expérience quelques semaines après une première tentative infructueuse. Le jour n'est pas loin où les besoins de votre enfant pourront être satisfaits par des moyens montrant qu'il a atteint une plus grande maturité.

Je ne pousse évidemment aucune mère à continuer d'allaiter tout en détestant le faire lorsque cette relation a évolué ainsi dans sa vie. J'exhorterais plutôt la mère dont l'enfant lui signale clairement qu'il est incapable, pour le moment, de se sevrer sans en être misérable, mais qui est elle-même malheureuse de continuer d'allaiter, à déployer tous les efforts pour se rendre la vie plus agréable. Ce n'est pas l'allaitement en soi qui rend malheureux; une femme peut être malheureuse d'allaiter parce qu'elle croit que c'est à cause de l'allaitement qu'elle ne peut satisfaire certaines attentes ou réaliser certains buts, par exemple être constamment en tenue impeccable pour se sentir acceptable sur le plan social, ou confectionner elle-même ses vêtements comme elle l'a toujours fait, etc. Elle réalise qu'elle n'a plus le temps de se consacrer à ces activités à cause de la quantité inattendue de temps qu'exige son enfant allaité.

Il semble nettement préférable, lorsque votre enfant signale un besoin intense d'attention et/ou de téter, d'accepter ces besoins très importants comme partie intégrante de la réalité de votre vie; vous restructurerez alors vos objectifs en fonction de ces besoins et de ce que vous devez faire pour aider votre enfant à grandir du mieux qu'il peut. La mère qui se sent malheureuse ne devrait pas laisser pourrir la situation; si elle ne voit à ses problèmes aucune autre solution que le sevrage de son enfant, alors je suppose qu'elle devrait l'essayer.

Par contre, il arrivera souvent que l'allaitement ne soit pas le facteur à modifier, mais qu'on doive plutôt pointer du doigt d'autres domaines de la vie quotidienne de la mère. Elle peut être surprise de constater une amélioration à sa situation après avoir procédé à un changement d'un autre ordre, moins traumatisant pour les êtres humains qui l'entourent, par exemple laisser les lits défaits pendant un mois ou deux afin d'avoir le temps de siroter une bonne tasse de thé durant la journée, ou échanger certaines tâches avec papa afin de lui permettre de mettre le petit au lit, etc. La liste des solutions que peuvent trouver des parents imaginatifs pour se tirer d'affaire est interminable. C'est alors que ces familles découvriront presque toujours la vérité suivante: l'allaitement n'était pas en cause et le sevrage, par conséquent, n'était pas la meilleure solution.

GARDER LES BRAS OUVERTS

Nous éprouvons toutes, de temps à autre, des sentiments négatifs à propos de l'allaitement. Nous nous détournons toutes, à l'occasion, de nos enfants qui demandent à téter, nous leur refusons le sein, nous leur disons «non» ou nous les repoussons. Ce sont des moments désagréables qui nous laissent avec des sentiments de culpabilité et de défensive inextricablement mêlés. Nous sommes loin d'être à notre meilleur dans ces moments-là.

En temps normal pourtant, nos enfants sont fort capables de supporter nos périodes moroses. À l'instar des petits singes cités au début du présent ouvrage, ils s'agitent, s'accrochent et se débattent jusqu'à ce qu'ils réussissent à nous faire accomplir notre tâche et à ce qu'on prenne soin d'eux, et c'est efficace.

Il vaut la peine d'insister, toutefois, sur le fait que des problèmes apparaîtront lorsque la mère mettra l'allaitement sur la sellette en lui imputant toute sa fatigue et sa frustration et repoussera l'enfant presque chaque fois qu'il demandera à téter. Ceci conduira à une vilaine épreuve de force entre les deux, la mère devenant de plus en plus en colère et l'enfant se sentant de plus en plus rejeté.

Une mère peut être si convaincue que l'allaitement est la source de tous les problèmes entre elle et son enfant qu'elle ne peut imaginer de remède autre que le sevrage, surtout quand elle est le moindrement choquée par l'idée d'allaiter un enfant aussi «vieux». Ou encore, elle peut être à tel point enfoncée dans ses sentiments négatifs à l'égard de l'allaitement que le sevrage lui apparaîtra comme la seule première étape susceptible de résoudre ses problèmes.

Chaque mère doit faire de son mieux pour améliorer une relation vraiment malheureuse entre elle et son enfant; mais recourir au sevrage pour éliminer les conflits entre une mère et son enfant n'est pas plus logique que de recourir à la continence sexuelle entre époux pour éliminer les conflits entre eux. Dans les deux cas, le problème ne réside pas au niveau d'une union physique saine entre deux personnes, mais à celui des sentiments et attitudes qu'ils apportent avec eux dans la relation.

Ce n'est pas l'allaitement en soi qui peut vous rendre malheureuse au point de deviser un plan pour repousser votre enfant. La tétée est un geste que la nature a pris grand soin de renforcer par des interactions et sensations agréables. De plus, les enfants allaités sont mignons et délicieux, de sorte que nous avons envie de les accueillir à bras ouverts.

Nous commençons à nous opposer à nos enfants allaités lorsque nous sentons le poids d'autres influences dans notre vie. Il y en a que nous ne pouvons changer, comme une grossesse par exemple. Mais nous avons le pouvoir de modifier, retarder ou éviter plusieurs des pressions que nous subissons et qui nous empêchent de profiter avec plaisir de nos enfants.

Votre enfant a besoin d'être accueilli avec joie et enthousiasme la plupart des fois qu'il vient à vous. Pour son bien et le vôtre, vous ne devez rien laisser s'interposer entre cette acceptation et lui. Vous pouvez recourir au sevrage lorsque vous sentez que cela vous aidera à pratiquer un art parental plus conforme à votre philosophie personnelle.

Si le sevrage vous semble la meilleure solution, alors appliquez-la sans rejeter votre enfant. Il est essentiel que votre mari et vous (et peut-être une autre personne chère aux yeux de votre enfant) y mettiez tous vos efforts, ainsi que le décrit cette mère: «Je passais avec ma fille le temps ordinairement consacré à la tétée en nous adonnant à d'autres activités jusqu'à ce qu'elle devienne trop absorbée pour s'apercevoir qu'elle ne tétait plus.» Il s'agit donc de s'éloigner de la relation d'allaitement si nécessaire, mais de ne jamais s'éloigner de la relation d'amour.

Habituellement, les moments difficiles que vit la mère dans sa relation avec son enfant lui permettent de réévaluer ses priorités et d'adhérer de son mieux à son échelle de valeurs. Apprendre l'art parental, l'art de vivre en famille, à travailler en équipe plutôt que de travailler uniquement dans le but de faire carrière, pour garder la maison propre ou pour une autre raison du même genre; ces valeurs et ces priorités seront très importantes pour assurer à chaque membre de la famille l'affection dont il a besoin.

LE SEVRAGE EN SITUATION D'URGENCE

Dans les très rares cas où le sevrage présente un caractère d'urgence si grand que cette décision ne peut être modifiée, les parents risquent d'avoir la tâche ingrate d'aider un enfant misérable à s'ajuster à un sevrage prématuré. Il est préférable, en l'occurence, que la mère demeure avec son enfant, le réconforte, accepte sa colère et l'aide à comprendre que sa colère est acceptable et que maman aussi est en colère contre les circonstances. Une tenue vestimentaire rendant vos seins inaccessibles sera utile lorsque vous ne pouvez allaiter. Les parents peuvent offrir des substituts, des distractions, promener l'enfant ou réaliser avec lui toute activité susceptible de l'aider à se sentir mieux. Le sevrage devrait se dérouler aussi progressivement que le permet la situation.

Un tel sevrage peut être très pénible pour toutes les personnes concernées, mais l'obligation de sevrer irrévocablement est heureusement fort rare. Les enfants qui doivent être sevrés ainsi sentiront souvent ou comprendront le caractère vraiment urgent d'une situation et collaboreront de leur mieux, ce qui facilitera la tâche à tout le monde. Pour cette raison, il est sage d'expliquer de son mieux la nécessité du sevrage à l'enfant.

LE SEVRAGE BRUSQUE

Le sevrage devrait se dérouler progressivement, en laissant un intervalle minimal d'une semaine environ entre chaque tétée éliminée. Il existe des circonstances, cependant, où le sevrage brusque est inévitable, l'exemple le plus tragique étant celui où le nourrisson ou le jeune enfant allaité décède. Lors d'un tel événement, la mère est abandonnée à son chagrin, entourée de personnes et de tâches à accomplir avec les seins douloureusement engorgés. La mère nourrice qui perd son tout-petit a besoin de soins et de soutien tandis qu'elle surmonte sa peine et qu'elle chemine vers l'acceptation de cette tragédie. Elle a également besoin de repos et de directives sur la manière de prendre soin d'elle; il ne faudrait pas, en effet, qu'elle tombe malade pendant que tarit sa sécrétion lactée.

Aux mères qui doivent tarir leur sécrétion lactée, le docteur Gregory White, du Conseil des professionnels de la santé de la Ligue internationale La Leche, recommande d'éviter le sel, de ne pas réduire la consommation de liquides, de bien soutenir leurs seins mais sans les bander, et de n'extraire que la quantité de lait qu'il faut pour soulager l'engorgement. La mère qui n'est pas relativement à l'aise malgré ces mesures devrait consulter un médecin informé sur les questions d'allaitement.

Le sevrage brusque n'est pas toujours aussi tragique. Il apparaît évident que certains tout-petits n'ont rien lu sur le sevrage, notamment qu'il doit se dérouler progressivement; habitués à téter plusieurs fois par jour, ils se sèvreront brusquement, du jour au lendemain.

On peut souvent imputer à un facteur précis (blessure à la bouche, mal de gorge ou percée d'une dent) un tel changement subit. De plus, il existe sans doute, du point de vue de l'enfant, un problème qui le pousse à agir ainsi, même si nous ne pouvons toujours cerner avec certitude la cause du sevrage. Pour cette raison, je crois qu'il serait préférable d'encourager un enfant qui se sèvre brusquement à recommencer à téter, surtout s'il a deux ans ou moins. Il serait fort dommage que la relation d'allaitement se termine sur une note amère quand vous avez le pouvoir d'y remédier. Cependant, certains enfants plus grands se sèvreront brusquement d'une manière tout à fait spontanée et ne voudront aucunement recommencer à téter. Lorsqu'un enfant a pris une telle décision, il n'y a pas grand-chose à faire sauf lui donner toutes les occasions de changer d'idée.

APPRENDRE À VIVRE EN DEÇA DE L'IDÉAL

Votre relation d'allaitement se termine-t-elle par un sevrage que vous considérez moins qu'idéal? Détendez-vous et joignez-vous à la foule d'entre nous; je ne connais aucune mère qui peut se vanter d'être satisfaite à cent pour cent de la façon dont elle et ses enfants se sont sevrés. Nous visons toutes un certain idéal quand nous allaitons nos enfants, quand nous les sevrons, en fait pour toute autre activité à laquelle nous nous adonnons avec eux. Lorsque (et non pas *si*) nous ne réussissons par à atteindre cet idéal, nous devons l'oublier mais en nous promettant intérieurement de faire mieux à l'avenir.

La pratique de l'art parental s'échelonne sur plusieurs années; l'allaitement et le sevrage ne constituent qu'une section du tableau. Vous pourrez vous montrer à la hauteur dans un domaine et ne pas l'être dans un autre. La pratique de l'art parental exige que nous fassions de notre mieux, au jour le jour. Tel est le but du présent ouvrage: aider les parents à donner le meilleur d'eux-mêmes. Mais, il ne faut pas non plus qu'ils s'inquiètent à propos de tout de qu'ils font avec leurs enfants.

Nous n'élevons pas nos enfants selon une formule scientifique immuable; il s'agit plutôt d'une tapisserie que l'on tisse, formée de nos triomphes et de nos regrets. Il y a de fortes chances que dans un lointain futur, lorsque notre tâche sera achevée, la tapisserie soit magnifique; les souvenirs que nos enfants et nous aurons alors de leurs jeunes années seront empreints de sentiments positifs.

LES EFFETS DU SEVRAGE SUR LA MÈRE

Le sevrage marque un changement significatif mais, espérons-le, non spectaculaire dans la façon dont vous et votre enfant interagissez. Comme pour tout autre changement, toute une gamme de sentiments variés l'accompagneront. Plus le sevrage sera progressif, plus vos réponses émotives ont toutes les chances d'être diffuses et faciles à accepter.

La plupart des mères, à un moment ou l'autre du sevrage, vivent un sentiment de perte: perte de la relation d'allaitement, perte de caresses matinales dans le lit, de cette drôle de façon de tirer sur votre blouse, etc. Certaines vont jusqu'à se demander si elles ont perdu leur statut de gardiennes irremplaçables de leur enfant (ce qui n'est pas le cas évidemment). Beaucoup de femmes regrettent la poitrine plantureuse à laquelle la lactation les avait habituées. (Après avoir passé quelque dix années de votre vie à allaiter vos enfants l'un après l'autre, vos seins peuvent diminuer de volume à un point qui risque de vous causer une certaine surprise.)

Les femmes sont peu portées à penser qu'elles peuvent avoir émotivement besoin d'allaiter leur bébé, ou si elles y songent, elles tendent à croire que ce besoin n'est pas très sain ou naturel. L'allaitement est une relation symbiotique qui se forme pendant les premiers mois et qui durera jusqu'au sevrage. Une expérience d'allaitement agréable et prolongée a une valeur inestimable pour le bien-être de l'enfant; elle est également très importante pour l'épanouissement et le bien-être de la mère. La mère peut donc, à l'instar de son enfant, être frustrée par un sevrage prématuré.

À mesure que je lisais les centaines de lettres que m'avaient envoyées des mères nourrices, je réalisai que plusieurs ont vécu des sentiments confus ou de tristesse lorsque survint le sevrage; elles «pleuraient le nid vide». Il y en avait un grand nombre dont l'enfant s'était sevré avant l'âge de deux ans ou à peu près et qui semblaient éprouver une espèce de sentiment de perte; ainsi cette mère d'un enfant qui s'était sevré à dix-huit mois et qui disait: «Ça m'a un peu déprimée sur le coup... Cependant, je compris bientôt que ce sevrage n'était pas la fin de tout, mais le début d'une nouvelle étape et d'une période d'émerveillement différente pour nous.»

Les mères décriront beaucoup moins fréquemment le sevrage dans ces termes ambivalents lorsque l'allaitement se poursuit au-delà de l'âge de deux ou trois ans. Vient une période, dans l'évolution de la relation mère-enfant, où les deux partenaires sont prêts à aller de l'avant et laisser derrière les comportements propres au bébé.

C'est grandement généraliser, bien sûr, que d'établir une relation entre les sentiments maternels au sujet du sevrage et l'âge où se sèvre l'enfant. Les sentiments de la mère varient également beaucoup en fonction du type de sevrage et selon le degré de chaleur et d'intimité de la relation mère-enfant avant, pendant et après le sevrage. Il est possible que des mères qui sont tristes après un sevrage se sentent ainsi parce que la relation mère-enfant n'a pas été satisfaisante sous tous ses aspects, un facteur susceptible d'avoir conduit au sevrage. Il pourrait en être ainsi à tout âge. Cela étant dit, il me semble tout de même que la tristesse qu'éprouvent ces mères au sujet du sevrage est due en bonne partie au fait que celui-ci a eu lieu avant que le besoin d'allaiter de ces mères n'ait été complètement satisfait. En général, une telle frustration est imputable non pas à un enfant qui choisit de se sevrer trop rapidement, mais plutôt aux coutumes et restrictions sociales qui nuisent à l'épanouissement de la relation d'allaitement et du maternage.

Le tableau qui dépeint les divers sentiments qui envahissent la mère au moment du sevrage ne serait pas complet sans une description des sentiments positifs qu'elles vivent également pendant cette période. Nous sommes bien contentes de récupérer nos corps et de jouir à nouveau de plus d'intimité. En outre, les enfants qui se sèvrent spontanément le font parce qu'ils sont plus grands, donc parce qu'ils ont plus de maturité. D'une part donc, la mère perd quelque peu son statut de dispensatrice de soins et source de réconfort unique auprès de son enfant, mais d'autre part, elle acquiert une liberté nouvelle et la satisfaction de savoir que son enfant acceptera volontiers, de temps à autre, que d'autres personnes affectueuses s'occupent de lui. (Ceci est vrai parce qu'il est plus grand et non parce qu'il est sevré, et ce ne sera probablement pas aussi vrai pour un enfant sevré prématurément.)

Une mère nous fait part de son plaisir à allaiter et à sevrer d'une manière fort éloquente lorsqu'elle dit: «La relation d'allaitement tout entière fut une expérience merveilleuse, difficile à exprimer en paroles. Le sevrage s'est déroulé d'une façon si naturelle et il fut si mutuel qu'il n'y eut aucun sentiment de perte ou d'inaptitude... ou d'anxiété... Selon moi, un sevrage dont l'enfant prend l'initiative est comme l'heureux épilogue d'un roman. Je sors de cette expérience avec un sens d'accomplissement et de satisfaction totale. Le plus fantastique dans tout cela, c'est que ce sevrage marque non pas la fin, mais le début des années de l'enfance où lui et moi grandirons ensemble.»

Chaque aspect de la pratique de l'art parental comporte ses joies et ses difficultés. Les années d'allaitement ne sont pas les seules, ni obligatoirement les meilleures années de notre vie avec nos enfants. Les bébés peuvent être une délicieuse compagnie; les enfants d'âge scolaire également ainsi que les adolescents et les jeunes adultes. À travers toutes ces étapes du développement de nos enfants, nous devons continuer de communiquer physiquement avec eux; nous ne devons pas laisser le sevrage marquer la fin des caresses et des échanges de tendresse. (On n'est jamais trop vieux (ou vieille) pour embrasser sa mère à ce qu'on dit.) Il importe avant tout de ne pas gâcher les joies qu'apporte chaque moment du présent, en passant son temps à évoquer avec nostalgie un mode de vie que nous avons dépassé.

Le meilleur moyen, à ma connaissance, d'éviter de chanter ces complaintes du «nid vide» à mesure que vos enfants grandissent consiste à vous engager à fond dans chaque étape de votre croissance comme mère. Suivez votre intuition maternelle avec vos bébés et vos jeunes enfants. Comblez vos besoins de materner, utilisez-les, épuisez-les. Ces besoins ne disparaîtront pas, bien sûr, mais à l'instar de votre enfant, vous deviendrez satisfaite et épanouie. Vous grandirez en même temps que vos enfants, de sorte que le chemin que vous parcourrez entre le moment où vous allaitez et celui où vous serez une grand-maman sera aussi excitant et agréable que celui que vos enfants suivront pendant ce temps.

Le sevrage est un moment qui nous fait jeter un regard nostalgique sur ces années précieuses où notre enfant n'était alors qu'un bébé. Il est fort probable que notre gorge se noue à l'évocation de ces souvenirs mais la vie, présente et future, recèle bien trop de joies pour que l'on s'arrête à contempler notre passé, quitte à verser une larme ou deux s'il le faut pour ensuite passer tendrement un bras autour des épaules de ce cher enfant et se replonger dans notre vie de tous les jours, le regard tourné vers l'avenir.

À PROPOS DE L'AUTEURE

Norma Jane Bumgarner est née dans l'Oklahoma, aux États-Unis. Elle a fréquenté les écoles publiques de Norman, en Oklahoma, et a obtenu un baccalauréat puis une maîtrise ès arts avec spécialisation en latin de l'Université de l'Oklahoma. «Ce n'est qu'à partir de ce moment», explique-t-elle, «que j'entrepris ma véritable carrière: celle de mère.»

Norma Jane et son mari Bill ont trois fils et une fille. Trois des quatre enfants ont été allaités bien au-delà de leurs premiers anniversaires. «Nous n'avons déployé aucun effort particulier,» de dire Norma Jane, «pour sevrer nos enfants ou les entraîner à la propreté; pourtant, ils ne tètent plus et ne portent plus de couches.»

Les matches de basketball de Seth, les récitals de danse de Carmen, les joutes de football de Myles et surtout celles de soccer ont occupé une bonne partie du temps de la famille au cours des dernières années. Tous les enfants, y compris Vincent, adorent jouer au soccer. Seth a même délaissé récemment le basketball pour endosser l'uniforme noir d'arbitre au soccer.

Norma Jane a consacré quatorze années de sa vie à travailler activement pour la Ligue La Leche. Pendant cinq ans, elle a exercé la fonction de Coordonnatrice des monitrices de l'Oklahoma. Au moment d'écrire le présent ouvrage, elle agissait à titre d'Administratrice régionale des monitrices pour l'Amérique latine et les Antilles.

L'auteure écrit fréquemment des articles pour les publications de la Ligue La Leche et est invitée régulièrement comme conférencière aux congrès de la LILL; elle a également écrit *Helping Love Grow, Some Hints for Mothering Your Adopted Baby,* une brochure à l'intention de la mère qui désire allaiter son bébé adopté.

BIBLIOGRAPHIE

Becroft, T. C., Child-rearing practices in the Highlands of New Guinea: a longitudinal study of breastfeeding, *The Medical Journal of Australia*, 2:598-601, 1967.
Berg, A., *The Nutrition Factor*, The Brookings Institute, Washington, D. C., 1973.
Bowlby, J., *Attachement*, Basic Books, New York, 1969.
Brazelton, T. B., Parenting in Another culture, *Redbook*, Mai 1979, p. 94.
Cardozo, A. R., *Woman at Home*, Doubleday & Co. Inc, Garden City, New York, 1976.
Finch, C. A., Iron metabolism, *Nutrition Today*, Été 1969.
Grief: a peril in infancy, Université de New-York, film, 1947.
Hymes, J. L., *The Child under Six*, Prentice-Hall, inc., Englewood Cliffs, New Jersey, 1963.
Hymes, J. L., Behavior and discipline, conférence présentée au Congrès de la Ligue internationale La Leche, San Francisco, 1976.
Kippley, S., *Breastfeeding and Natural Child Spacing*, Penguin Books, New-York, 1975.
La Leche League of New York State, Little nursing persons — an in-depth look, *New York State Blender*, Automne 1975.
Ligue internationale La Leche, inc., *L'art de l'allaitement maternel*, Montréal, Canada, 1983.
McMillan, J. A., et al., Iron sufficiency in breast fed infants and the availability of iron from human milk, *Pediatrics*, 58:686-91, 1976.
Mead, M. et Newton, N., Cultural patterning of perinatal behavior, in *Child-bearing: Its Social and Psychological Aspects*, S. A. Richardson et A. F. Guttmacher, éd. Baltimore, Williams and Wilkins, 1967.
Newton, N., *The Family Book of Child Care*, Harper & Row, New York, 1957.
Newton, N., Nursing the toddler, conférence présentée au Congrès de la Ligue internationale La Leche, 1971.
Newton, N., et Theotokatos, M., Breastfeeding during pregnancy in 503 women: does a psychobiological weaning mechanism in humans exist?, *Proceedings of the Fifth International Congress of Psychosomatic Obstetrics and Gynecology*, L. Zichella, éd. London, Académic Press, 1980.
Pediatric News, Day-care center role in diarrhea seen, Août 1979.

Robinson, C. H., *Normal and Therapeutic Nutrition*, MacMillan Publishing inc., New York, 1972.
Ryerson, A. J., Medical advice on child-rearing, 1550-1900, *Harvard Educational Review*, 13:302-323, 1961.
Salk, L., et Kramer, R., *How to Raise a Human Being*, Random House, New York, 1969.
Smith, B., *A Tree Grows in Brooklyn*, Harper & Row, New York, 1947.
Thevenin, T., *The Family Bed*, Publication privée, Minneapolis, 1967.
Van Lawick-Goodall, J., *In the Shadow of Man*, Houghton Mifflin Co., New York, 1971.
Zilberg, B., How my four-year-old haunted our midnight feedings, *Redbook*, Février 1972, pp. 30-2.

SOURCES D'INFORMATION

Pour en savoir plus long sur les divers aspects de l'allaitement ou pour entrer en contact avec le groupe de la Ligue La Leche le plus près de chez vous, adressez-vous à la

                    Ligue La Leche
                    Casier postal 874
                    Saint-Laurent, Québec, Canada
                    H4L 4W3

En France: LLL France
                    B. P. 18
                    78620 L'Étang la Ville
                    France

INDEX

abandon **38**, **169-171**
adolescence **9**, **15**, **157**
adoption **29**, **100-101**
agrippement **34-39**, **86**, **189**, **192**
allaitement **14**
    en «public» **66**, **120**, **134**
    forcé **30**, **177**
allergies **24**, **48**, **84**
aménorrhée de la lactation **30**, **52**
ampoules sur les mamelons **103**
anémie **46**
anticorps **24**
art de l'allaitement maternel, L' **103**, **177**
attachement **15**, **34**, **37**
auto-suffisance **10-12**

Becroft, Thelma **69**
Berg, Alan **68-69**
besoins **3**, **18**, **33-36**, **75**, **80-83**, **132**, **141-147**, **151**, **179**, **183**, **190**
biberon **15**, **35**, **43**, **79**, **161-162**, **169-170**, **180**
bouche, blessure à la **22**, **194**
Bowlby, John **15**, **20**, **34**, **37**, **97**
Brazelton, Dr. T. Berry **69**
Breastfeeding and Natural Child Spacing **30**
Buck, Pearl S. **74**
burrito épicé, méthode du **171-172**

Cardozo, Arlene R. **97**
carie du biberon, syndrome de la **43**
chagrin
    chez l'enfant **38**, **170**

chagrin
    comment surmonter le **113-115**, **194**
chambre à l'épreuve des enfants **88-89**
Children in Hospitals **170**
colère, crises de **136-138**
colostrum **115**
commentaires sur l'allaitement
    de l'enfant **16**, **22**, **114**, **116**, **118**, **138**, **151**, **154**, **162**, **165**, **167**, **172**
    désobligeants **57-61**, **125**, **134**, **168**
comportement infantile **6**, **12**, **36**, **141**, **150**, **166**, **188**
conduire en allaitant **60**
contagion **121**
contractions utérines **113**, **115**
contrats de sevrage **90**, **182**
coucher, heure du **91-94**

dentition **22**, **84**, **106**, **194**
    problèmes de **25**, **42-43**
dépendance **15**, **36-39**, **183**
dernier enfant **101**
diarrhée **27**
discipline **39**
distraction **65**, **140**, **163**, **177-179**, **181**, **184**, **189**, **193**

eczéma **26**
embonpoint
    chez l'enfant **48-50**
    chez la mère **50**
enfant difficile **21**, **146-147**
engagement de soi **1-12**, **197**
estrogènes **52**, **73**

expérimentation sur des chiots 37
expérimentation sur des singes 34, 37, 192
extraction du lait 28, 115, 194

faim, comme cause des
    crises de colères 138
    réveils nocturnes 83
fausse-couche 115
femmes, valeurs des 2
fer 47
frères et soeurs 28
    taquineries entre 155

garderie coopérative 142, 144
gardienne (garderie, pré-maternelle) 33, 88, 97, 142, 144
gâterie 39-40, 101, 174
gestion de la vie des enfants 9
Goodall, Jane 6-7
Grief: A Peril in Infancy (film) 38
grossesse
    ajustements à la 121, 154
    comme cause de sensibilité des
        mamelons 103, 110-113
    et le retour à l'allaitement 165
    sevrage à cause de la 154, 172, 197
Gussie, histoire de 7, 173

habiletés pour la vie future 10-12, 140, 156
habillement 10, 65-67, 83, 104, 193
habitudes 9, 56, 121
homosexualité 40
horaires 9, 91
hormones 52, 73, 115
Hymes, James, L., Jr. 40

immunité 24-25
In The Shadow of Man 6
indépendance 33-39, 123, 132
infection du sein 103-106
infertilité 30, 73

jeux
    avec la main libre 132-134
    pendant la tétée 28, 107
jumeaux 100, 165

Kimball, Dr. E. Robbins 104
Kippley, Sheila 30

«Laisser pleurer l'enfant» 89, 174
lait maternel
    «empoisonné» 112, 164
    enfants qui aiment le 16
    facteurs immunogènes du 24-25
    modification du,
        pendant la grossesse 114
    quantité de 69
    valeur nutritive du 47-50, 164
lien formé par l'allaitement 19
Ligue La Leche 53, 87, 111, 138, 155, 176, 194, 203
limites 139, 149

maladie
    chez la mère 168
    chez l'enfant 23-25, 84, 144, 168
malnutrition 46
mamelons, douleur aux 102-103, 112, 121, 146
mari 54, 72-78
    voir aussi père
martyre 2
mastite 103-106, 119, 189, 194
maternage naturel 19-21, 30, 68-70, 146
materner avec l'esprit ailleurs 143
Mead, Margaret 69
morsures 106-110, 177, 189
mot de passe pour la tétée 65, 132, 155
muguet 103, 121

nausées 113
Newton, Niles 41, 111, 112, 116
«ni offrir, ni refuser» le sein 176-177
non-jumeaux, allaitement de 7, 69, 115-122
nourriture
    besoins de l'enfant en 49-52
    introduction précoce de 161-162
    substitution de, à la tétée 179-180
nouveau bébé 7, 115-122, 149, 165
Nutrition Factor, The 68
nutrition 44-50, 118, 137, 145, 180

oestrogènes 115

parenté 53-57, 125, 169, 171
paresse 4, 87-89
peau, troubles de la 25
père
    apporte une distraction 140, 193
    attitudes du 55
    est aussi un parent 123-128
    et le sevrage 184, 193
    et l'heure du coucher 88-94
planification familiale 30, 73
poids, gain ou perte de
    chez l'enfant 44-50
    chez la mère 50-52
poids insuffisant 44-50
porte-bébé 119, 170
pouce, succion du 15, 25, 150-151, 156, 180, 189
pressions de l'entourage 155
professionnels de la santé 62
propreté, entraînement à la 2, 4, 9, 39, 84, 130, 164, 166

Ratner, Dr. Herbert 116
réconfort de la tétée
    pour l'enfant 14-16, 21-23, 36, 137, 146-147, 157
    pour la mère 23-25, 146-147
réduction du temps de la tétée 182
régression 7, 141, 166, 188
remise à plus tard (de la tétée) 66, 140, 181-182
reprise de l'allaitement 114, 165-167, 188-189
réveils pendant la nuit 9, 42-43, 79-90, 98, 184, 189
Riordan, Dr. Hugh 123
Ryerson, Alice 68

sacrifice 1-6, 44
Salk, Dr. Lee 12
sein(s)
    grosseur des 29
    infection du 119, 189
    modifications dans la sensibilité des 77
    plaisir de l'enfant au 28-29
selle du bébé allaité 27

sentiments négatifs au sujet de l'allaitement 33, 74, 117, 127, 145-147, 163, 191-193
séparation 38, 85-87, 95-100, 126, 143, 144, 169-171, 189
sevrage 160
    chez l'enfant de trois ans 148-152
    dans les autres sociétés 68-70
    de non-jumeaux 121
    des jumeaux 100
    effets du 4-9, 188-191, 195-196
    et grossesse 115
    naturel 160-165
    partiel 185
    précoce 32-33
    problèmes de 105, 128
    raisons pour initier le 43-48
    réaction de la mère au 195-198
sexualité
    chez l'enfant 40-41
    chez la mère 41-42, 72-78
    chez les parents 72-78
sieste 22, 87, 88, 98
Skelsey, Alice 96
Smith, Betty 7-8, 14, 172-173
sommeil 79-94, 110
    avec les parents 10, 76-77, 81-83, 98, 116
sorties 91-94, 126
soutien-gorge 29, 66, 78, 104, 138
souvenirs d'allaitement 154, 166
stress 85, 86, 136-138, 144, 157, 189
substitution 19, 179-180, 193
succion, besoins de 14-15, 180
sucette 19, 35, 80

taquineries 60-61, 155-157
tarissement de la sécrétion lactée 194
tension 85-86, 136, 144, 146-147, 189
    pré-menstruelle 146
tétées fréquentes
    à la venue d'un nouveau-né 119
    chez l'enfant de deux ans 141-145
    chez l'enfant d'un an 132
    comme méthode de sevrage 185
    comme partie du sevrage naturel 163
    la nuit 83-87

tétées prolongées **91-94, 182, 185**
tétine **15, 162, 180**
Theotokatos, Marilyn **111-116**
timidité **20, 36, 143**
travaux ménagers **10-12, 87, 99, 127**
Tree Grows in Brooklyn, A **7, 172**

vagin, modifications du **52, 121**

White, Dr. Gregory J. **55, 78, 194**
White, Mary **143**

yo-yo, phénomène du **87**

Zilberg, Boysa **117**

ADHÉSION À LA LIGUE LA LECHE

Vous aurez remarqué, à la lecture de ce livre, plusieurs références à la Ligue La Leche. La Ligue La Leche fut fondée en 1956 par sept femmes qui ont appris l'art de l'allaitement en allaitant leurs bébés. Elles ont voulu faire connaître cet art à d'autres mères. Aujourd'hui, plus de 9,000 conseillères en allaitement et 3,500 groupes de la Ligue La Leche continuent cette mission. Les conseillères (Monitrices ou Animatrices) de la Ligue La Leche sont toujours désireuses de répondre aux questions relatives à l'allaitement et au maternage, et sont disponibles par téléphone pour aider les mères à trouver des solutions à leurs problèmes d'allaitement. Dans toutes les régions du monde, des groupes de mères de la Ligue La Leche se réunissent une fois par mois pour partager de l'information sur l'allaitement ainsi que leur expérience de mères.

Lorsque vous vous joignez à la LLL, vous participez à un réseau international d'aide personnelle d'une mère à l'autre, une source précieuse de soutien et d'aide aux parents. Votre cotisation annuelle vous permet de recevoir six numéros bimestriels de LA VOIE LACTÉE, un périodique rempli de témoignages, de petits trucs et d'idées provenant de nombreuses familles. Sur réception d'une enveloppe pré-adressée et pré-affranchie, vous recevrez une liste de nos publications sur l'allaitement, l'accouchement, la nutrition et l'art parental.

Pourquoi vous joindre à la Ligue La Leche? Parce que vous vous souciez du bien-être de votre famille et de celui des mères et des bébés à travers le monde.

Vous pouvez vous joindre à la LLL en vous adressant à un groupe local ou en remplissant le coupon au verso de cette page et en l'envoyant à:

Ligue La Leche
Casier postal 874
Saint-Laurent, Québec
Canada
H4L 4W3

En France, vous pouvez contacter:
La Leche League France
Centre de Documentation
B.P. 18
78620 L'étang de la Ville
France

Sont également disponibles à la LLL, les livres suivants:

L'Art de l'allaitement maternel, Ligue internationale La Leche, (400 pages). Un guide pratique de l'allaitement et du maternage que toute femme désireuse d'allaiter devrait lire.

Comment vraiment aider votre enfant à dormir, William Sears, M.D., (212 pages).
Ce livre explique aux parents les différences entre les types de sommeil du bébé et de l'adulte et leur redonne confiance en leur capacité de trouver eux-mêmes des solutions efficaces.

MiLLLe et une recettes santé, Ligue internationale La Leche, (352 pages).
Pour toute personne voulant améliorer son alimentation mais qui ne sait pas comment procéder. Plus de mille recettes faciles, rapides, faites à partir de denrées de base. Chaque recette indique la quantité de protéines et de calories. Nous y retrouvons une section spéciale pour enfant.

S.V.P. Retournez ce coupon à la Ligue La Leche.

_____ J'aimerais me joindre à la Ligue La Leche. Vous trouverez ci-inclus ma cotisation annuelle de 18,00$.
_____ De plus, j'inclus un don déductible de l'impôt au montant de _____ afin d'appuyer le travail de la Ligue La Leche.
_____ Veuillez me faire parvenir un exemplaire de *L'Art de l'allaitement maternel;* payé sur livraison.
_____ Veuillez me faire parvenir un exemplaire de *Comment aider votre enfant à dormir;* payé sur livraison.
_____ Veuillez me faire parvenir un exemplaire de *MiLLLe et une recettes santé;* payé sur livraison.
_____ Veuillez me faire parvenir votre liste GRATUITE de publications, contenant également le bottin des représentantes de la LLL.
(S.V.P., inclure une enveloppe pré-adressée et pré-affranchie.)

Nom: _____

Adresse: _____

Province: _____

Code Postal: _____

Pays: _____